叢書・ウニベルシタス　1036

熱のない人間

治癒せざるものの治療のために

クレール・マラン
鈴木智之 訳

法政大学出版局

熱のない人間——治癒せざるものの治療のために　目次

凡例

一、本書は Claire Marin, *L'homme sans fièvre*, Armand Colin, 2013 の全訳である。

二、原文で強調のためにイタリックとなっている箇所には傍点を付す。書名の場合は『　』とする。

三、原文の《　》は「　」とする。原文の［　］は本訳書でも［　］とした。〔　〕は訳者が読者の便宜を考慮して新たに挿入したものである。

四、原注を（　）、訳注を〔　〕として番号を付ける。

五、邦訳があるものはそれを参考にしつつも、引用された文献についても訳者があらためて訳し直した場合もある。

前言

治癒をもたらすことなく治療することは可能か

治癒をもたらす（guérir）ために治療する（soigner）。それは当然のことであるように思える。治癒は、治療行為の目的であり、期待の地平である。治癒へと向かおうとする緊張と躍動の内に、医学的治療は存在理由を見いだす。では、治癒を期待することなく治療することは可能だろうか。その理想を失ってしまうと、治療はその力学の一切を奪われてしまうように見える。しかし、治療は必ず治癒をもたらすものではないし、この願望だけにもとづいて治療を定義することは、すでにその本質を歪めることになる。治療は時に、治癒を断念し、それでもなお継続して、苦しむ人に寄り添い、その苦しみを和らげようとする勇気を必要とする。その時には、死の経験を受け入れ、〔人生の〕再開ではなく、その終わりを見すえながら治療しなければならない。

ここで必要となるのは、自らの限界に直面した医療の諦めの言葉を聞くことではない。そうではなく、治癒という言葉とは別の形で評価される治療の質を、積極的に確認することである。課題はまさに、現在支配的な科学的及び技術的意味において理解される治癒の領域を、治療は包摂し、かつそれを超え出ているという事実を主張することである。

しかしながら、治療（soin）と治癒（guérison）との同一視は漠然と維持されているように思われる。両者の区分がこのように拒絶されていることの内には、おそらく、社会的、技術的、政治的な諸力が作用している。治癒は、理想または目標として打ち立てられ、計量化され、教条化され、医学領域の、より一般的には公衆衛生の空間における、実践と言説につきまとう強迫的な展望となる。ますます広く曖昧なものになる諸定義に開かれた治療は、社会的に定められた標語のようなものとして押しつけられ、際限なく呼び求められていくために、その一切の意味を失いかけている。治療と治癒とを、その固有性、その差異とつながり、さらにはそれがもちうる自立性において定義し直すことが急務であるように思われる。というのも、両者を混同し、その必然的な接続を主張し、それを既得のものと見なすことは、治療から、決してその弱点をなしているわけではない部分を奪い取り、さらにはその生命線を支えているもの、その固有の人間的価値をも失わせることになる。その生命線は、治癒を期待することなく治療する力、成功の「充足」がともなわずとも、人間性にもとづいて治療することにある。

この混同を取り払って、暗黙の内にこれに立脚している諸議論を解体させることが必要である。そうした議論は、現代の西洋医学がどれほど高性能であるとしても、その実際の力に関する誤った表象を提示している。これに関して成果や効果という言葉で思考し、収益率やベッドの回転数や治療の成功率によって表現するということそれ自体が、機械的効果の幻想や経済的収益性の論理がどれほどの力を医療の表象に投じているか——そしておそらくは、どれほどその本質を歪めているか——を物語っている。医療とはまず何よりも、特別な人間関係であること、すなわち他者の苦しみを認めこれを和らげようとする努力であることが忘れられている。医療には、新たな社会的、政治的な機能が付与されてきた。すなわち、医療は現代の新たな阿片である。医療には、現代の社会が生み出す身体的及び心理的な苦痛から生を解放することが期待されている。向精神薬によって朦朧とした意識の内にまどろむために、人は医療に助けを求めるのである。

さらに不安なことに、人々は、医療によって私たちが改造され、改善され、病いがもたらす最悪の帰結、すなわち死が根絶されることを期待している。

現代医療に取り憑き、導いているこの妄想《ファンタスム》は、治療の最もささやかな形を、文字通り大した価値のないものに見せてしまう。死にゆく人の手を握ること。未熟児にピペットで乳を与えること。しかし、こうした治療が取るに足らないものだと、誰が主張できるだろうか。

この治癒なき治療を思考し、その現実性と価値と必要性を認めることが当然だとは見なされていない。そのような治療が取りうる形の一切は、今日、相対的に見えにくいものとさせられているか、さもなければせいぜい、少しは認めてあげてもいいという態度で語られ、治療の暗黙のヒエラルキーの最下層に委ねられている。

しかし、この治癒なき治療は必要である。それは、乳児に対する、老人に対する、障害者に対する、ある種の疾患、とりわけ精神疾患の患者に対する治療である。それは、これからの治療、かつては不治のものであったが今や慢性のものとなっているすべての病いに対する治療である。それは、病いと共に生きることを可能にし、この厄介な道連れをどうにかして手なづけていくことを私たちに教える治療である。それはさまざまな形を取り、時には、その見た目において取るに足らないもの、あまり強い印象を与えないもの、言い換えれば、技術革新の社会の中では存在しないに等しいものになる。話をすること、さすること、手を取ること、できる限り痛みを抑えることを可能にするような助言を与えること、こうしたさまざまなふるまいは、治療行為の技術一覧には挙げにくい。そうではあるのだが……。こうした治療の人間性は、まず何より、人間関係に依存している。そこから、その「職人技」的な一面が生じる。それは、他者に対する関係についてのある種の直観に、感じ方や見方に、行為や動作を記述する学術用語よりもむしろその暗黙知に立脚しているのである。こうした「現場での実践《ブリコラージュ》」を取り込むことができるような評価枠組みは存在していない。医学的治療行為の総覧を作ろうとする行政的なフィルターは、単純な行為、おそらくはそれが基本であるような初歩的行為を取り逃がしてしまう。ごく自然に生まれて現れてくる治療、おそらく最も人間的な治療は、ほとんどの場合に、現代的な意味での治療からは排除されている。その落差は何を物語るのだろうか。治療関係の失敗について、弱ってしまった病者とますます技術化される治療の論理にとらわれる専門職者のあいだの誤解や無理解について、それは何を語るのだろうか。

治癒をもたらそうとする野心の背後には、健康状態の最適化を目指す高性能の医療という考え方がある。その何が問題だと言えるだろうか。基本的に問われるべきは、この治癒の理想が評価される様式である。その理想は、暗黙の内に、人間存在の改良という理想でもある。「健常な生」についての量的であると同時に規範的なアプローチは、そこから派生的に生まれる多くの道を開いていく。

いったい何から治癒させたがっているのか。病いそのものとは別の問題から私たちを解放させようとしてはいないだろうか。不完全さ、弱さ、傷つきやすさからの治癒。つまりは差異からの治癒。さらにその深層において、治癒とはまた、不確かさから治癒させることであり、人間を再定義し、個人の将来を方向づけ、予見されざるものの出現を抑えることである。予見されざるものは、自然の領域では、思いもよらない災いに転じうる。その時、治癒させるということは、修正し、修繕し、繕い直し、定義し直し、改善することを意味する。治癒にともなう暗黙の問いは、治療言説と医療実践の規範性に関わる問いである。

そして私たちは、何から治癒したがっているのか。自分自身の不安から、耐え難い人生の有限性から、自分の脆弱さからだろうか。しかし、その脆弱さは、私たちの力とともに、私たち自身を定義しているものである。自分を治癒させてくれること、形而上学的な不安を和らげることを口実として、今ある自分の姿から少しずつ多くのものを奪い取っていくプロセスに、私たちはどこまで同意せずにいられるだろうか。しかし、そうした不安こそ人間存在を根底において規定するものだと語られてきたのである。

人間、病理学的動物としての

豊かな社会においては、医療に対する関係が大きく修正されてきた。健康は要求対象であると同時に、ほとんど議論の余地を与えない社会的規範である。ますます増殖し拡張される病理学によっていたるところをかじりとられ、健康概念がこれほどまでに限定されてしまうこともおそらくないだろう。医療の進歩にともなって、新しい形の病気が創り出され、それは絶えず更新されていく。人間存在の総体が「病理学化」されていくのである。こうした人間生活の病理学化の意味を、現代的事象の再解釈の中で問うてみることができる。心理療法の通俗化の帰結、医学的語彙の意味論的な力のしるし、真実を語る言説や有効な客観性や有益な真実を示す新たな形象《フィギュール》。医学の科学性は、人間存在の本質についての真実の言葉を守る最後の要塞となるだろう。道徳的判断の不確実性とは違って、診断は、サンプリングに基づく異論の余地のない証拠が示すカテゴリーに沿って、その主体を定義づける。ただし、そのサンプルは、さほど遠くない昔には身体の「体液＝気質（humeurs）」[1]と呼ばれているものから採られていたのだ。かくして、年齢を重ねていくことが人間存在の病理に形を変え、身体に生じる出来事の時間的な推移が病理学的に特定される諸段階と化し、規範から逸脱した生活様式は何ごとかの過剰あるいは不足と見なされる。死はそれ自体、もはや自然のサイクルの中の一時点ではなく、特定の病気の結果であり、しばしば医学的な決定の対象にさえなる。医療は私たちの生を枠づけ、包囲する。産院における出生から、病院における死に至るまで。[1]

こうした見方に立てば、医学的な着想に立つ言説は「汝自身を知れ」の新しいヴァージョンとなる。自己をめぐる知を語る新言語（novlangue）は、ジョージ・オーウェルの小説『一九八四年』においてそうであったように、[2]あらかじめ定義された限られた数の画一的なカテゴリーをともなう、還元的で、単純化された言語である。自己分析の中で増殖するこの奇妙な言説は、医学的診断と精神分析学的な解釈とを中途半端に混ぜ合わせた説明スタイルを取り入れて、個々人の個別性を把握しうると主張する。ある種の自己診断実践、自分は何者であるのかを客観的に読み取っていくような思考、一種の自己分析の新たなヴァージョンが展開されていく。こうして例えば、自分は双極性〔人格障害〕であるとか、多動症であるとか、痙攣体質であるとか、鬱であるとかといった自己規定がなされうるようになる。誰もが、自分自身の主治医であると主張するようになる。ただし、例えばモンテーニュ[3]がその言葉によって言わんとしていたところとは異なる意味において。というのも、自分の体や心を医学的語彙のバイアスによって理解するということは、それを病理学のプリズムを通して規定するということなのだから。言い換えれば、暗黙の内に、おそらくは治療的処置の対象となるにふさわしいものとして。カンギレムは「正常な人間の病理」について語っていたのであるが、今日、正常な人間は、医学的な語彙に満ち溢れた新しい奇妙なナルシシズムの中で、その病いによって定義されているように見える。病いは、自らの弱さを語る唯一の手段となってしまったのだろうか。こうして公共的場面に医学的言説が浮上してくることが、何を物語っているのだろうか。この自己への配慮の現代的な形は、より上質の人間となることへの夢、医学的に改良された人間の夢に取り憑かれている。

すべてを治療するという幻想

もし、すべての人がそれぞれに病者であるならば、治療（soin）を理想的な調停者に仕立て上げるのは容易である。治療という語彙は、近年、伝統的な範囲を大きく超えて、公共的な言説の領域に広がっている。それは、無意識の言い間違え（lapsus）として、また徴候（symptôme）として分析することができる。言い間違えは、医学的制御の全能性と、病み衰えることを知らぬ不死性の幻想を、またさらには、正常であることへの、皆同じように健康であることへの欲望を明らかにしている。そしてそれは同時に、深層の不安、健常の輪の中から排除されることへの不安、スーザン・ソンタグのメタファーを借りるならば、[2]健康な人々の国から追放されることへの不安をあらわにするものでもある。そのようにして周辺に追いやられることが、さらに長期にわたる、より根源的な排除と収用の第一歩となるのである。

他方でそれは、社会体〔＝社会的身体〕（corps social）のメタファーに帰着する政治的言説の脆弱さの徴候でもある。その言説は、生理学的及び心理学的な健康の規範を大きく偏った形で読み換えながら、規範の生物学的な定義という暗黙の理想にたどり着く。そして、潜在的可能性やリスクといった新たな与件によって肉づけされ、こう言ってよければ複雑化していく。そこで問われているものはもはや、私たちの富裕な国々においては、（病気で）あるか否かだけではなく、病気になるリスクを冒すかこれを回避するかにある。病いは〔正常な状態からの〕転落であり、それはもはや偶然や不運として理解されるものではなく、しだいに、ひとつの判断、特定可能でしばしば回避可能な原因がもたらす結果という様相を帯びるようになる。逆説的なことに、医療の進歩は私たちを古い解釈図式、かつては無知を覆い隠していたような解釈図式に連れ戻す。それはすなわち、〔病いを〕罪や過失ととらえるような枠組みである。言い換えれば、近年に生じたひとつの変化は、病いに対する病者の新たな責任に由来するのである。病む人は、その病気を回避し、予見し、あらかじめ備えることができたはずであり、さらには、その人がその日頃の行動によって、嗜癖によって、生活習慣によって、食習慣や性生活などによって、自らその病気を招いたのだと見なされてしまう。かくして、疾患についての診断は、かつてのように、例えば貧困の社会的透写図を作るようなものでは収まらなくなっている。それは同時に、生活の質や悪しき性格を判断するものであり、暗黙の内に、不品行や逸脱的で危険な暮らしぶりに関する道徳的判断をもたらすのである。それはもはや、社会学的ないし経済学的な事実についての言明ではなく、すでに道徳的な状態についての評価であり、したがって私生活への介入である。後に論じるように、ひとつの命を救うということが、より健康な生活のために沢山の禁止事項を守ることと等価なものと見なされる。しかし、何が他者にとってより好ましいものであるのかを、誰が知っていると主張しうるのだろうか。等式がそこで言われているほど絶対確実な形で機能することはめったにない。フーコーによって特定された生政治がほとんど覆い隠されることもなく進展していくために、公衆衛生の理想が口実となる必要もないのだろう。責任の要求、すなわち〔健康からの〕離脱が生じた場合には暗黙の内に有罪者として扱われることが、しばしば、公衆衛生のキャンペーンにおいて逃れることのできない議論として役に立っている。「あなた自身のためにではないとしても、他の人のためにやってください」。これは、ワクチン接種や、性行為によって感染する疾患の予防や、喫煙やアルコール摂取の防止、より一般的には、あらゆる形の嗜癖の防止をうながす修辞法の古典的な図式である。過剰な行動がすべて病理的と見なされてしまう現代社会の中では、それらの行動にブレーキがかけられるのである。しかし、実際のところ、この図式はすべての病理の形態に拡張され、あたかも、健康であることの義務がいつのまにか優越し、新たな形の社会契約の中に書き込まれているかのようである。病いは、社会機構の歯車を麻痺させ、交易と流通の速度を抑え、財政的にはもちろんのこと、人間としても多くの浪費をもたらす。病いは病む人だけでなく、とりわけまた、その人に関わる人々をも疲弊させるのである。それは、社会的エネルギーを、生産性の論理からはずれた所へと逸脱させる。その時病いは、これは回避しうるものであるとますます強く信じさせられているような世界にあって、受け入れ難いものとなる。そして、このような宣告は、病者の苦しみと、排除とスティグマの感覚を増幅させるだけのことである。

傷つきやすさに寄り添う治療

したがって、新たに努力を傾けて医学的治療の意味について反省し、これを治癒という理想の手前で、あるいはそれを超えて考えてみなければならない。医療を回復のための医療（médecine du rétablissement）としてだけではなく、同時に、寄り添う医療（médecine d'accompagnement）として考えなければならないのである。おそらく、こうした再定義の中で医療は、自らに甘美な権力を授けてきた理想の内のいくつかを手放すことになるだろう。しかし、それによって、医療を「つまずかせる」病者に敬意を払うその力の中で、ある種の尊厳を獲得することにもなるはずである。またおそらく、医療は傷つきやすさ《ヴァルネラビリティ》に寄り添う治療をもたらすものとして、自らを見直さなければならない。ただしそれは、さまざまな形ですでに存在するものである。生まれ出ようとする生命を助けること。弱っている人が力を取り戻すのを助けること。消えていこうとする命に寄り添うこと。新生児医療や緩和治療はまさに弱さ（vulnérabilité）を担うものであり、それは治癒を目的とするものではない。フーコーが批判した「治癒をもたらす機械[3][4]」とは異なって、脆弱なもの（fragilité）に向けられる治療は、いくつかの側面で、医療への新しいアプローチを示している。それは、患者やその近くにいる人々の経験や視点に対してより感受性の高い医療である。救命的な外科手術やがん治療のような「威信に満ちた」医療行為に比べて、いくつかの点で技術性が低いように思われかねない実践を軽視してしまうのは間違っているだろう。

　おそらくは、医療の未来を新しい地平の中で考えなければならない。それは治癒よりも、人間の苦しみの軽減を重んじる医療である。生に寄生する苦痛のざわめきをより小さなものにすること。それは、苦痛をとらえ直すことを意味する。単なる症状としてではなく、混乱をもたらし、奪い取り、傷を与えるような実存的な出来事として。苦痛を、疾病分類学上の指標としてではなく、患者の経験の中で次第に悪くなっていく要素として考えること。患者の経験の全体を考えること。おそらくそれは、新たな医学教育を要求する。それを理解することを可能にするような、そしてたぶん、その暴力性を何らかの形で感じ取ることを可能にするような、ある種の苦しみの教え（*pédagogie de la souffrance*）が必要になる。医学を学ぶ学生を故意に虐待して患者の苦痛に対する感受性を身に着けさせるというのは論外だとしても、その代わりに、苦しみの内的な経験を再現するテクストを読んだりフィルムを見たりすることに基礎を置いた、何らかの教育的アプローチにしたがうことはできる。[4] こうした媒体は、他者の苦痛に対する感受性を生み出し、呼び覚ます。それは、治療実践にとって無関心でいられるものではない。考え方はシンプルである。患者の苦痛に気を配ることのできる医師は、その苦痛をよりうまく和らげることができるだろう。治療はこの時、治癒すべき器官にのみ照準を絞ったものではなく、全体的な視野のもとでとらえられるようになる。しかし、あまり華々しくもない事柄が患者にとっては大きな慰めになることが明らかになってくるので、治療は自らの再定義へと導かれることになる。おそらく医療は、ほんの取るに足らないことに注意を向けることに、まだまだ未熟である。治療過程におけるある種の動作や態度の重要性。治療過程は、技術的な達成である以前に、まず何よりも人間関係なのである。

医療は、時に曖昧な形で自らの自律性を強調するのだが、それはしばしば、治療者であることもできないしそうなることを望んでもいないような、「自律的な」患者の家族やその近くにいる人々による、彼らにとっては非常に過重であるような支えを陰に隠している。そうではなく、医療は、病む人に寄り添うというこの再定義を受け入れることが必要である。

したがって、経済発展を遂げた国々における現代医療についてのここでの考察の課題を、以下のようにまとめることができるだろう。医療の思い上がりとその務めを見直すこと。ここでの目的を取り違えてはならない。これからの医療を考えることは、いかなる場合にも、資源を切り詰めようとする政策と結びつくものではない。医療は、時間を要するものである。治療は、治癒においても回復においても、圧縮することのできない時間の流れを必要とする。入院期間や治療期間を短縮することは、悪事であり、国家はその犯人となるのだ。野心的な治療政策は、近年の企業家的な「戦略」が公共の病院に強いてきたようなその場しのぎ《ブリコラージュ》と相容れるものではない。病院を一企業であるかのように経営するということは、医療が技術的水準で、また何より人間的な水準でなしうる、そしてなさなければならない進歩を何ひとつ理解していないということである。フランスにおける近年の公衆衛生政策は、治療の条件の劣悪化をもたらすだけであり、そこに一定の質が保たれているとすれば、それは、すでに治療者不足に苦しむ現場で働く人々の消耗を代償としてのことである。

したがって、治癒をもたらすことへの執念に相対して、治療についての問い、傷つきやすさについての問いを発しなければならない。すなわち、弱さも苦しみもない生を夢見て、脆弱性や有限性を覆い隠してしまうのではなく、それに耐え、かつそれを和らげることを可能にするような体制を準備すること。しかし、こうした体制は、空間の中にのみ打ち立てられるものではなく、同時に、ある種の時間的な建造物の中に組み込まれるものでもある。治療の時間は、今日的な問いにさし向けられるとともに、[5]より実際的なレヴェルで治療の物質的な条件に関わる。治療という身体的ないし心理的な変化に必要な時間が求められるのである。治療に時間を与えることが治療をより良いものにすることを可能にする。ところが、治療の領域は今日、治療時間は圧縮可能であるという虚言の的となっている。しかし、治療には固有の時間的持続があり、これを圧迫して加速させようとすることは、無益で、効果をもたないばかりか、危険ですらある。回復の時間は統制しえない。体と魂は固有の時間を必要とする。その時間を数量化したり規格化したりすることはできない。病者は一人ひとりが個別の人間であり、その人の病いも苦しみも、それぞれに固有の歩調（allure）で発展し、消失していく。文字通り生きている現象としての苦痛は、個別のリズムをもち、それは時計で計ることができない。苦しみの楽譜はアレグロで演奏することができないものである。

現代医療に関する考察の内に、時間と持続の問題を組み入れることは、概念探しの好きな哲学者の単なる思いつきではない。それは、管理された治療、診察時間、そのために生じる誤解、間違って理解されているためにうまく進んでいかないセラピー、時期尚早な退院とそれがもたらす救急の再入院といった現実を、かなりの数において確認し経験してきたことの結果である。診断を理解し、受け入れ、処置の仕方の重要性を理解し、状況に応じて提示された選択肢について熟考し、さらには病いのもたらす試練から立ち直るための時間を病む人に与えること。患者に話しかけ、純粋な症状以外の与件についても注意を払うための時間を治療者に与えること。そして、その経験によって自分自身も動揺し変化を被りながら、病む人に寄り添い、支えている家族に時間を与えること。

逆説的なことに、治療される者と治療する者の関係に必要な発展についての意識が生まれようとしているこの時に、また、フランスにおいても英米諸国においても、治療と他者への気遣いの問題が（とりわけ、ケアの思想と治療の哲学という考え方をめぐって）政治的思考の中に組み込まれ、広がりをもとうとしているこの時に、病院に課せられた予算上の制約が、人々が今直面している、あるいはこれから直面するであろう苦しみの時間をより人間的なものへと転じさせることを可能にする条件を奪い取っていくのである。それというのも、新しい医療の条件を考えるということは、結局のところ純粋なエゴイズムでしかないからである。それは他者を気遣うことであるが、また同様に、自分自身の弱い部分を気遣うことでもある。私たちが治療の手をさしのべるのは、かつて自分がそうであった者、すなわちまだか弱い乳児であったり、病気になった子どもであったり、不安を抱えた若者であったりする。あるいはそれは、自分がこれからなろうとする者、つまり、弱って、衰えてしまった老人である。私たちが治療の手をさしのべる者。それは、自分の子どもであり、家族であり、近しい者である。それは、同時に苦しむ存在として規定される限りにおいての、人間一般である。(6)

より良い医学的治療の条件についての考察をナイーヴなヒューマニズムに結びつけることが求められているのではない。そうではなく、まぎれもない政治的目標を掲げること。極めて技術的な今日の医学の力と同じぐらい、人間の複雑性に対する私たちの関心を価値づけること、人間の苦しみに関する本質的な問いに最も適切かつ有効な形で答えること。経済的で技術的な成功だけでなく、道徳的で社会的な選択を誇りに思うこと。ある人々が他の人々に向けることのできる忍耐強い配慮の内に人間の偉業を見いだすこと。より人間的な医療を思考するために、医学的技術の発展に対して細やかな気遣いを向けること。

第Ⅰ部　社会を治癒させる、新しいユートピア

生命の内には一種の不手際がある。健康の脆弱さ、体質の弱さ、生の吃りがあり、それがその人の魅力をなしているのだ。（ジル・ドゥルーズ）(1)

ドゥルーズが想い起こさせてくれたこの脆弱さの魅力は、今日、疎遠で奇妙な言葉に聞こえる。まったく反対に、人々のエネルギーは、強固な健康、ほぼ揺るぎのない強靭な身体という理想に向けられているように見える。この要求、頑丈な体に対する度を越した欲望は、現代の医療に法外な期待を課している。常に新たな身体に対するこの妄想の上に、新たな生政治の諸目標もまた立脚している。より良い状態の身体という名目のもとに、健全な肉体と精神に関する、ひいては健全な人間に関する規範の締めつけがなされ、それは常により一層厳しいものになっていく。もはや、かつてのように怪物的なものや奇形的なものを排除するだけではなく、それと同時に、社会的なスティグマをもたらすと判断されるある種の差異を拒絶することが求められている。そうした差異の消失が、裏側から、新たな規範を定義し、それは、現に存在するこれらの差異だけでなく、同様に、その潜在的な出現の可能性までをも考慮に入れている。したがって、新たな身体は「正常（normal）」で「健康（sain）」であることに満足することができず、それに加えて、生じうる欠陥や問題を洗い出していくことが必要になる。この時、現代の医療は現実の身体とともに仮想《ヴァーチャル》の身体も、すなわち、身体が病理的に変性する可能性として隠しもっているもの、より一般的には、個人が「思いもよらぬ災い」として抱え込んでいるものもまた、対象にすえることになる。こうした問題構成に、政治的な言説や決定がいかに接続しているのかを理解することができるだろう。その方向づけは、これに付随するイデオロギーにしたがって、容易に不安をあおるものとなりうる。現代社会が医療技術に向けている常軌を逸したいくつかの期待が、容易に操作可能な政治的情熱となることは、かなり明らかであるように思われる。そして、健康という理想がどこからどう見ても非の打ちどころのない正統性を備え、新たな政治的決定を押しつけてくるだけに、それはなおさらのことなのである。

この規範の締めつけは、目覚ましい成果をもたらしている。主体によって内面化されたこの健康規範が、常により厳しいものとなり、その明白なしるしとして、新たな疲労が生まれている。健康は、社会的命令となり、注意と努力と一種の「労働」（スポーツをすること、健康な食生活を送ること、何ごともやりすぎないようにすること）の対象とされねばならず、一群の禁止事項を守ることを当然のこととして要求する。したがって次第に、通常健康であることを性格づけているようなあり方、すなわち特段の知性や疑問や反省を加えず、身体の自発性に委ねているようなあり方とは正反対の関係が、身体に対して取られていくようになる。自らの身体や健康に対する主体のこの新たな関わり方は、物（objet）に対するような技術的な関係の様式に着想を得ている。もはや自らの身体を生きるのではなく、それを使用し、うまくいかない時にはそれを修繕し、立て直し、部品ごとに交換していくことができなければならない。私たちの身体に対する関係は技術的なものの見方に影響されて深く変容しているように見える。そうした見方を、私たちはおおよそ内面化しているのである。

では、この新たな身体や、それを気遣う新たな様式とはどのようなものなのだろうか。現代社会が作り上げていく身体表象の中の幻想の部分、妄想でありながら合理化されている部分とは、どのようなものなのだろうか。

第1章　病いなき人間

治療の第一目的の転換の中で、現代社会の期待の地平のひとつは、今日、病いなき人間、脆弱さも傷つきやすさもない人間という理想によって定義されうるだろう。傷ひとつ負っていない人間、時の流れの中で変質することのない人間。そこでは、〔生命の〕有限性や破綻（déchéance）のしるしは上滑りしてしまう。その生きいきとした身体が力と再生産と成長そのものになるような人間。この幻想の背後には、あまりにも単純化された生命理解がある。(2) しかし、それはまた人間が自らについて抱く考え方であり、それは深層からの変質を経験し、おそらくは人間を、自分自身に対して少しずつ疎遠なものに変えているのである。

人間を改良する

この半ば自覚的な表象は一定数の行動の内に、またとりわけ、力や成長とともに私たちを形作っている破綻や解体などに対する拒絶や嫌悪の内に表れている。こうした生命体の劣化の形態はその豊かな成熟の局面とまったく同様に自然なものなのだが、人々は自分がそうしたものに接触することから守ってくれることを医療に期待している。自己制御を規範として打ち立てている社会においては、自由に表出されるがままになっている身体の自発性という観念、またおそらくは、こうした表出の中に透けて見え続けるような動物的な本質という観念が、暗黙の内に非難の的となっているように思われる。自らの身体をあまりにも明白な形で生物学的な秩序に委ねてしまうことは、一種の諦めや怠惰、さらには権利の失効として受け止められる。したがって例えば、私たちの中で作動する生物学的解体のしるしを防いだり隠したりしなければならない。進歩は、人間が自らの動物的な部分と自然な自発性を克服することにあると考えられている。生命や自然は人間の意思決定にしたがわねばならず、それでもなお手の施しようのないその流れに人間が連れ去られるがままであってはならないのである。

生命過程は、それが私たちの所有物を奪い取り、何らかの形で私たちの意志に背く時には、技術的達成によって抑え込まれ、妨げられなければならない。そのようにして、生物医学的《バイオメディカル》技術は、第二の自然、すなわち、自然の劣化という「過失」から解放された、改良されし人間の自然を創り上げることを強く求められている。身体を、しかるべき時には私たちの意志によって再生産されたり消滅させられたりするような、制御された道具にすること。そこにデカルト的人間の理想と近代人の求めてやまないものがある。ある者はそこに、物質的であるがゆえに生物学的な破綻から守られている機械に対する、人間のコンプレックスを見ることだろう。ギュンター・アンダースはすでに二〇世紀の半ばに、その著作『時代おくれの人間』[3]の中で、この「自分自身であることの屈辱」を主題化していた。身体の劣化を通じて残酷に認知される自らの有限性についての屈辱感は、今や、技術によって弱さ（vulnérabilité）が和らげられ、さらには消し去られていく存在の夢へと反転している。ますます技術的なものになる環境の中で、私たちの身体がもつ次第に廃れていくという性格、その最も基層的な現れの持続、私たちの原初的な動物性の痕跡は、ますます耐え難いものになっているように見える。

その時には、私たちの人間的経験の中から、動物を想起させるもののすべてを、生殖と生誕と老化と死という条件のもとにあるものを消去すると同時に、人間存在を機械にも劣る存在にしてしまう弱さ（faiblesse）を取り除くことが必要になるだろう。理想の身体は、機械の人工的な完成を模倣する。一七世紀の哲学者たちによって作り上げられた機械モデルが、今や現実のものになりつつある。一定数の臓器や組織や骨が、故障した機械の歯車のように、人間の身体の中で交換可能なものになっている。インプラント、義足・義手《プロテーゼ》、移植。修復医療（médecine réparatrice）はその力の及びうる範囲を常に拡張し続けている。すべてにおいて修理可能な身体という神話は、ますます強固なものになっていくばかりである。一九七〇年代のテレビドラマが描いた生物工学による人間は、もはやそれほど遠いところにはない。すでに心臓、肺、腎臓、肝臓、膵臓、腸、あるいは軟骨、皮膚、骨髄、さらに近年では、手や顔までもが、移植の対象となりえている。人工器官《プロテーゼ》について見れば、それは人間の頭の先から指の先まで（脊椎、肩、腕、肘、手首、手の指、股関節、踝、足の指を）[4]修復することができる。より強く人目を引きつけるものとしては、陸上競技選手《スプリンター》オスカー・ピストリウスの未来的な曲線を備えた義足が、ハンディキャップが昇華され、新たな力に生まれ変わるような新しい人間の可能な形を描き出している。ピストリウスの健常者の陸上競技への参加をめぐる論争と、その金属板がもたらす「不公平な有利」についてのいくつかの論争の内容は、技術化された身体の優越性という観念が、どれほど集合的な想像力《イマジネール》の中に根づいているのかを示している。(5)『サイボーグ哲学』の著者であるティエリ・オケがピストリウスについて言っているように、「義足・義手はかつてはやむを得ぬ手段であった。しかしそれは、好ましい添加物となりつつある」(6)。男性用の香水の広告にピストリウスの写真が使われていることが、それを示している。(7)画像処理されたそのシルエットは、太ももと義足とのつなぎ目の跡を残しておらず、自然な身体と技術的拡張との連続が可能であるという幻想の中で、人間にとっての新たな形を示唆するのである。そして、極めて興味深いことに、彼がパートナー殺害の容疑で告発され、悲劇的な形である新聞紙上に登場した時には、画像処理を施さずに、機械的な義足を装着した彼の身体をさらす生の写真が再掲されたのである。(8)そこでは、この機械的に改良された身体との関係が、結局のところ、深い不安に彩られた両義的なものであることがあらわになったようであった。自分たちの姿形を変身させることによって、人は自らを人間とは別のものにしてしまう危険を冒すのではないだろうか。

現実には、私たちはこうした脅威から遠く離れたところにいる。将来に希望を抱かせるような数々の技術的進歩にも、弱さを克服した例外的な人物像——最近までピストリウスが体現していた——にも、私たちは目をあざむかれてはならない。それらのものが、半ば魔術的な生物医学的技術の神話を養っているとしても、現実はもっと控えめなものである。医療は、そんな風に私たちを変形させたりすることなどできない。臓器や血液の提供不足、免疫的拒絶の複雑な諸形態、細胞生物学の今なお実験的な研究は、謙虚さと慎重さが必要であることを示している。皮膚や爪や染みや手の皺を完璧に再現するシリコン製の人工器官は、少数の特権者だけに与えられた驚異の技術である。[9] その法外な価格は、これを贅沢品としており、その恩恵にあずかりたいと願う多くの患者にはアクセス不能なものとなっている。障害に苦しむ人々がよく知っているように、この「継ぎ足された[10]（augmenté）」人間の生命は、たとえ技術的には可能であるように見えても、なお極めて理想化されたものとしてである。現実には、移植は病者に非常に厳しい免疫抑制治療を強いるし、[11] 人工器官の適用は長期にわたり多額の費用を要する。一部の障害者にとっては、盲導犬がそうであるように、今もなお動物が最良の導き手なのである。かの継ぎ足された人間〔＝増強された人間〕の姿を喜ぶ前に、なお考慮されるべき進歩の余白がどれほど残されているのかを測るためには、老化にともなってごく当たり前に生じる障害である、聴覚の喪失の例を取り上げてみればよい。衰えてしまった聴覚能力を技術的に再生させることの難しさはよく知られている。例えば、会話の中に生じる雑音を自然に選り分けていくのもかなり複雑なことで、補聴器によってはまだ完全に再現されていない。さまざまな寄生音（bruits parasites）が引き起こす神経性の疲労に消耗してしまって、多くの患者が補聴器なしで過ごすことを選択するほどなのである。小説家デイヴィッド・ロッジは英語のタイトルで『デフ・センテンス（*Deaf Sentence*）』という作品をこの経験に捧げている。彼は、聴力の喪失がたとえ部分的であったとしても、しばしばそれが私たちに、どれほど縮こまった社会生活（「弱音器をつけた生活（une vie en sourdine）」とフランス語には訳されている）を強いるかを見事に語っている。[12]

したがって、私たちはいたるところで、継ぎ足された人間、すなわち、医療技術によって変身させられ、改良された人間の幻想的表象に出会う。医療技術は、人間の身体をより強固なもの、より性能の高いものにし、この生物医学的技術の進歩を、抗い難い人間の完成の運動の内に組み入れていくものとされるのである。しかし目下のところ、技術的な試行錯誤と現場でのやりくりは大雑把なところにとどまっており、人工器官を患者の多様な感性に合わせて、そのケースごとに適用させていくことがなされている。サイエンス・フィクションの世界では、レーザーを使って出血もなく肉体にメスを入れ、よくできたプラモデルを組み立てるように、ある個人の脳を他の個人の頭蓋骨の内に装着したりしているが、実際の外科医の日常は、そのイメージからはかけ離れている。現実はもっと控えめなものであり、もっと「汚れた」ものであり、さまざまな結果が謙虚さを要求している。人工装具を着けることの苦痛、副作用、幻肢症候群、傷跡の痛み。身体は、無感覚の機械モデルに抵抗し、それとは一線を画す。肉体はそれほど容易に開かれたり、閉じられたりするがままにはならない。外科手術は常に、身体からその健康の余白部分を幾分か失わせるような治療である。継ぎ足された人間は、今のところ、医療技術によって再生されて生きている存在であるというよりは、紙上の主体である。[13] それはせいぜい、いくつかの場合に、障害や不具合の一部を軽減することができるだけである。ノーベル文学賞を受賞した作家J・M・クッツェーの小説のひとつに、障害の現実と、文字通りの意味でも比喩的な意味でも、それによって一個人の可能な人間関係が狭まっていく様子が描き出されている。『遅い男』は、その主人公の生活を一変させる交通事故の場面から始まる。片足を失ったポール・レイメントは、自分自身のアイデンティティが、この身体的な外形によってどれほど動揺させられたのかを認識する。

かつて、自分の体に対して彼が抱くことのできた愛は、もうずっと前に失われてしまった。それを元のように治そうとか、何らかの理想的な動きを取り戻させようという気にもならない。かつての自分自身はもはや想い出でしかない。早々にかすんでしまった想い出。彼は、自分がまだ魂を有していると感じる。その生命力は衰えていない。自分という存在のその他の部分は、仕方なく連れ歩いている骨と血の袋でしかない(14)。

技術によって「改良された」人間の像を提示するどころではなく、この物語は、それが必然的であったかのごとく、どれほど深く私たちが自らに与えられた肉体に規定されたままであるのか、どれほど私たちのアイデンティティが身体とその有機的統一性に根ざしているのかを思い起こさせる。クッツェーの小説の主人公は、身体的に不具な存在になった「だけ」ではなく、精神的にも、またおそらくは存在論的にもそうなっているのである。

この物語のあいだずっと、彼はひとりの人間、つまり、その価値を引き下げられたとしてもひとりの人間のままであろうとしている。[…] 言い換えれば、完全に人間ではない人間。半人間。自分がうまく使えなかった時間を後悔の念とともにふり返る、人間の亡霊(15)。

身体によって裏切られる経験に、外科治療の経験の暴力性に対するまた別の失望が加わる。医師がレイメントに、その脚に対してどのような治療が必要なのかを説明しようとする時、レイメントの怒りが爆発する。この脚を奪い取った人間が、自分にその治療の話をしようっていうのか？

私の脚の治療ですって？ 彼は怒りの限界にあった――だが、医師たちはそんなことも分からないのだろうか。あなた方は私に麻酔をかけて、私の脚を切り取って、そいつをごみ箱に放り込んだんだ。もうじき誰かがそれを拾って火にくべるんだろう。いったいあなた方は、私の脚のことを言うのに、どうやって治療の話ができるっていうんだ。(16)

身体は、切断されたとしても、廃棄される役に立たない物質として扱われるべきではないだろう。まさにこうした意味合いにおいて、治療という言葉の深層の意味が働いている。医学的処置は、侵襲として、粗暴な行為として経験される。この怒りの中に、人間の身体はこれを代替すると言われているいかなる物質にも還元しえないということの一端が語られている。材木を切るように、脚を切断してはならないのである。義足は決して脚を代替することはないだろう。レイメントの生活が義足の効果によって改良されることはない。彼の生はもはや「限定された生(17)(vie circonscrite)」であり、「世界は彼の住んでいる部屋と近隣の一ブロックか二ブロックの範囲に縮小されている。そして、それはもう広がっていくことはない」。片脚を失うということは、一肢を失う以上のことである。それは、その脚が可能にしていた生活を失うことなのだ。人工の脚によってであれ、そうでなかれ、その自由が彼に返却されるだろうなどと考えるのは、純粋に狂気の沙汰である」。主人公が経験していく試練は、医学的な「偉業」が早々にたどり着いてしまう限界を物語っている。単に動きが遅くなったのであれば、少しだけゆっくりとした形で以前と同じような生活を送ることができるだろうが、彼はそういう存在になってしまっただけではない。彼はひ弱い、脆弱な存在であり、以前に自分がもっていた強みも、その大柄な体軀も、彼をより一層傷つきやすいものにするだけのことなのである。(18)

継ぎ足された人間、さまざまな可能性が技術によって増大し、人間存在の域を超えてしまうような人間は、現実のものというよりも、ひとつの観念である。実際のところ、それは生命体と物質との複雑なつながり、そしてまた何より、双方の可塑性のさらに複雑なつながりを意味している。確かに、有機体の可塑性を、技術のそれによって拡張させていくことは、カンギレムが記しているように、人類の特徴のひとつである。

人間は、身体的な側面においても、その有機的組織に限定されていない。人間は道具によってその器官を拡張し、自らの身体には、行為のために用いることができる諸手段(les moyens)を使う能力(le moyen)しか見ていない。[…]人間においては、有機体の生命力は技術的可塑性において開花する。(19)

人間が常に、技術の開発によって、その身体能力を超えて、自らの可能性の領域を広げてきたのだとしても、だからこそ今、生命体と技術の二つの可塑性を融合させることが求められているのだ。それらを並べて置くだけでなく、ひとつの有機体の内に溶け合わせること。このように技術によって人為的に作り出された新たな規範性が、有機体としての規範性に取って代わることを、人間は期待しうるように思われるのである。[20]

この技術的可塑性は、最近まで有機体の外部にとどまっていた。ベルクソン[21]の言葉を借りれば、道具が身体の力を伸ばし、「増大させ」、「けた外れに膨れ上がらせて」いたのである。今日では、こうした技術の力が小型化され、それを〔有機体の〕内部に組み入れることが夢見られている。技術はもはや、自らの能力をあからさまな形で誇示したりしない。それは、修復された人間の身体の中に巧みに入り込んでくる見えない力となるのである。とはいえ、まだそこでも、有機体と技術の可塑性のあいだをつなぐという夢には、ニュアンスをもたせなければならない。肉や関節や内臓の中に挿入された見知らぬ身体は、しばしば時限爆弾となる。肉体は物質と融合しないということを思い起こさせるかのように、手術、とりわけ美容整形手術の失敗は、柔軟で可塑的な人間の身体と物質との接続がどれほどダメージなしにはなされえないものであるのかを見せつける。物質の硬直性が人間の身体を蝕む。歩みはぎこちないままにとどまり、かつての軽やかな身のこなしを取り戻すことはない。補修されたり、修正されたりした顔の輪郭は、奇妙にひきつった笑顔の内に固まってしまい、しばしばそれは、人間の顔の特徴である生きいきとした動きを失わせる。映画『錆と骨』[1]（このタイトルは、物質と生命体からなる身体の奇妙なつぎはぎのありようを見事に言い表している）のヒロインは、肉体の衰えた部分に人工器官を移植することが、悪夢のような接続であることをよく示している。彼女がそれをひとりの子どもに見せる時には、その恐ろしさをできるだけ小さなものにしようとしているのだが、同時に彼女は、非合法のボクシング試合の怪しげな取り引きに関わる大人たちに印象づける時には、それを利用してもいる。彼女は意図的に機械の脚をもったその身体の怪物性を誇示し、この暴力的で男ばかりの世界の中に特別な地位を獲得しようとする。ベルクソンは、「生命体の表面にはりつけられた」機械は喜劇的効果を生み出すと言っていた。[22]しかし、生命体の中にしっかりと定着した機械は、笑わせる以上に恐れを誘うものであり、有機的身体と機械との滑らかで柔らかな連続性という夢は、技術に関する物語《フィクション》にとどまっているのである。

私たちの見知らぬ身体

そこでおそらくは、今、身体の他者性（altérité）について考え直してみなければならない。バイオテクノロジーが別様の身体、見知らぬ身体を生み出しているとしても、それはだから、ＳＦ映画が幻想として描き出しているサイボーグのようなものとしてではないのである。私たちの身体が見知らぬものとなっていくとしても、それは、半分肉体で半分機械であるような雑種がかもしだす不気味なよそよそしさを備えたものではなく、私たちの自分自身の身体に対する関係の中に徐々に距離が生まれ、隔たりが常態化することから生まれる、よりとらえ難い他者性をともなうものなのである。時としてそれを見知らぬ身体として現出させるのは、自分自身の身体に向けられるある種のまなざし、ある種の把握の仕方である。したがって、不思議なことに、健康な状態にある個人の自らの身体に対する関係が、病者のそれを思わせるものになる。両者はともに、自分の身体を自分自身から区別されるもの、自分から切り離されたものと考えている。病いや苦痛がもたらすもの、すなわち、主体とその身体との精神的な分離の過程、身体の客体化、身体の被る物質化、これにともなって生じうる強迫的で屈辱的な感覚が、現代人とその健康な身体との関係の中に、より軽微なものとしてであれ見いだされるのである。自らの身体に対するある種のとらえ方、おそらくは科学的な、とりわけ医学的な態度が染みついてしまっていると考えられるようなとらえ方が、自分自身の身体を生き、考える様式を大きく変えてしまい、その上、その身体がまだ自分自身のものであるという事実を問い直させるまでになっている。

実際、二〇世紀の哲学、特に現象学は、受肉について、身体の主体性について、つまりは身体的なものと心的なものとの内密的な絡み合いについて考えようとしてきたのだが、人々が自分自身の身体と関わる様式そのものは、すでに乗り越えられたものと考えられた別の図式をよみがえらせようとしているように見える。したがって、私たちは、哲学者イアン・ハッキングとともに、「身体はますます他なるものになり、私たちはデカルト主義者に戻ろうとしている。魂と身体が切り離され、身体はほとんど、私たちにとってはよそよそしい、外的な対象として現れている」[23]のだと主張することができる。

こうした身体の他者性は、おそらく、自分自身の受肉した体（corps incarné）をますます明白な形で拒絶することから生まれており、ある種の医療的ないし技術的なまなざしと無関係なものではない。正常なものと病理的なものについての観念の内面化と歪曲、あまりにも自然な身体、動物的な身体に近接するものと見なされ蔑まれるような身体の拒絶、一切の「不潔＝不適切（impropre）」なものの拒否が、私たちの身体に対する関係を変えていく。技術的で医学的な言説は、新たな人間の身体に関する幻想にまみれたイメージの洗練に加担する。医学の聖典《ウルガタ》が、バイオテクノロジーによってその到来が約束された人間の理想化された形象を流布させる。身体的に変貌を遂げ、より強固な、より堅牢なものとなった新たな人間。その身体が、知らず知らずの内に、硬直した物質の形へと向かっていくような人間。だが、ほとんど大理石の身体像のように固まっているこの肉は、まだ生きている体の肉なのだろうか。そのようにして身体を固めてしまうということは、ある意味で、自らの身体の死を願うことではないだろうか。私たちはここに、古い誘惑のよみがえりを見る。サルトルの言葉使いを引っ張り出してみるなら、それは物の即自性（en-soi）の誘惑である。(24) 即自、あるいは物に固有の存在様式は、その定義に完璧に当てはまる。物は常に、それ自体と同等であり、豹変することもなく、自らとの一致の内に安らいでいる。こうした物の不変性が私たちを誘惑する。言い換えれば、パンパンに張りつめた身体をもつ人間は、物質の抵抗力と強固さを模倣し、いかなるものにも動じないふりをするのである。その人間は、そうとも気づかぬ内に、自らの定義に忠実で、差異もなく変容も起こさない物の恒常性に嫉妬する。現代の人間が夢見る身体、「健康」とはそのようなものである。多様性も変化もなく、いつも同一の性質を享受すること。このようにして人々は、カンギレムが『正常と病理』において定義した意味での健康がどのようなものであったのかを忘れてしまう。その健康とは、変化に耐える力、熱が出てもそれに耐え、またそこから戻ってくる力のことである。人々は、人間の身体とはどのようなものであるのかについて思い違いをしている。生きている身体は、常に変わり続け、死に続け、再生し続ける。多少なりとも可視的な段階を踏んで、多様なリズムにしたがって。その唯一の恒常性は不断の変化にあり、固定的な規定力の中で固まってしまった身体のそれではありえない。健康な身体とは、自分が生きている状態を維持したり、生命を伝えていったりするために、極めて大きな変化を遂げることができるものであるのだから、それはウィルスや細菌の他者性に相対し、そこから自分を守り、その他なるものを自らの内に引き受け、時には、それらが成長することさえも許すことができる(例えば、母親の体内で胎児が成長していくあいだ、自己ではないものを持続的に許容する場合がそれにあたる)。健康。それはまさに、大きな変化を受け入れ、新しいエネルギーを使いながらこれに応え、いつもとは違う反応を呼び起こしていく、言い換えれば、新たなものを創造していく身体の力のことである。

健康を特徴づけるもの、それは、その時点において正常性を定義する規範を乗り越えていく可能性、通常の規範に対する侵犯に耐え、新たな状況の中に新たな規範を打ち立てていく可能性である。(25)

健康とはしたがって、ある形のしなやかさであり、適応力であり、有機体の可塑性である。「健康。

それは、環境の気まぐれな変化を受け入れる余裕である」[26]。気まぐれな変化や侵犯に対する寛容。脅威に対する応答。したがって、カンギレムが注記しているように、健康は「恒常的な充足」[27]ではなく、逆に、払われねばならないリスクを前にして、ある種の「勇気」を示すものなのである。「それは、はじめは担えそうにもないと思われたことを身体にさせる力が備わっているという感覚である」[28]。そうであるならば、現代の私たちが抱く身体についての表象は、その有機体としての機能の実相から遠く離れてしまったことになる。

結局のところ私たちは、いかなる身体を望んでいるのだろうか。それは、軟弱さから、したがってまた生命体の柔軟性と可塑性から解放された、妄想上の身体である。持続の幻想を抱く身体は、何ひとつ変えることがなく、破壊することがない。身体を変形させることで、人は時間の効果を限定しようとし、有限性を拒絶する。そこにはいつも、昔ながらの敵がくり返し姿を見せ、ただし、新たな賭け金と、新たな偶像を示す。かくして、弱いところのない人間、元気一杯ではりきっている人間、絶えず加速がかかっているこの世界の中で、疲れを感じることも、さらには遅れを取ることも許されない人間という理想が打ち立てられる。身体は、疲れを知らぬ機械をモデルとして、そのリズムにしたがわねばならない。身体はそれ自体が一種の機械装置となり、人々はそれを測定し、その性能を計算する。身体は容易に、医学的チェックによって与えられたデータのリストへと変換されうるものとなり、それはすでに、日常会話の中でもほぼ当たり前のものになっている（心拍数、脈拍、摂取カロリーと消費カロリー、筋肉と脂肪の総量）。こうした現代的な表象の中で、身体は、デカルトが用いた定式を再び呼び戻すならば、まさに「自動機械」[29]〔2〕となっている。

こうして、身体＝機械に関するデカルト的図式が執拗に舞い戻ってくるのを、私たちは見る。ただしそこには、ひとつだけ違いがある。それは、その図式がもはや、機械から出発して生命体を説明するというような認識論的枠組み《パラダイム》としてではなく、到達すべき完成モデルとしてあるという点にある。つまり、私たちの身体を、無感覚で傷つきにくい新たな機械へと作り上げること。カンギレムが指摘しているように、機械には病いは存在しない。より正確に言えば、「機械には病いが存在しないということは、機械には死が存在しないということと一対をなすものに他ならない」[30]。〔身体＝機械という見方を取ることは〕私たちが肉体をもっているということを無視すること、できる限りそれを否認すること、私たちの身体の変形を外在的操作の様式において考えること以外の何ものでもない。それは、身体を、変形が加えられるまでは、不十分で不完全なものと見なすことである。あたかも、私たちの〔生命の〕有限性が、それを乗り越えることを私たちに命じているかのようである。〔とはいえ〕こうした表象が集合的イマジネールを満たしてしまうとしても、これには調和しない語りがまた別の声を聞かせることになる。現代文学は、その思考されざるもの、あるいは語られざるものをとらえている。それは、みじめな身体に関わるものである。欲望する身体にまなざしを注ぎ、それについて多くのものを語ってきた現代文学は、今（再び）屈辱的な痛みの中にある身体、細々とした恥ずかしい不調を経験する身体、苦しみに直面する身体を発見しようとしている。したがって身体は、病いによって課せられる日々の思いがけない失態、機能的な不確かさ、落ちぶれの中で記述される。とりわけそれは、フィリップ・ロスの物語『消え去れ、幽霊』が語ろうとするものである。ここでは、語り手が、前立腺の手術のあとの失禁に関わる屈辱と当惑の入り混じった感情について、うわべの恥じらい抜きに物語っている[31]。

手術のあとの数年間、私はおしっこをもらしてしまうことの恥ずかしさを乗り越え、最初の一八ヶ月間には特にきつかった当惑を克服したとさえ思い込んでいた。その期間には、外科医が、失禁は時間がたてば消えていくでしょうという希望を私に残していた。そういう幸運に恵まれた、少数の患者たちの場合と同じように。しかし、自分の身を清潔に保ち、臭いがしないようにするために欠かすことのできない日々のケアを続けながらも、私は、特別なパンツ（caleçons）を身に着け、パンツカバー（protections）を交換しなければならないことにも、ちょっとした思いがけない事態に遭遇することにも、決して完全には慣れていなかったのだと考えざるをえない。そして、七一歳の自分が、膀胱の頸部にいつも膠原質のものをはりつけているおかげで、うんと小さな子どもに比べれば、自分の尿の流れを少しだけうまくコントロールできるという幸運を保証してもらうために、アッパー・イーストサイドの［…］、モン・シナイ病院の泌尿器科の待合室に座っていることに対する、ひそかな屈辱の感情を打破することにも成功していなかった。

ここでもまた、身体についての二つの表象がぶつかり合っている。理想化された身体の表象と、衰えた身体の表象。しかし、相互に対立せざるをえないこの二つの表象は、同じひとつの関心、さらには、個人が自らの身体に対して有するひとつの強迫観念を前提にしている。したがって逆説的なことに、完璧な身体を夢見る人間と、その衰弱に苦しむ人間は、自らの身体に関する同じひとつの過剰な気遣い、同じひとつの苛立たしい配慮に取り憑かれている。身体は、さまざまな表象が形作る内密な空間を独占し、人間が自分自身について抱くヴィジョンを法外な形で規定する。今日では、普通ならば衰えた体がもたらす身体的ないし精神的な苦しみに結びついている強迫的様相が、おそらく、自らの身体に対する健康な人間の関係を規定するものにもなっている。こうした反転は、さらに分析されるだけの価値を有している。

実際のところ、身体は、たとえ健康な状態にあったとしても、改良し、手をかけ、矯正すべきものと見なされている。あたかも、健康な身体もまた決して十分には健康ではないかのように。あるいはそこでは、その身体の実際の健康以上に、身体の外見が問われている――そのニュアンスの違いは無視し難い――のかもしれないが。実際に、現代の豊かな社会において身体がいかにあるべきかについて、ある種の表象が流布しており、そのイメージの中には、健康な身体という口実の背後にかろうじて隠し込まれた形で、美的で道徳的な配慮が混在しているように思われる。実際、健康な身体として呈示されているものとは、結局のところ、美的配慮によって再構成され、自然のままの身体に対するある種の不安によって形作られた身体である。この新たな身体は、劣化という自然法則を免れるものだと主張し、有機体としての姿を何ひとつ表に見せず、その動物性の痕跡をかき消そうとする。体臭や体毛は追い払われてしまうのである。柔らかく、熱く、湿った、ねばねばしたと言ってもいいような身体に対するこうした嫌悪の感覚は、すでに『嘔吐』の中の示唆的な一節において透けて見えている。サルトルはそこで、身体を「スプーンでかき混ぜた時のように物憂げに廻っている熱した脂肪[32]」として描き出している。この弛緩した身体のどうしようもない受動性はまさに、より根底的な受動性のしるしとして経験される。有機体は私たちを手放し、遠ざけるものである。その時個人は、ミケラ・マルザノが強調するひとつのジレンマにとらわれる。「身体の経験は、人格と身体との完全な同一化と、絶対的な他者性のあいだを揺れ動く[33]」のである。

「身体はほぼ完璧である」と題された論文において、哲学者オリヴィア・ガザレは、身体崇拝と有機的身体への嫌悪というこの二重の動き、肉体的衰弱を前にしたこの新たな強迫観念について検討している。身体のちょっとした欠陥も、美的要求に対する欠如であるばかりでなく、今や半ば道徳的な過失となっている。身体は私たちの意志の反映、自分自身に対する制御の現れなのである。

若々しく鍛え上げられた身体の美が崇拝される時代において、あなたの肉体の衰弱は、あなたを異端者、不実者、冒瀆者に仕立て上げる。責められるべきは、あなたが恥じているその身体の欠陥ではなく、意志の欠如なのである。［…］衛生重視の道徳観は、美的規準を倫理的規範に変えてしまった。今や過ちは、自らの身体を享受することにではなく、身体が劣化していくがままに任せていることにある[34]。

この横滑り的移行はよく理解できる。衛生学的アプローチによって清潔なものとなった身体から、その現代的なヴァージョンの中で無菌化した身体への移行が生じているのである。今や「汚い」という概念が身体の自然な諸現象を一括りにし、それらはおぞましいもの《アブジェクト》の領域に破棄される。許容可能な身体の顕在化の範囲が狭まっているということは、人間をその基底において構成しているもの、にもかかわらず人間がそれを拒絶しようとしているものに対する、人間の関係の取り方を雄弁に語っている。ジョルジュ・バタイユが見事に分析していたように、

> これ以上ないほどの恐怖をもたらすもの、極めて強い嫌悪を呼び起こすものに、自分自身が捧げられ、つなぎとめられていると認識すること以上に、人間にとって重要なことは何ひとつない[35]。

極めてよそよそしい形を取るものまでも含めた自己の認識、及びその承認は、私たちが生きている現代の社会では巧みに回避されてしまっている。ドミニク・メンミが分析しているように、無菌化した身体は、「汚れた物や不衛生なものに対する羞恥心」ではなく、彼女が「不潔＝不適切（im-propre）」と呼ぶもの、すなわち「生物学的領域における自己制御の欠落[36]」として再定義されるものに対する羞恥心を示しているのである。私たちの手を逃れ、あふれ出し、その慣性の中に私たちを呼び込み、私たちを手放すものとしての身体は、まさに、肥大していく不安の対象である。私たちにとっては、「生物学的な物が放置され、その自然な発展に委ねられていることが、ますます耐え難い[37]」ものとなっている。

私たちの時代は、生命体と身体の試練に対するある種の恐怖心を表現しているように見える。その恐怖心は、苦痛に対する不安の内に認められるものであるが、おそらく、いくつかの側面において、私たちの中のある種の本能的躍動の力を前にした懸念の一形態にまで広がっている。例えば、しばしば高度に技術的に管理された空間の中では、身体の自然なありようが疎まれる。血液や臓物や内臓に対する恐れ。体臭や身体の自然な分泌物への嫌悪。身体の生物学的な（ホルモンの働きで修正される）リズムの拒絶。自然なものに対するこうした嫌悪は、この数十年のあいだに構成された文化的な嫌悪である。そこには、（体臭のように）ごく一時的で軽微なものから、（妊娠を計画化しようとする時のように）極めて持続的で具体的なものまで、身体の生み出すものの一切を制御することを、ドグマとは言わないまでも、理想とする考え方がともなっている。こうした新たな習慣、とりわけ化学物質による身体の人為的な調整の中には、もちろん、重要な解放的進歩も含まれている。とりわけ、身体の自然な働き（spontanéité）に極めて直接的に従属させられてきた女性たちにとっては。しかし、同時にまたそこには、生物学的で自然な身体を回避するひとつの形があり、それは十分な検討に値する。

というのも、それ〔自然なものの嫌悪〕は、私たち自身の身体のよそよそしさを作り出しているからである。自然な身体は次第に、個人の生活の過程に姿を現すことをやめるようになる。個人は、身体の自然が苦痛の中で、あるいは病気の中でその力を回復するような根源的な経験の中で、ますます暴力的な形でそれを再発見する。しかし、この自然なものの回帰はまた、幸福な妊娠の経験においてそうであるように、身体の自発的なリズムがもつある種の喜びの発見をもたらすこともある。ところが、現代の教育はむしろ身体の制御を教え込み、身体は直接的に測定され、統制され、採取され、検査され、ワクチンを打たれるものとなる。医療は確実に免疫の壁を強化し、自然の守りを補強し、それは今日の恵まれた社会では、必要不可欠な補完、私たちの身体と私たちを結ぶ避け難い媒介と見なされており、しかも、それは生まれる前からすでに始まっている。自分自身の身体に対する配慮は、否応なく修正されたものとなる。私たちがそれに対する意識をもつ以前に、身体はすでに測定と言説の対象、したがって医療規範の対象となっており、栄養の摂取、身体運動、さらにはまた矯正やリハビリテーションに関わる禁止事項の遵守を命じられている。整形外科、歯列矯正、言語治療、視力矯正等々。この医学的標準に関して、何を考慮にとどめておけばよいのだろう。新たな身体、子どもたちの身体に、これほどまでに予防線を張っておくべきなのだろうか。それは同時に、この極めて特異な認識の中で、身体を一定のやり方で確認し、強化し、確立していく医学的まなざしに、ある形で従属させていくという考え方のもとで、その子どもたちの身体を育てていくことではないだろうか。現代人の生活の過剰な医療化に関する問いは、単に身体のより自然な生き方への回帰の論理に還元されるものではない。それは同時に、医療の領域から借り受けたモデルにくり返し接触することによって、私たちの身体表象が根底的に変容するという問題を提起するものでもある。

では、こうした医療的イメージはどのような身体を作り上げていくのだろうか。それは身体を、新たな肉のコルセットの中に締めつけていく。女性雑誌のいらつくような決まり文句をパロディー化すれば、私の体が新しいコルセット、と言って笑うこともできるだろう。既成の規範によって決められた体型が、これ見よがしに表紙にくり返し現れ、それがその規範を増幅させる。この新たな枷は、それがもはや肉体的なもの、身体化されたものであるだけに、ますます質《たち》が悪い。それは私たちの身体の上に重ね合わせられるのではなく、努力して（しばしば、なかなか実行できない努力なのだが）獲得していく硬い外皮なのである。肉体は、それを取り巻く筋肉と引き締まった肌によって支えられ、包まれていなければならず、その筋肉や肌は、それを越え出るもの、あふれ出るものの一切を禁じる新たな境界となる。このシルエットの輪郭には、皺もなく、くぼみもなく、ぶよぶよとした弾力もない。それをまとえば身体が包み隠すことができるであろう暴力的で動物的な衝動を枠づけ、型にはめ、枷を課す肉の拘束衣のあからさまなメタファーと化した、このピンと張りつめた肉体は、つまるところ幻想の鎧である。それは、内部に対しては、有機体の無秩序な衝動から、同時に外部に対しては、それを規格通りに仕立てて、否定的なまなざしや軽蔑的な判断から守っている。まなざしをふるいにかける一種の肉の壁となったこの折衷的な身体は、そのまなざしによって観察され、否定的に評価されるリスクを予防しながら、まなざされたいという欲望の充足を可能にする。まなざしは、なめらかなシルエットの上を、なでるように滑っていく。

この理想化された身体は、過半数の個人によって共有された現実であるというよりもむしろ、そこから隔てられてしまった人々に強い罪悪感を与えるひとつのイメージである。しかし、どれほど現実の身体から区別されるとしても、それは支配的イメージであり、威圧的な原型であり、経済的な項目（スポーツによる消費、化粧、食事）に関して選択を方向づけるものである。一群の行動、とりわけ経済的行動は、虚構のものでありながら目に見える効力を備えたこのイメージに収斂する。より大きな社会体のありようを示す部分としての、提喩としての人間の身体は、そこに健康や社会の不安が表示される場所となる。生理学的な考慮と性的な表象との奇妙な混成体であるこの夢の身体は、新たな規範として自らを指し示す。子どもたちに向けられた形成外科的な処方によって矯正された身体のあとを継いで[38]、この新たな身体は社会空間の中に組み込まれ、医療的配慮と健康な身体についての規範的言説と〔性的〕誘惑の意図の領域に、同時に帰属する。それは、形の悪い身体や虚弱な体を支える添え木であり、欲望の身体の密かな骨組みでもあるコルセットの歴史のすべてを、その身ひとつに集約し、凝縮させる。ジョルジュ・ヴィガレロが言うように、矯正された身体は同時に自らを矯正する身体であり、言葉によらない、けれども表出的な主体の自己主張である。この「身体の整形」、形が崩れるに任せるのではなく自らを立て直していくこの身体の補整、子どもの時から耳に響いて離れない、姿勢をちゃんとしなさいというこの指示は、社会的期待を一身に担っている。姿勢をまっすぐに保つこと、顔を前に上げること、うつむいてしまわないこと[39]。身体の保ち方は、その人の勇気と道徳性、社会的喜劇の役を演じる能力を映し出している。ミケラ・マルザノが分析するように、人は自分の意志の力、制御能力、したがってある意味では自分の道徳性を投影するスクリーンとしての身体に照準化された、社会的命令を内面化しているのである[40]。このようにして身体の脱自然化がますます進んでいく中で、主体はかなりの部分において自分自身の身体の所有権を手放し、ミケラ・マルザノの表現にしたがうならば、身体は「借りものの身体[41]」となるのである。自らの身体に対する主体の定義づけと同一化は、逆説的にも、身体の有機的次元からの離脱、その受肉の現実からの離脱を経由してなされる。その身体はもはや自発性の様式の上にではなく、統制と制御とコード化の様式の上に経験される。すべては、そのギリシャ時代の意味から遠く離れた自己への配慮の内にある。(42)

描き直され、修正され、再定義されようとしているこの身体は、さらに深いレベルで、個人が自らの身体に関わる様式にひとつの変化が生じていることを示している。この変容は確かにすでに広く浸透してしまったものなのだが、ある種の姿勢、距離を置いて対象化するまなざしと無関係なものではない。特に恵まれた社会において今や人々が有している、自らの身体を医療のまなざしや聴診にしたがわせようとする習慣、裸になった従順な身体をそのまなざしの前にさらし、その判断に委ねるという特異な経験、さらにはその日常化は、人が自分自身の身体とのあいだに維持する関係に影響を及ぼさざるをえないことを見なければならないだろう。自分自身に対する自分自身のまなざしの外在化、もしくは、私のものである身体に適用される医療のまなざしの内面化が生じているかのようである。かくして、現象学の伝統が観念論的哲学の影響として（特にデカルトを標的として）批判してきた、上空から見下ろすようなまなざし、無関心な観客のまなざしが、今日では、具体的に特定可能な経験によって生み出されている。例えば、もはやなじみのものとなった医者による聴診、さまざまな画像や処置を通じて身体を客体化していくその他の医療実践。医療の果たす役割の権威に感じ入ってしまった私たちが、この種のまなざしを内面化し、自分自身に適用していくのも当然のことである。日常のやり取りの中に医学用語から借り受けた言葉が使われるようになっているのは、こうした方向性を示しているように思われる。

『存在と無』の中で、サルトルは身体に対する二種類の関係を区別している。私の脚を診る医師のものと、私が私自身の脚に対して有するもの。「私が歩いたり、走ったり、サッカーしたりすることができるものとして」それを生きているような脚と、「全体的な構成物」であり、「世界の中にあるもの」であり、「他のものと同じようなもの」[42]であるような対象物としてのそれに向けられるまなざしによって医者が出現させる脚は、それぞれ別のものである。サルトルは言う。このようにして観察された私の体は、「私の存在と言うよりも、私の所有物であると言う方がずっとふさわしい」[43]。医療の技術的まなざしが反復的に注がれることによって、私たちの身体のイメージが作り出され、自分自身を「外から見るかのように」見ることに慣れさせていく。

私にとってあるがままの私の身体は、世界の中にあるものとして私に現れるわけではない。なるほど私は、レントゲン写真を撮られているあいだ、自分自身を、自分の胸部の映像を、スクリーンの上に見ることができたのであるが、しかしその時私は、まさに外部に、世界の中に置かれていたのだ[45]。

サルトルの分析においては、このように〔身体が〕自己に対して外在する状況は、例外として提示されている。しかし、それは私たちにとってごく当たり前のものとなってしまい、自分自身の身体についての私たちの知覚を変容させ、身体は一人称的に生きられると同時に、多くの場面で、所有物として把握されているのではないかと問うてみることができる。自己意識の中心的要素となっているもの、それは、私たちの身体がある種のまなざしの対象となっていること、そしてこのまなざしはそれ自体ひとつの交差的な判断の道具であるということにある。すなわち、医者という存在を介して働きかける科学のまなざしと、社会によるより一般的なまなざしの交差。私たちが後に検討するように、この二つのまなざしの規範的な意図は、しばしば恐ろしい形で結びつくことになる。フーコーが見事に分析したように、私たちの身体は可視性の領域に組み入れられている。だが、『監獄の誕生』(46)のよく知られている主張にしたがえば、この可視性は罠である。医療的画像技術《イマージュリ》への依存の一般化がそこに関わっている、この新たな透明性の時代においては、身体は常にまなざしの対象となり、主体の内面への通路となる。主体はますます、生物学的なものの襞の中に収められたものとなっていくのである。体液の流れによって人間の情熱を説明するということは、過去の医療の特徴にはとどまらず、極めて現代的なある種の解釈モデルが再発見する図式でもある。社会医学的リヴァイアサンの突出したまなざしには、いくつかの特異な意図が住みついている。これから生まれようとする身体ですら、そのまなざしを免れていない。胎児が発生するその最初の瞬間からすでに、その発達が観察され、「正常」かどうか検査されている。したがって、今日の医療的可視性はすでに、私たちが自然の光にさらされる以前にもたらされている。最初のまなざしはもはや、母親とその子どもとの視覚的な接触にではなく、この特別な親密圏に第三者（エコー診断の時には、放射線医師）が侵入し、いずれにしてもそれを撹乱するというおかしな瞬間にある。その第三者は、誕生の前から、異常がないかどうか評価するのである。子どもが生まれる前からすでに、その存在は、弁別的な差異への恐れに結びついている。技術が可能にしているこの先取りに結びついた不安は、おそらく、誕生の迎え入れ方、より深いところで、来たるべき存在に対する私たちの考え方に影響を与えずにはおかない。

解剖学の教え

医療のまなざしの影響、私たちがそれを少しずつ内面化してきた様式、私たちの自分自身の身体表象に及ぼす効果は、漸進的な二重化の過程として読み直すことができる。医療に関しては、私たちの身体に関する表象を、その知覚から切り分けることを教えるのだと言うことができるだろう。メルロ＝ポンティはすでに、自らを「対象から切り離す」ことに慣れさせるデカルト思想の及ぼす力を批判し、それは、「身体を内面のない部品の総和として、精神を自らに対して隔たりなくすべてを現前させる存在として定義することによって、身体と精神の双方に関する常識的な考え方を純化していく思考態度[47]」だと非難していた。デカルト思想の幻想は、医療的思考の理想である。「襞のない対象の透明性[48]」。しかし、医療のまなざしの効果の下で、身体が対象物になるということが、その身体の怪物性を生み出しているのである。

かくして私たちは、自分の身体の二重表象にますます慣れ親しんでいる。直接に感じ取ることによる〔身体の〕把握と、この自分自身の第一の「層」の上にすでに医療が重ね合わせている（あるいは、本来の意味で想定している＝すり替えている（supposer））解剖学的イメージ（または、あらゆるタイプの医学的映像)。レンブラントの一枚の画布が、解剖学の最初の発見を例示しているというのが通例となっている。それは、一六三二年にレンブラントによって描かれた『テュルプ博士の解剖学講義』[49]である。この絵は数多くの分析の対象になってきたのであるが、おそらく、W・G・ゼーバルトの著書『土星の環』における分析は、中でも最も独創性に富んだもののひとつである。[50]

死体(アリス・キントという名の、絞首刑にされた泥棒)の手に、文字通りの意味で焦点を当てた上で、解剖された手のまわりの修正されたイメージを指し示しながら、W・G・ゼーバルトは、両手の非対称性に私たちの注意を向けさせる。左手に比べて、解剖された右手ははるかに大きく描かれているのである。ゼーバルトは、外科的な行為を道徳的意図にもとづくものだと見なしている点ではあるいは間違いを犯しているかもしれないが、そこに極めて特異な権力のしるしを見ているという点で、おそらく正しい。その権力は、とりわけポール・ヴァレリーが『外科学会での演説』[51]〔3〕において強調することになるものである。しかし、この分析において何よりも私たちの関心を引きつけるのは、解剖された手が並はずれて大きく、これ見よがしに描かれていることにある。ゼーバルトはさらに、その手が裏返しにされていると主張している。

> レンブラントのこの絵は写実性において褒めそやされてきたのだが、その写実性は検証に耐えることができない。ともあれこのようにして、解剖は腹部(abdomen)から始まるのではない……、それは罪を犯した手の切開から始まるのだ(このことは、それが報復の行為であることを示唆してい

る)。すぐそばに置かれている観衆の手と比べてみると、その手は、厳密に解剖学的な視点から見て、並はずれて大きいとともに、完全に反転しているように思われる。左手の掌のものでなければならない剝き出しの腱は、右手の甲のそれなのである(52)。

この仮説が医学的分析によって形式的には反論されるとしても(53)、それはやはり、極めて刺激的な解釈上の仮説を提示している。ゼーバルトは次のように続ける。

> つまりこれは、純粋に学校的な図像であって、解剖図からの借りものなのだ。そのために、絵画は肉体が今や切り込みを入れられている箇所に、学ばれるべきその重要な意味が表現される場所そのものを作り出すような、構成上の欠陥を示している。

画家は意図的に二つの手を並置したのだということになるだろう。解剖学の書物に描かれている手と、まだ体につながっている手、まだ皮膚に包まれて守られている、その内なる怪物性を隠している手とを。二つの表象がぶつかり合う。医学的なまなざし、ゼーバルトの言葉にしたがえば、「デカルト的な醒めたまなざし」による表象と、身体の自然な知覚に近い画家の手になる表象。ゼーバルトによれば、この明確な差異は意図的なものであり、医療の暴力、身体に対して加えられた暴力、より一般的には医療のまなざしがこの死体にはもはや見いだしていない人間存在に対して加えられた暴力の告発の内に位置づけられるのである。

レンブラントがそれを意図せずに行ったとは、ほとんど考えられない。言い換えれば、構成の断絶は完全に故意のものであるように私には思われるのである。［…］歪んだ形の手は、アリス・キントに向けてなされた暴力を証言している。画家が自らの位置を投影しているのは、この作品を彼に注文した医者たちのギルドではなく、犠牲者アリス・キントの方なのである。画家だけが、デカルト的な醒めたまなざしを有していない。彼だけが、生気を失い、青く変色した身体をとらえ、その開きかけた口の中に、死者の目に、闇を見ている。(54)

何らかの技術的な説明によってこの二つの手のあいだの明白な違いに理解が得られるとしても、(55)なお、その形が故意に歪められているのであって、そこにはレンブラントの特異な意図が表れているのだというゼーバルトの仮説は考慮に値する。このアンバランスの中には、「統一体としての（intègre）」身体と、切開や解剖を施され医療のまなざしや身ぶりの下に変貌していく身体との隔たりを、これ見よがしに示そうとするレンブラントの意図を読むことができるだろう。この解剖された手のバランスを欠いた姿、その怪物性はそれ自体、それまでは保護され不可侵のものであった私たちの身体から、医療が呼び起こしたものであり、医療は少しずつ、この変形された自分自身のイメージに私たちを慣らしていくのである。このまなざしは、私たちの生活の中に入り込み始め、切開された身体の怪物性がついには、ありふれているとは言えないまでも、頻繁に目にする、普通のイメージと化すのである。私たちのまなざしは、医療、とりわけ解剖学が提示するアプローチによって、根底から変形されている。ゼーバルトの解釈がその後一定数の反論を受けているとしても、私たちは彼とともにレンブラントの作品を読み直すことができる。すなわち、人間の身体に対するまなざしの転換を証言する、最初期の表象のひとつとして。(56)

第2章　完璧な健康、不可能な健康

その現代的な形態における身体の馴致は、身体が有機体であり動物であることについての明白な記憶を削除しようとするものであるが、それは感情の麻痺と対をなしているように思われる。人は、統制しきれない身体の力、さらにはまた、身体から自己制御の力を奪い取る激しい情動の顕在化を恐れているかのようである。現代人は、快楽主義者を自称しながら、自分自身の情熱を警戒している。もはや、感情や感覚の過剰の内には一種の狂気、または脅威が看取され、それは病いの言葉に翻訳される。したがって、人間の行動は、何らかの不規則性によって性格づけられたり、それが度を越した状態を示し始めたりすると、病理学上の症例として扱われかねない。このようにして、生活全体が「病理学化」し、人生のさまざまな年齢において、ありとあらゆる差異や不規則なものを翻訳していく、この読み換えの作業を逃れることができなくなっている。たくさんの新たな病いによって四方八方から包囲された健康は、あら皮（peau de chagrin）[1]のようにどんどんすり減っていく。のちに見るように、このイメージは文字通りの意味で取ることができる。健康という現代の強迫観念は、私たちの身体を、潜在的な不安と苦しみの織物に作りかえている。

この「病理学」の論理にしたがうならば、古代ギリシャの諸悲劇を精神医学的な診断を用いて読み直して楽しむことも可能になるだろう。おそらく、人間の並はずれた行動の一切は、それを迎え入れようと待ち構えているぴったりの医学的カテゴリーを見いだすことだろう。ヒステリー、神経症、パラノイア、被害妄想、誇大妄想。情熱（passion）は病理的なのである。パトス（*pathos*）とパッシオ（*passio*）の語源の共通性(1)がそれを裏づけている。だから、私たちは情熱から癒されなければならない。この考え方はまったく新しいものでもない。それは、モラリストの哲学や、一定数の空想未来小説の中にたびたび姿を現している(2)。何の相対化もアイロニーもなく、このディストピア(3)に関するある種の直観を呼び戻しながら、現代の言説は、過剰なものの現れを、警告され修正されるに値するような逸脱的行動と解釈する。例えば、多動症の子どもは、かつては素朴に騒がしい子どもと見なされていたのであるが、その頭上に診断の脅威的な影が漂い、それが学校での進路を左右し、薬による治療を示唆することになる。しかし、どれだけの数の騒がしい子どもが、過去の何世紀ものあいだ、危険な社会病質者（sociopathes）などになることもなくこの児童期の高揚状態を生き延びてきたことだろう。ある種の化学合成薬（molécules）〔2〕がアメリカを中心にどんどん使われるようになり(4)、精神安定剤（médicaments de confort）の利用（場合によっては、両親や教師による利用(5)）についての問いが呼び起こされている。ある種の状況の困難やある種の行動障害のしばしば若年期における現れを過小評価しないようにしながらも、諸行動を「病理化」し、医療が人々を楽にしてくれることを待ち受けるようなこの傾向を、私たちの潜在的な期待を明らかにする徴候として分析しなければならない。統制不能な子どもに対するこの不安の背後には、特に社会的表象において子どもの姿が占める位置の重要性が高まる中で、理想的な家族のイメージが透けて見える。伝統的には両親の忍耐強さや教育の頑張りに委ねられてきたような諸行動を矯正する上で、今や薬の力が頼りにされているのである(6)。

一般的に見れば、こうした事例は、フランスの医療の論理の中で幅を利かせているように見えるアメリカ起源の一傾向を、はっきりとした形で顕在化させているという点において、範列的(paradigmatique)である。心理的機能の複雑性を神経生物学的な諸モデルに還元すること。アメリカ人から借用したその行政的分類は大人と子どもを区別せず、社会学的及び文化的な諸側面を考慮に入れることがない。この神経生物学的な解釈がこれほどまでに申し分のないものになっているのは、まさに、社会的ないし文化的影響力を問わないからであり、子どもを取り巻く人々の何らかの責任を考えようとしていないからであるという仮説を立ててみることもできるだろう。そうであるならば、生物学的説明とは、一部の古代哲学の宿命論の要点でもある怠惰な論じ方の新ヴァージョンだということになる(7)。無視することのできない、そのもう一面の利点は、この機能不全の修復にあるが、それは極めて単純な表現、すなわち錠剤(un comprimé)〔＝薬による治療〕に集約される。それは子どもを取り巻く人々の忍耐も行動の適応も必要としない。したがって子どもは、この単純化された表象の中では、ほぼ呪術的な形で、内側から改造されることになる。ここで問われているのは、子どもの行動の重大な混乱が家族に深く影響を及ぼしているような、危機的で、人間的な意味で破局的な状況の現実を否認することではなく、ひとつの誘惑、とりわけアメリカ式の統計の中に読み取られるような、秩序を乱すような行動を過剰に医療化することへの誘惑を特定しておくことにある。

より深いレヴェルで、また徴候的な形で、人間関係は放棄され、薬物治療（médication）に取って代わられている。こうした権力移譲のもつ意味は害のないものではない。人間がその地位を明け渡しているのである。現実的なもの、あるいは生きているものが抵抗する時、それを弱らせ、穏やかにさせるために、薬物が頼りにされている。人々は、現実によってくらわされる一撃（gifle）をもう感じなくてもすむように、薬物の緩和力に訴えるのである。『存在と無』の中でサルトルは障碍（obstacle）の相対性を主張していた。「現実の逆行率（coefficient d'adversité du réel）」[3]は、常に、主体が状況に対してほどこす解釈しだいで変化する。自分自身のまなざしが、遭遇した困難にその力を授けるのである。現代的な視点において見れば、主体は、自分自身の表象に対するこの作業を放棄してしまっており、薬が自分に代わってそれを修正してくれることを期待している。フランスにおいて大量の抗不安剤や抗鬱剤が消費されているということ（約五〇〇万人の服用者。これは世界最大である）も、こうした見方の中に位置づけることができる。[8] こうした薬剤の効果は議論の余地を残しており、問題とされる化学合成薬の無害性にますます疑義が唱えられているにもかかわらず、向精神薬の服用は増加の一途をたどっている。これはおそらく、さまざまな要素によって説明されるものである。成果主義的社会（société de la performance）や、それによってもたらされる「自分自身であることの疲れ[9]（fatigue d'être soi）」[4]、薬品会社のマーケティングの力、そしてより制度的な次元では、薬物治療というやり方以外の治療手段に関する精神医学界の沈黙。(10)精神科医エドゥアール・ザリフィアンが示した「正常なものと病理的なものの境界の引き下げ」は、私たちに警鐘を鳴らしているはずである。鬱病のような病いの輪郭が曖昧なものになることは、それらをさらに過剰な医療化へとさし向けることになるのだと。もはや治療はほぼ診断の一部と化しているように見える。もしも〔その治療によって〕患者が前向きに反応したなら、その人は鬱病に罹っているということになるのである。このロジックは、その他の病理（対人恐怖、心的外傷後ストレス障害など）についても拡張されており、それらに対しても同種の化学合成薬が推奨されている。薬物は、困難な経験が病理学の医学的用語に翻訳された時、これに対して与えられる回答なのである。しかし、この翻訳それ自体が問いを投げかけている。私たちがここで準拠しているエレーヌ・ヴァイエの論文(11)の中では、鬱病の診断基準がどれほど疑念の余地を残しているのかがはっきりと示されている。精神障害の分類に関するアメリカ・モデル（DSM、アメリカ精神医学会によって刊行される『精神障害の診断と統計マニュアル』）の影響によって、その診断は、九つの徴候のうち五つを満たすことに単純化される。〔5〕このように「輪郭を決められる」ことによって、鬱の病理は治療可能なものとなる。一個人の苦しみに名前がつけられ、その苦しみの原因に働きかけることも、違った形での応答の可能性を考えることもなく、その人にひとつの治療法が提案される。健康問題を専門にするエコノミスト、クロード・ル・ペンが極めて的確に述べているように、薬物治療は「私たちの生活全体のなめらかな表面を保つような、お目付役(12)（tuteur）」の役割を果たす傾向にある。このなめらかな生活のイメージが、今日追求されている生の形を要約している。ざらついたところのない、流動的で、液状的な生活。そこでは、主体がその中に呼び込まれ、運び出されている流れのリズムに何ひとつ抵触するものはなく、それを妨げるものもない。ここに薬物治療の新たな社会的役割が生じている。すべすべとした表面にかすり傷をつける危険があるような差異を消去し、生を単純化すること。私たちの動きを緩慢なものにする苦しみだけでなく、私たちを水路や枠組みから逸脱させてしまう差異を見えないものにすること。薬物治療は「明日の社会の調節器《レギュレーター》」だろうか[13]。こうした問いかけは、決して単なる挑発のためになされているわけではない。こうした問題をめぐって、DSM－Vの刊行（二〇一三年）は、批判的反応を呼び起こしている。エクス＝マルセイユ大学の臨床精神病理学の名誉教授であるロベール・ゴリが分析するように、危険性はまさに「単に規格から外れているだけの行動を病理化する」ことにある。彼によれば、「私たちはますます強く統制された社会の中にいるため［…］規格外の行動に対する社会的許容の水準を下げてしまった。私たちは、生活全体の医療化に立ち会っている。DSMは社会の病理の徴候である。［…］それがなそうとしているのは、技術的理性と科学的客観性の名のもとに、社会統制の正当化の言説を作り出すことである[14]」。

ほんのわずかな隔たり、ほんのわずかな差異ですらも、今や、病理のしるしとして分類されかねないのだとすれば、それはおそらく、社会的には教育や自己制御の失敗や破綻と見なされることの多い事柄に、病気が弁明を与えてくれるからでもある。このようにして社会は、行動を二重に規範化する。例えば、ある子どもを、学校生活になじまない子と規定しつつ、それを免罪してくれるような説明を提供することによって。この子は早熟なのだとか、多動症なのだ、などという形で。しかし、科学的ないし医学的な判断に取って代わることを主張せずとも、こうした解釈の意味を問い直すことは正当である。すべての困難が〔病理的な〕不全と見なされるべきなのだろうか。[15] さらに一般的な形で言えば、心理・運動的発達のリズムや知識への接近に見られるすべての差異が、何らかの過剰や過少を表す医学用語に必ず翻訳されなければならないのだろうか。同じような社会経済的水準にある諸国のあいだで暗黙の規範についての比較を行ってみれば、私たちは慎重な態度を求められることになるだろう。教育に関して言えば、規範と呼ばれるものほど、偶発的でばらばらとは言わないまでも、多様なものはない。ミケラ・マルザノが指摘するように、「病いや障害（あるいは老い）の拒絶ばかりではなく、さらにはそのスティグマ化にまでいたるような、健康の修辞学」が構成されつつある。「それらは、自然の標準性や社会文化的な規範に対する逸脱と見なされる傾向を強めている」[16] のである。

したがって、その背後に透けて見える社会的賭け金を正確に理解するために、本当に急いで、病人と見なされている人の再定義を行い、医学的発想から生まれながら、しばしば近似的な形で使用されているそれらの新しいカテゴリーが及ぼす力を測らなければならない。病理として名指すということは、社会的及び心理的な帰結をもたらさずにはいない。それは、人生＝生活（une existence）のとらえ方を変容させ（それは、現実の、またはそうでありうるような病理の連続として読み換えられる）、一生の内のある期間は文字通りの意味で病理なのだという考え方さえ育てる。例えば、老いは今や、老化がもたらすありとあらゆる病理の束である。しかしそこには——同時にまた——必然的な身体的な息切れと精神の疲れを認めなければならないだろう。私たちは、老いに関するどのようなイメージを人工的に作り出してきただろうか。[17] 人生の病理学的読解は大きな意味をもつものである。それは、治癒の可能性に関する幻影的な表象とむなしい希望を支えるものでもあるのだから。しかし、老いからの治癒は不可能である。自分自身のさまざまな形の脆弱さ（fragilités）や弱さ（faiblesses）を拒絶し、これを機能不全に帰することの中に形を変えて現れているのは、生きて、そして死んでいく存在である私たちの傷つきやすさに対する拒絶である。老いて衰えるという考えを受け入れることができない私たちの無力さは、医学的語彙の内に飲み込まれていく。なぜなら、その語彙は、多少なりとも意識的な形で、治癒の可能性に対する希望を前提にしているからである。

したがって今や、医療は欠かすことのできない仲介者（intermédiaire）と見なされており、その医療についてのある種のイメージに私たちはますます強く依存するようになっている。こうした考え方は、私たちを人為的に傷つきやすいものにしており、私たちを、医療がなければ生まれることも、生きることも、死ぬこともできない存在として描き出している。産声を上げてから最期の息を引き取るまで、すべてが医療化された人生。それが今や私たちの生き方なのである。「健康を断念する」と題された論争的な論文の中で、イヴァン・イリイチは治療（soin）についての二つのとらえ方を対置し、人間性が弱く傷つきやすいものになった時に人間関係や他者への配慮やさまざまな形の連帯がもちうる価値を想起させ、専門家の治療を受けなければ生き延びることのできない脆い（fragile）人間の神話を支えている高度に技術化された社会の中での、標準化された健康の形態を批判する。

自分のまわりを見てみると、私たちはお互いに支えあうことのできる大きな力をもっていることが分かる。特に、誕生や事故や死別の場面においてそうであるが、その他の時や場所においてもそれは同様である。未曾有の事態によって途方に暮れてしまった時を除けば、同じ家の人々は、これを取り巻く共同体と緊密に連携して、見事な受け入れぶりを示してきた。すなわち、一般的な形で言えば、生きて、祝福し、死んでいくという真に人間的な要求に、積極的に応える役目を負ってきたのである。こうした経験に反して、現代の一部の人々は今日、すべからく「健康」というラベルの下に呼び込まれ、専門的サーヴィスのシステムによって考案され供給される標準化された商品を、私たちが必死に求めているのだと考えるようになっている。また一部の人々は、新生児はまだ力も能力もないので家の者の細やかな世話を必要としながら生まれるだけでなく、自らその資格を名乗る専門家たちによって管理された特異な処置を要求するような病者なのだと、信じ込ませようとしている。また他の人々は、成人たちが老年期を迎えるためには薬物治療と外科的な処置が常に必要なのだと思い込んでいる。[18]

カンギレムが名づけたような「野生の健康」、すなわち医療によってふんだんに与えられる道具立てや技術革新の一切を拒絶するような健康に立ち返ることはできないとしても、[19]イヴァン・イリイチの論争的な分析は、私たちの「技術神話への隷属」、つまり、私たちが医療技術の「保証」によって自分の人生の各時期の安全を確保しなければならないのだと思い込んでしまうようなあり方を問い直している。しかし、一方において、この幻想(illusion)は、治療(soin)を医療技術の貢献分だけに限り、人間の関わる範囲を一切の関係に先立つ範囲に狭めてしまうことによって、治療の定義を大きく限定している。また他方において、その幻想は、私たちの目を自分自身の苦難(maux)から遠ざけてしまっている。イリイチによれば、その苦難は、生理的状態よりもむしろ社会的困難によって生じているものなのである。

現代医療が扱おうとしている症状は、私たちの身体の状態とはほとんど関係していない。それ以上に、現代人が働き、休み、生活するそのやり方に特有の、先入見や混乱のしるしなのである。[20]

この医療は、社会的困難の隠蔽に加担する。医療が手当てをほどこそうとしている苦難は、社会と労働の組織によってもたらされたものである。労働の収益性の論理のもとで人間関係が非人間的な形態を取ってきたことを原因とするさまざまな苦難に、医学用語の覆いが被せられてしまう。多くの場合に、諸個人の生活条件が病因であることは明らかである。アラン・エランベールがその著作『不安の社会』において極めて正確に指摘しているように、社会的な苦しみは今や、大きな意味の横滑りをともないながら、精神医学用語に翻訳されていく。[21] 医療が特定し、個人的な苦しみと個別の弱さに帰してしまう苦しみは、どこまで、極めて過酷な社会・経済的構造が、そうとは認めることなく、ひそかに生み出したものなのか。こうした問いかけは、現代的生活環境の中での医療の位置が大幅に拡張され、その技術的な力の及ぶ範囲を大きく超えて諸空間を覆っているのかをよく示している。医療は病いに配慮を向けるだけでなく、おそらくはより一般的な形で問題を定式化するべき事柄までをも背負い込まねばならないかのようである。その両者を区別しなければならないのはなぜか。そうすることによって、医療に対する過剰な期待を理解するとともに、別の角度からは、一部の医療が本質的に営利的な意図をもって膨れ上がらせていく利益を明らかにすることができるからである。過度に医療化された私たちの生活に生じた逆説は、人間関係の難しさや居心地の悪い状況「でしかない」ところに、病いを生み出してしまうという点にある。健康に対する配慮と、それが生み出す不安に接ぎ木された経済の論理の交錯が、効果として好ましからざる帰結をもたらす。中でも、疾患の数の増加と、その一部の人為的な創出について、私たちは問い直してみることができるだろう。

医療の大量摂取《オーヴァードーズ》？　医療化過剰についての批判

諸問題が病いと混同され、これを解決する上で医療への依存がますます高まり、過度の重要性を帯びていることに対して、さまざまな声が上がっている。さまざまな問題を病いと見なしてしまうこの歪んだ見方は、戦略ではないかと疑われる場合がある。最も過激な批判は、一部の医者と製薬産業の共謀関係を指摘する。彼らが、自分たちの手続きの中に実験動物をうまく呼び込んで、公衆に対して、ある種の機能不全の潜在的危険性を納得させようとしていると言うのである。こうした戦略は、全体として、クノックの公準に依拠していると言えるだろう。「すべての健康な人は、そうとは気づかずにいる病人である」[22]。したがって、私たち一人ひとりの内にまどろんでいる病者を目覚めさせ、極めて収益性の高い薬品治療の将来の顧客にしなくてはならないのである。

私たちの生活のいたるところに医療言説が入り込み濫用されている実態は、「非 - 病 (non-maladies)」現象を通じて分析される。衛生学及び熱帯医療ロンドン校の保健経済学の専門家であるリチャード・スミス教授は、二〇〇二年、「『非 - 病』とは何か?」という意表を突くタイトルの質問表を提示した[23]。「非 - 病」(non-disease) という言葉は、それに苦しんでいる個人にとってはそのようなものとは見なされない方が良いにもかかわらず、病理として分類されてしまう機制や問題を指す[24]。言い換えれば、経験された困難が病いとして再規定されることが、その犠牲となっている人の感覚を増悪させるのである。その病理学的規定が、その主体に対するネガティヴな影響力を及ぼす。病人と見なされることは、実際に心理や行動の次元に帰結をもたらさずにはおかない。そこで、一部の医療者からは、これまでかなり大きな幅でしばしば不当に拡張されてきた病理的なものの範囲を見直そうという呼びかけがなされているのである。こうした動きの目的は、ある種の医療化の過剰を意識化させることにある。孤独や悲嘆、あるいは老いがもたらすある種の影響のような苦しみは、病いではないし、医療によって処置されるべきものでもない。しかしながら、ますます多くの「非 - 病」が、医療によって――より正確には、製薬産業によって――治癒させることができると主張される領域に組み込まれている。かくして、生活全体が、薬物の助けを借りた医療だけがこれを乗り越えることを可能にするような、病理的な時間の継起として再定義されるのである。結果として、誕生と死、さらには老いや性や気分までもが、医療がこれを枠づけようと狙う生活の諸状況となっていくのである[25]。

一九九二年には、軽い症状を病理と見なさせ、それを治癒させるための治療を提示することによって、人為的にさまざまな疾患と収益性のある市場を創り出していくような製薬産業を呼ぶために、ジャーナリストであるリン・ペイヤーが「疾患商人[26]」(disease-mongers) という言葉を提案していた。しばしば異論の余地がある統計と、医療界の中のモデル的消費者 (prescripteurs) と、メディアによる大量のキャンペーンを使いながら、それらの製薬企業は医師たちの協力を要求し、治療効果と称されるものについての「病者」の証言を前面に押し出してくる。健康な諸個人が、自分の苦しんでいる諸問題を、本当の病気と考えてしまう。一九七六年には、イヴァン・イリイチがその著作『脱病院化社会』において、医原病、すなわち医学的治療の濫用によってもたらされる病いの危険性を強調することによって、私たちの生活の医療化に限度を課すという考え方を主張していた。とめどなく広がる波及効果を意識しながら、彼は次のように宣言していた。「医療制度は健康に対する主要な脅威となったのだ[27]」。そして今日、一部の製薬所の非難されてしかるべきやり方と一部の医療機関とのあやしげな協力関係は、実際に私たちの健康に対する脅威となっている。こうした考え方をじかに引き継ぎながら、オーストラリアの三人組、ジャーナリストのレイ・モイニハンと医師のイオナ・ヒースと薬学者のデイヴィッド・ヘンリーは二〇〇四年にひとつの調査を行った。人為的な形で新しい病理を創出し、それを治癒させ、その危険な影響を小さなものにするとされる医薬品を流通させようとする製薬企業の戦略に関するその調査結果は、オーストラリア国内にとどまらず広く妥当するものである[28]。『英国医学雑誌』に発表された「病いを売る、製薬産業と疾患商人」は、この産業が疑似疾患を創り出すさまざまな方法を明らかにしている。ありふれたつらさを医学的問題へと変形させ、軽い症状を重篤なものとして示し、個人的な問題を病理として扱い、リスクを疾患と見なし、病理の重大性を誇張し、それらがまだ過小に診断されているように見せる。この批判的研究は、五つの重要な事例（脱毛症、過敏性大腸症、対人恐怖症、骨粗鬆症、勃起不全）にもとづいて、さまざまな方法による新しい疾患の構成を例示していく。豊富な資料に裏づけられた調査を通して、著者たちは、メディア発信された薬品のマーケティング言説による病いの構築過程を解き明かし、しばしば軽微な問題の危険性を過大評価する言説が世論に対して及ぼす不安喚起の効果を分析し、使用されているさまざまな方法を分析する。例えば、いくつかの穏やかな症状の潜在的な危険性を過敏性大腸症の徴候として強調したり、ある種の弱さを病いと見なしたりすることができる（老いがもたらすごく当たり前の影響を骨粗鬆症と見なすように）。あるいはまた、子どもの短気のようなごく普通の状態を治療されるべき病理として扱うべきだと主張し、病気の範囲を拡張することもある[29]。同じような形で、相対的に軽微な症状が「むずむず脚症候群（syndrome des jambes sans repos）」と名づけられた。それは、これに罹った人が脚を動かすようにうながす一種のむずむずとした感じを表すものである。この「むずむず感（impatience）」は、本当のことを言えば、提案されているさまざまな治療法では鎮めることができないのだが、こぞってある種の薬物の普及を謳うキャンペーンが、効き目があるかのように思わせてきた[30]。さらには、情緒的または対人関係上の問題（「対人恐怖」として誇張的に再定義された内気さのような）がそれ自体、何らかの治療によって緩和されるべき病理となるのである。

二〇〇六年四月のニューカッスル大学での国際会議における、この問題についての研究者たちの報告は、こうした病理の構築を示す事例のリストをますます膨大なものにする一方であった。[31] 軽微な症状を不安な徴候として再定義するという発想ばかりでなく、ひとつの病理に新しい呼び名を与え（例えば、「双極性障害」が「躁鬱病」に取って代わったように）、新たな治療が必要であるように見せるという別の戦略もある。同じような発想に立ちながら、逆の論理にしたがって、薬物治療を日常的にありふれたものにする形で、ある種の治療がその要求範囲を広げ、健康な状態にある個人の生活に入り込んでくることもある。例えば、ヴァイアグラは、もともと糖尿病などの病気のせいで勃起不全となった患者のためのものであったが、かなりのスピードで、男性が精力を増強させるために使うことのできる治療法として紹介され、[32] それは、この薬物のリスクをごく小さなものとして提示することによってなされたのである。[33] この特異な事例においては、薬物が病理とのつながりを偽装し、いわゆる「遊び的な＝楽しみのための（récréatif）」使用法の中に位置づけられていく。私たちの生は、さまざまな薬の処方によって救われるばかりではなく、より遊戯的で、軽いものになっていくのである。

かくして、医薬品が私たちを治療し救うのだとしても、同時にまた逆説的に、製薬産業が新しい世代の病者を生み出すとともに、自らの処方が適用される場を作り出し、これによって新しい病理が産出されていくのである。製薬産業は、疾患の領域の境界線を拡張し、ほとんどの場合に軽微な問題をそこに組み入れていく。それらの問題は、必ずしも健康に関わるものではないのだが、とりわけそれが（脱毛のように）自己イメージに触れたり、（勃起不全のように）私生活を害したりする時には、強く個人に影響を与えうるものになる。こうした弱味につけこんだり、いくつかのサインはこれからやってくる深刻な病いの最初の症状であるという脅しをかけることによって、製薬産業は自らの潜在的な顧客のストックを作り上げる。不安の種を蒔くその言葉は、用心のためのものとして、科学的な解明として自らを提示し、私たちを手懐けようとする。ある種の病理は過小に診断されているのであり、予防的処置が将来に起こりうるひどい苦しみから私たちを守ってくれるのであると。そして、広告の言葉が真実を語る言説として提示される。

　モイニハンとヒースとヘンリーによる詳細な調査のおかげで、私たちはこの病いの構築、もはや社会的というよりも産業的な、あるいは彼らの呼び方にならえば「同業組合的《コルポラティスト》な構築」が、いかに完全に人為的な形でなされているのかを理解することができる。しかし、こうしたやり方の告発は十分に大きなインパクトを与えているようには思われないし、メディアトール（Médiator）の悲劇的なエピソード〔6〕のような、強壮剤によって惹き起こされた重大な健康リスクをめぐる最近のスキャンダルも、真剣な倫理上の問い直しを呼び起こしているようには見えない。残念なことに、新たな「非-病」や虚偽的な広告的キャンペーンの事例、及びユネスコの生命倫理国際委員会のメンバーであるエミリオ・ダ・ローサ医師が最近の著作『疾患商人』[34]において示しているような、しばしば破滅的な帰結のリストは増えていくばかりである。しかし、この種の事例をさらに積み重ね、さまざまな著者たちの詳細な議論をくり返し取り上げ、他の研究者たちがそれぞれの仕事を通じて、その収斂的な結論に確証をつけ加えていくことができるだろう。[35]

こうした製薬産業の戦略は、感情の単純な操作に立脚している。その手口は、基本的に、病気の観念によって不安を生み出すことにある。あるいはまたそれは、その観念によって増幅される苦しみ（内気であること、禿げていること、不能であることについての）に立脚している。イリイチやペイヤーが、それぞれのやり方ですでに分析したように、[36]病いに対する不安は簡単に膨れ上がらせることができる潜在的資源である。この病いの「売買（commerce）」は、まぎれもなく恐怖の商品化である。なぜならそれは、未来の購買者の「自己に対する信頼」[37]を侵食していくからである。この「恐怖の市場化《マーケティング》」は、ジル・ドゥルーズのあるテクストを思い起こさせずにはいない。それはクレール・パルネとの『対話』の一節で、政治言説における恐怖の力を示しながら、感情の政治に言及していた。彼は言う。

私たちはむしろ不快な世界を生きている。そこでは、一般の人々だけでなく、既成の権力もまた、悲痛な感情を伝えようとしている。悲しみ、悲痛な感情は、どれも私たちの行動力を減退させる。既成権力は私たちを隷属させるために、私たちの悲しみを必要としている。専制君主、司祭、魂の買人（preneurs d'âmes）は、人生は辛く厳しいものであると、私たちに思わせなくてはならない。権力は、私たちを抑圧すること以上に、私たちを不安がらせ、私たちの内なる小さな恐怖を管理し、組織することを必要とするのである。[38]

製薬産業によるある種の実践は、この恐怖の経済の内に組み込まれている。それは進んで不安の感覚をまき散らし、時にはその感覚を一から十まで作り上げ、自らを救済者の姿に見せようとする。それは、単純化された図式に沿ってなされていくのだが、病いに対する恐れが人々の心の基層にまで及んでいるので、相対的な有効性を獲得する。したがって、それがばかばかしくナイーヴなものに見えるとしても、職業倫理上の問いがやはり提起される。どこまで病いに関わる不安につけ込むことが許されるだろうか。イオナ・ヒースがあえて無邪気な身ぶりで問うているように、この医療化過剰に限界は存在しないのだろうか[39]。倫理的原則上（éthique）の限界はもちろんのことだが、こうした曖昧な治療が時に危険なものであることが明らかになり、さらには本当の病いを引き起こしてしまいかねないのであるから、職業倫理的（déontologique）な限界もまた問われなければならない。

こうした「偽りの病い」について考えていくと、どれほど病いという言葉が多様な定義の対象となり、経済的目論見がそこにさまざまな困難を人為的に組み入れ、実存的または人間関係上の困難、あるいはトラブルや厄介事までも一括りにして、これを歪めようとしているのかが分かる。これによって私たちは、医療に対する呪術的な関係の取り方を維持することになる。医療は、さまざまな不満の種を一掃し、痩せさせ、若返らせ、精力を回復させ、心理的な力を取り戻させてくれる。精神を覚醒させ、あるいはそれを鈍らせ、身体をリラックスさせ、あるいは興奮させて、医薬品が私たちの諸問題を解決してくれる。だが、それらの問題それ自体が、これをかなり大きく誇張し、一切の困難から解放された円滑な生活の可能性を信じ込ませるような広告言説によって、あらかじめ肥大化させられているのである。

古代ギリシャ時代に、ストア学派及びエピクロス派の人々は、毒（poison）の効き目ではなく、私たちの表象能力を中心に据えた治療《セラピー》の概念を提示していた。イメージの及ぼす力を解除することが、その潜在的有害性を抑えることになるのである。その有害性は、部分的に、私たちが自分を困らせているものに象徴的に付与している力に由来している。自分自身についての表象を修正することを覚えることで、その不都合な力を小さなものにする。それが、この時代の思想家たちにとっての治療《セラピー》だったのである。産業の論理はその逆を行っている。強い否定的なインパクトを与えるイメージを構成して、それを解除することができる製品を売ろうとしているのである。

ここで課題となるのは、自由主義システムが健康の領域にもたらす破局的な成り行きを素朴に批判することではない。そのシステムの行き過ぎや人間性に対する配慮の欠如については、すでに十分に分かっている。そういうことであれば、百科事典の項目にもなるほどだ。そうではなく、課題は、健康や病いについての集合的想像力《イマジネール》の修正に関与するものを特定することであり、身体をノイズに満ちたものとし、生をざらざらとしたものにする一切についての寛容さをますます弱めていくような考え方が、いかにして注ぎ込まれているのかを理解することにある。問題を病いへと変形させること。それは、このプロセスがその前提にある考え方を強化するがゆえに、罪のないものではない。それは、医療は全能であり、医薬品は魔術的であるという考え方である。

健康が今やどれほど貨幣換算され、大きな経済的可能性をともなう言説や欲望の対象として構築されているのかが理解できる。健康を定義づけようとする言説の増殖は、帰結をともなわずにはいない。健康をとらえる認識枠組《パラダイム》みは、この数十年のあいだに大きく変化してきたように見える。人々が健康のために努力していると思うようになるにつれて、健康はますます多くのものを求める形で絶えず再定義され、ますます手の届かないものになっているように思われる。健康の範囲を規定する複数の境界線が、ますます相互浸透的なものになっている。今や、快楽や心身の安逸までもが〔健康であるか否かを考える上で〕考慮されるものになっている。健康はもはや、それぞれの主体だけに関わる事柄ではなく、新たな依存のネットワーク全体の中に組み込まれている。それは、健康の体感的な自明性の感覚それ自体を、主体から奪っていく。良い健康状態にあるという感覚はもはや、確かな指標などではない。

あら皮

医療と医薬品の力に関するこうした表象と並行して、健康とは何であるのかに関する新しいイメージが構成されようとしている。いくつかの現象が、認識枠組みの変化を証言している。人々の健康に対する関わり方が変わってしまったのであり、人々はまったく新たな形で健康についての不安を抱いている。古代の諸著作はすでに、自分の健康について過剰な心配をしていた人がいたことを示している。『快楽の活用〔性の歴史Ⅱ〕』においてフーコーは、プラトンが『国家』(40)の中で描いた、体育教師ヘロディコスの姿に言及している。食餌養生法の創始者であるヘロディコスは「病弱者の過度な態度（excès valétudinaire)」の内に、その身体への配慮のあり方を示している。[41] しかし、「いついかなる時も自分の体と健康に気を配り、どんな小さな苦痛にも警戒を怠らない[42]」という態度は、かつては例外的なものであったが、今は相対的に当たり前のものになった。フーコーは、この強迫観念は食餌療法の論理がもたらしうる帰結のひとつであり、より正確に言えば、「身体に対して過度の配慮（*peritte epimeleia tou somatos*）を与えてしまうという――道徳的であると同時に政治的な――危険をそれ自らの内にはらんでいる養生《レジーム》の実践」から、かなり容易に生じてしまうものだと指摘している。[43] しかし、それはまた政治的なものでもある。というのも、こうした自己に対する意識の集中は、私たちを自分の社会的役割から遠ざけるものであり、それは、「自分の生活を病者であること、自分自身の治療に当たることに費やすことができるだけの余裕」をもつ「有閑な（oisif）」人間の贅沢と見なされているからである。[44] したがって何らかの形で、強迫観念へと転じていくこうした自己への注視は、おそらく、ひとつの社会的病理をもたらすものである。つまり、それは各々の配慮の個人化を示すと同時に、ますます自己中心的な配慮の偏りを生み出すのである。

このように、自分自身の健康に対するこの病的な不安が新しいものではないとしても、現代社会におけるその広がりにはやはり顕著なものがある。健康に対するこれまでには見られなかった関係は、それがひとつの期待、さらには社会的要求と見なされるようになって以来、定着するようになった。自分自身に配慮すること、自分の健康を気にかけることは、現代においては命令であり、公衆衛生の言説の中にも、美容的ケアの広告のメッセージの中にも見いだされる。非常に多様な領域の中で少しずつ変化を見せるこの多機能的なメッセージは、健康の確かな基盤とそこからの逸脱の可能性とを同時に強調する。それは、今日の自己への配慮として理解されるものについて問いを投げかける。私たちは、文字通りの意味で表面的な、美容的な身体への関心と、本当の意味での健康への配慮を混同する危険を冒してはいないだろうか。

したがって、健康に関するこの新たなイメージに立ち返り、それがどこまで一定数の幻想を育んでいるのかを理解しなければならない。そして同時に、一定数の現代人によって議論される健康についての探求と、私たちがそれと混同してしまう外見上の健康の探求とを区別しなければならない。健康な身体の外観、より一般的には健康な人間の外観。つまり、最終的には、健康とその模像を区別しなければならないのである。

義務としての、労働としての健康

その古典的なとらえ方において、健康とはまず何より、当たり前のもの、問い直されることなく生きられているものとして定義される。したがって、健康に関する問いかけは、それが翳りを見せる時、病んでいる時にのみ現れる。つまり、健康の問題の特徴は、それがまずはじめは問題としては経験されないというところにある。健康は、その初発の段階では、無言の経験であり、そうとは認知されない状態にとどまっている。それほどまでに、健康は自明性の領域に属しているのである。それが損われ始めてようやく、私たちは健康について考える。その時、治療者にとっても、また病者にとっても、健康はまぎれもない労働（travail）の対象となる。医者は、病者のために、新しい形の健康が形成される条件を打ち立てるように努めなければならない。その新しい形の健康とは、常に主観的で個別的な枠組み、病者一人ひとりの新陳代謝（そしておそらくは精神状態）に合わせて作り出さなければならないものである。病者にとってもまた、健康は同様に労働の対象となる。医療的な要求の指示のもとで、新たな自己への配慮が課せられるからである。慢性疾患の場合を指して、これを病者の「仕事（métier）」と言う人もいるほどである。極めて相対的で危うい健康の維持が、症状の変化に関する自分自身の注意と、処方を守る態度のまじめさにかかっているのである。このように、医者にとっても病者にとっても、健康は注意と実践の対象であり、一方で、良好な健康状態にある人には、健康の問題が課せられるとは考えられていない。

しかしながら、長いあいだ支配的なものであったこの図式に関して、漸進的変化が生じているのを見ることができる。今日、健康は事前の関心（préoccupation）、病む人にも健康な人にも関わる配慮と労働（それが一定数の行動を詳細に規定するという意味において）の対象なのである。今では、子どもが生まれた瞬間から、健康状態の最適化がはかられている。ごくわずかな綻びが現れる以前からすでに、健康のことが考えられ、それが作り上げられていく。私たちは、健康との関係に生じたこの変化について、立脚点としてジョルジュ・カンギレムの考察[45]を避け難い参照枠組みとしながら検討を深め、どうやら今日、健康――権利として主張され、義務として要求され、特権として誇示されている――が過去とは別様のものとして定義されていることを示したいと思う。おそらく、健康に関するパラダイムのまぎれもない逆転についてさえ語ることができるだろう。かつて沈黙の内につつましく経験されていた健康が、今日では、顕示的で騒々しいものになっているように思える。これと対をなす形で、病いはますます実体的な重さを欠いたものに見える。それは、ひとつの経験である以前に観念であり、心理的表象の体系の中でのその力と、行動に及ぼす影響を評価しなければならなくなっている。

カンギレムがまずはじめに触れているように、健康とはもともと、「普通のもの（vulgaire）」という概念、すなわち「誰にでも手の届く、ただ単に共通のもの」を指す言葉であった[46]。健康は、共通に経験され、共有されているという意味において普通のものである。それは、科学のための実験や測定の対象である以前に、ひとつの経験、「言葉の情動的な意味において試されているもの[47]（épreuve）」である。カテゴリーである以前に、健康や病いは生きられたもの、感覚的な経験である。しかし、健康は、人がそれを問い直した時にはじめて意識の俎上に浮かぶという点で、特異な経験を指し示している。それは意識の背後にとどまる経験なのである。健康についての意識はそれ自体によって課せられるものではなく、（例えば、病気になったことによって生じた）差異によってはじめて、本当の意味で主題化されるようになる。したがって健康は、目には見えない経験であり、沈黙の内に、あるいは少なくとも弱音の状態で、背景において生きられるものだと言えるだろう。この沈黙という考え方は、一九三〇年代に外科医ルリッシュが与えたかなり有名な定義から直接に着想を得ている。「健康は、器官の沈黙の中での生活である」。カンギレムは自らの著作の中でくり返しこの定義を引いている。ストラスブールでの健康に関する講演の中で、彼はさらに二つの引用によって、この定義を補完している。ひとつはポール・ヴァレリーのそれ。「健康とは、必要な機能が感じ取られることもなく、または快の感覚とともに充足されている状態である[48]」。ふたつめはアンリ・ミショーのそれ。「身体（その器官と機能）は主に、その見事なまでの強さによってではなく、衰えた人、病む人、障害を負った人、負傷した人たちの直面する困難によって知られ、明らかにされていく（健康は沈黙の内にあり、すべてが当たり前のように進んでいくというはなはだしく誤った印象の源泉である[49]）」。

したがって、健康は自明性の領域、身体の問われることのない自発性の領域にあり、生理学的体制における不調や解体や機能不全としての病いがもたらす「ノイズ（bruit）」との対比において、沈黙しているもの（silencieux）である。一九九〇年代に、ドイツの哲学者ハンス・ガダマーは、『健康の神秘[50]』と題した著作を発表している。そこではまだ、健康は隠されていること（Verborgenheit）によって特徴づけられる、ある種の慎み深さの観念と結びつけられている。健康は見えないものであり、秘匿されたものであり、諸器官の沈黙のもうひとつの類義語である。

こうしたとらえ方のもとでは、健康は逆説的にも、感じ取ることのできない感覚的経験、その機能についての意識をともなわない身体の機能、自己における生命の自律、『意志の哲学[51][7]』でポール・リクールが記した見事な表現を借りれば「私の中で私なしに機能する生命」である。この著作の中では明示的に健康が主題化されているわけではないとしても、リクールは、生命との関係についてのひとつの定義を提案しており、それはまさに健康のあり方を示すように思われる。つまるところ健康とは、身体の秘密の中に隠し込まれた驚異的なものである。[52] 健康は、意志の不在という形で生きられた生命、私の意志を要請しない、私の意識的な注意からは独立に営まれていく身体の生命である。生命が「人がその上に安らいでいる自発的な働き[53]」である時、人は健康な状態にあると言えるだろう。リクールによれば「生命が私を運んでいる」のである。そのことが、健康な状態にある人間の感覚を的確に要約しているように思われる。

私が私の生命を措定する（poser）のではない。私が私の生命の上に置かれている（être posé）のであり、土台としての生命の上に憩う（reposer）のである。私は海の波に浮かぶように、私の呼吸の上に安らいでいる。

健康であること、それは生命の流れに運ばれて行くに任せていること、努力することもなく、特別な注意を向けることもなく、ぷかぷかと浮いているがままになっていることである。健康な状態の中には、ある種の受動性と注意の欠如があるということになる。健康とは、身体が特別な注意や心配の対象にならないという意味において、無頓着であるということなのだ。

しかし今日、健康をとらえるこの認識枠組み《パラダイム》は問い直されているように見える。もはや有機体の沈黙は、必ずしも、その内なる均衡のしるしとは見なされなくなっている。ますます多くの患者が、これといった苦痛も問題も感じないまま病人と定義されるという奇妙な状況に直面している。前立腺がんや乳がんなどの一部のがんの早期検出、糖尿病のように初期には症状の現れない病気への注意、遺伝性疾患の検診技術の進歩が、ごく普通に気づかれるような身体の「ノイズ」を経験していない人々を、病者として名指している。[54] 患者が自分では検出できず、しばしば偶然に発見されるような、はじめは感じ取ることのできないこれらの疾患は、医療をこれまでにはなかった状況に直面させている。つまり、医療は思いがけない診断をさし出すことによって苦しみの最初の源泉となり、その苦痛を感じていない患者にしばしば重い治療を強いることになるのである。相当数の治療に対する抵抗が生じるのもうなずける話である。「まったく元気」だと感じている時点で、糖尿病患者に食習慣の根本的な改善をすることを、どうして説得することができるだろうか。自分の身体についての経験がその人の目には健康と変わらないものである時、いったいどのようにして、(視力を失うとか、四肢の切断をせざるをえないといった)脅威に対する全面的な対応を取ることができるだろうか。できればもうひとり子どもがほしいと思っている時期に、どうすれば、予防のための乳房切除や卵巣摘出といった重い帰結をともなうような手術を受ける覚悟を決めることができるだろうか。女性のがんの原因となるような遺伝子BRCA1やBRCA2の特定は、新たなジレンマを生み出している。それによって、患者の自分自身に対する内的な知覚と医学上の真実が、激しく矛盾する状態になる。そこから、医療言説に対する一部の患者の無理解や不信感が生まれ、それは良好な治療の継続を妨げる要因となる。こうして、医学的定義と主観的な身体経験のあいだの不均衡が強化され、有機的な生命への参照に立脚していた健康の古典的定義が問い直されていく。健康はまず第一に、三人称の視点から発せられる医学的言説によって記述されているように思われる。[55] 主体は自分自身の身体経験を剝奪されているように見える。健康の主観的把握の価値は消失し、ますます強固なものとなる健康の定義の規格化に領地を明け渡している。

こうした近年の配置は、公衆の考え方の中に新たな見方を作り出している。病気は隠れているかもしれないのであり、身体の沈黙は潜在的に疑わしいものである、という見方。医療的な技術装置だけがそれを特定することができるような、押し黙っている病いが存在する。身体的なしるしが発する言葉、生理的に表れてくる指標は、もはや十分なものではない。自分自身が弱っていることを知らせてくれる身体への自然な信頼は薄れつつある。病いは、カンギレムが語っていた意味での普通の（＝人々によって感覚的に共有された）経験から遠ざかりつつある。それは、直接的な把握を、さらに一歩逃れ出ようとしている。病いは、医療の立てる聞き耳には「ノイズ」を残すとしても、生きて死んでいく普通の人々にとっては、沈黙の内に隠し込まれているかもしれないのだ。医療技術の進歩は、病いについて、ますます不安をかき立てるような相貌を描き出している。それは、それぞれの人の警戒心を巧みにすり抜け、私たちの一人ひとりの内に、ひそかにうずくまっているものとして描かれるのである。

そうなれば、身体に対する関係ははっきりと変わってくる。健康がそれを許していた、身体に対する意識の無関心は消え去り、新たな配置が生まれ、その中での健康の地位が変化する。かつて健康は、個人のある種の自由の条件、もっぱら自らの身体に向けられる配慮から解放されているがゆえに自由に行動し思考することができる状態として現れていた。しかし今や、健康は関心の的、気がかりの、さらには不安の対象となりつつある。身体の「聖なる不在」は終わりを迎えつつある。[56] 今では、身体は、新たな偶像として、また新たな疑わしきものとして、無数の注意を向けられる対象となっている。

『正常と病理』の中のルリッシュを論じた章において、カンギレムは次のような要約を与えていた。「健康、それは主体が自らの身体を意識しない状態である」[57]。病いや苦痛が主体の注意を健康状態に集中させ、しばしば他の一切の思考から遠ざけてしまうこととの対照において、カンギレムがここで健康の心理的な効果を描いているのだとしても、今日、こうした解釈は再検討されねばならないように思われる。このような意味での初期状態における注意の欠如は、健康を自省と関心の対象とする思考が上述のように解放され、回帰してくることを妨げるものではない。健康は、もはや専門家だけではなく、一般人にとっても、日常的な思考の対象となったのである。いくつかの論説がぬかりなくそうしているように、この考え方をさらに深く推し進めることもできる。すなわち、健康とはもはや自らの身体に対する意識的注意がもたらすものでしかありえない。今なら医療によって突き止めることのできる無声の病いを明るみに出すとともに、自分自身の健康のために「働きかける（travailler）」ことが必要なのである。この考え方は部分的には幻想的なのだが、それにしたがえば、この予防的な注意には医学的な効能がある。しかしながら、そのような注意が同時におそらく数多くの心気症の事例をもたらすということは、誰の目にも明らかである。かくして、健康な身体についての知覚とは何であるのかについての、そして、より深い次元では、生命と意志との結びつき方についての一定数の前提が、問い直されることになるのである。

私たちは、健康のとらえ方がどれほど変化してきたのかを理解することができる。身体は配慮の対象となり、それ自体が健康維持の条件として考えられている。では、健康な状態にあるということは、自らの身体を忘れていられることなのだろうか、それともそれを考えなければならないということなのだろうか。健康は今や、この新たな形の自己への配慮を経て、主体による注意と観察と特別な処置とエクササイズの対象となっていくだろう。現代の西洋医学のもとでは、身体は精査され、聴診され、触診される。もはやその身体を生きているというだけでは十分ではない。しかし、こうして身体に意識の照準を向けるということは、病いの特徴的な効果のひとつである。病いは私たちの注意を引きつけ、病んでいる器官や組織にその照準を向けることを強いる。現代の逆説は、このようにして注意を向ける姿勢が、病いに先立ち、病いの結果として生ずるよりも前に取られているという事実の内にある。病人の態度（自分の体を調べる）や心気症患者の態度（体のことを気にかける）が、健康な人のそれになりつつある。

カンギレムが、私たちの健康に対する関係がどのように変化しうるのかを問うた時に懸念したところとは異なって、恐れるべきは「野生の健康」[8]への回帰ではなく、よそよそしい健康、すなわち自発的で自然な生物学的機能からまったく切り離されてしまった健康の出現にある。私たちは、人為的に作り直された健康について語りうるほどである。健康はその自発的な発露、自然な自明性の内に把握されるのではなく、維持され、保護されるべき努力と均衡の効果、結果として認識されるような図式の内にある。それは因果法則と主意主義的な解釈の内に組み込まれている。その論理のもとでは、健康は予防的態度の、さまざまな手入れ（soins）の帰結であり、ある程度まで技術的に生み出され、作り直されうるものである。健康は人為的な技（art）の成果となる。確かに、こうした考え方はまったく新しいものではない。フーコーが『快楽の活用』において見事に示したように、衛生と食事に関する規則が、すでに古代ギリシャの時代に遵守の対象になっていた。しかし、今日の健康に関する観念はより強迫的で、同時にまたおそらくはより不安を煽るものである。健康は技術的な枠組みの中に組み込まれており、それは偶発的なものを制御することが可能であると信じさせている。古代ギリシャの思想においては、身体の諸状態の中に制御しえない部分があることが諦観とともに認識されていたのに対し、現代の表象は逆に、その部分を克服されるべき領域として措定する。この時、健康は意志の問題となる。したがって、健康の類型的な特徴が反転する。健康はもはや、自然のままの所与の領域にあるのではなく、労働として、目的として、理想としてとらえ直される。かつては贈与であった健康が、今では報酬となっているのだと言えるだろう。ここから直ちに、この種の表象がもたらす影響と暗黙の展開を推し測ることができる。病いは、自分の体のことを気にかけてこなかった人たちへの当然の報いだということになるのだろうか。私たちは自分の病いに責任を負っているのだろうか。

興味深いことに、問いは同時に逆の方向にも投げかけられるのだと指摘することができる。病いの責任は時として、患者の責任ではなく、医師の責任となる。そのようにして、医療の力と私たちを保護する能力に関する現代的な信仰が展開する。医療は今や生命の不確かさに対する新たな守護神である。実存的不安に対する万能薬としての医療。医療に負わされた責任であるとしばしば誤って解釈されているような数多くの要素が、この現代的な信憑について証言しているように思われるのである。

保証としての医療

患者が医療に期待するもの、彼らが医師に期待しているもの、それはまさに、誰も他者に対しては与えることのできないもの、すなわち未来についての確証である。患者は医師が自分に治癒をもたらしてくれることを期待しているのであるが、そこには、魔法使いのような存在についてのおぼろげな記憶が働いている。彼が自分たちを保護し、予知能力をふるい、自分たちの未来を言い当てることが求められている。医師は、私たちの生命という最も価値のあるものに関わっているのであるから、他のすべての存在以上に過ちを犯してはならない。しかし、まさにそれが私たちの生命であるがゆえに、つまりは常に思いがけないことが生じる、大部分において偶発的な創造と破壊の、予見不能な原理であるがゆえに、それぞれの有機体はそれぞれに個別の仕方で反応し、生命体は科学的で数量的なアプローチに備わる合理性を免れるものであるがゆえに、患者が求めているこの確かさを、医師はその人にもたらすことができない。人間の生命を対象にする医療は、生命体の法則を免れる。それは、可変的で予見不可能なものなのである。

生命の耐え難き不確実性を前にして、いかなる保証契約も、絶対に安心できるような言葉も存在しない。むしろ反対に、医療は、とりわけその予見的な診断によって、新たな不確かさ、これまでとは違う不安を生み出しつつある。個人にとって、例えば遺伝性の疾患の場合のように、病いの脅威とともに生きるということは、何を意味するのだろう。自分が何らかの病気になりやすい遺伝子をもっていると知ることによって、それを避けることができるのだろうか。一部の医師たちが自ら考えているように、無益に不安を喚起する知識が存在するのではないだろうか。遺伝情報の解読の領域での進歩は、怪しげな商業的開発の余地を生み出している。一部のサイトでは、さほどの慎重さもなく、自分たちのクライアントが病気になる可能性について語っている。このようにして、予防医学は間接的に、不安の商業化に加担している。

予防技術の進歩と医療の全面化は、公衆の考え方の中で、健康への権利という観念を下支えする。しかし、密かな横滑りによって、それは、治癒することへの権利へと変形する。表明されるのは、治療を受けることについての正当な要求だけでなく、常に治癒がもたらされることへの、実現不可能な欲望である。私たちはしばしば、消費者としての患者という論理から派生するものとして、医療の司法化という現象に遭遇する。すなわち、医師－患者関係が相互信頼と対話の関係ではなく、むしろ法に媒介されたものになっていくのである。治療関係の「アメリカ化」が指摘され、嘆かれる(58)。しかし、この医療の司法化と言われるものの内実を解き明かしてみなければならない。おそらくそれは、医師－患者関係の断絶のしるしや、ひとつの専門職の正統性の否認や、健康に関わる専門職者に対する公衆の信頼の欠如であるという以上に、医師や医療全般に対する過度の信頼、度を超した期待の表れなのである。その失望が示しているのは、呪術的思考やナイーヴな欲望の表現以外の何物でもない。治癒をもたらすことのできる、守護的で奇跡的な医療に対する欲望。医療は信頼のおけるもの、機械的な規則性を備えたものであり、その実践が生命体の気まぐれによって混乱されたりしないものであることを、人々は望んでいるのであろう。機械のように修理可能であること、あるいは魔法を使ったかのように治ってしまうことが求められている。人が医療にあまりにも多くを期待するがゆえに、医療は私たちをかくも失望させるのである。しかし実際には、医療は、守護神がそうしてくれるようには、私たちを完全に治療してくれるわけではない。

したがって、背景には、今日の私たちの生活の中での治療の位置の問題が提示されている。それは、私生活の領域においてますます強迫的な形で提起されているのであるが、同時にその問題は社会的及び政治的な場面にも波及している。変化してきたのは、健康をとらえる認識枠組《パラダイム》みだけではない。より一般的な形では、治療の条件に関する考え方が変化し、それは、道徳的及び政治的哲学の新たなテーマとなって突きつけられている。良く生きることについての私たちの表象と要求が社会にもたらす影響力が、分析と理論の主題になりつつある。したがって、治療（soin）は、いくつかのシンポジウムにおいて取り上げられているだけでなく[59]、今や、諸関係の価値に関するより一般的な問い直しの中に呼び込まれているのである。

第3章　治療の領域の拡張

医療に寄せられる期待は、ますます大きな要求として再定式化されうるだろう。自分が気遣いの対象となり、治療されることへの期待。すなわち、個々人は、自分自身を気遣う（prendre soin de soi）とともに、必要な時には他者から惜しげもなく与えられる治療（soin）の恩恵を受けられるということ。私たちを守り、「修復」し、必要に応じて治癒させるような治療をますます多くの人が均等に受けられるようになることへの要求は、次第に明示的な形で表明されているように思われる。先の分析において見たように、「自分自身を気遣うこと（prendre soin de soi）」が規範的な社会的命令として現れてきたのであるが、これに対して、「治療を施し、世話をすること（prendre soin）」は、政治的な必須課題となり、社会的正義の言葉によって再定式化された要求となるので、また別の反響を呼び起こすことになる。そこで治療の問題は、医療の枠組みを超え出て、新たな政治的及び社会的な広がりを獲得する。今日それは、伝統的な結びつきの中にあった領域、すなわち療育(1)（soin maternel）や医療（soin médical）のそれではない、別の領域において展開されている。それは思想の場に投げ込まれ、「ケア」の理論や、これを新しい視点でとらえ直そうとする治療の哲学（philosophie du soin）など、さまざまな理論の中で実質的内容を与えられる。これらの思考過程に共通しているのは、無視されてきた、あるいは不可視のものであった治療や世話の諸形態を明るみに出し、現代人の生活の基盤に治療（soin）が存在することを明らかにし、私たちの弱さ（vulnérabilité）を支えるにせよ、能力を発展させるにせよ、私たちの生活の中にそれがどれほど組み込まれているのかを思い起こさせるという点にある。こうして、治療の領域が、家族的、社会的、生態学的、政治的枠組みに拡張されていくことは、刺激的であると同時に問題を感じさせるものでもある。治療のすべての形態が、同じやり方で考えられるのだろうか。病者の治療をする（soigner un malade）ことと、庭の手入れをする（prendre soin d'un jardin）ことを同じこととして論じうるのだろうか。このようにして再定式化された問題が戯画的なものに見えるとしても、そこではまさに、治療のさまざまな意味が共通の思考のもとに統合されうるのか、それとも、治療のいくつかの領域、とりわけ医療におけるそれの特殊性が、私たちが考えるように、特別なアプローチを要求するのかが問われているのである。

そこでまずは、治療の問題のメディアにおける近年の現れ方と、一九八〇年代以降の人間科学の研究におけるその問題の浮上をふり返り、そこに呼び起こされた哲学的、政治的、社会的、及び倫理的分析の賭け金を理解するとともに、この概念が政治・社会的言説の中に呼び込まれることによってどのような歪曲を被ったのかを把握しておかなければならない。治療の問題を提起した哲学の本質を歪めるような偏った再定式化の中で、しばしば良き治療（bon soin）に関する散漫なイデオロギーが表明されるのであるが、それは、効果的な治療、シニカルに言えば「収益性の高い」治療に他ならない。しかし、治療が治癒をもたらすことに対するこの暗黙の期待が、治療の思想が本当に提起していたことを注意深く読み取っていく上での障害となっている。

思想の舞台における「ケア」

近年、倫理的及び政治的思考に関わる哲学の舞台は、ひとつの英語、すなわち「ケア」という語をめぐって活気づいてきた[2]。翻訳可能であるにせよ翻訳不可能であるにせよ、他者への配慮（souci）や、治療（soin）や、心遣い（sollicitude）の類義語である「ケア」について、分析は着実に進んできた。さらに「ケア」は、しばらくのあいだメディアの舞台でも論じられ、そこでは一段と強い嘲弄を浴びせられ、歪曲され、無理解にさらされてきた。二〇一〇年春の政治的言説[1]の中で引用されたことによって[3]、この言葉は急速に、イギリスの右派からは社会を壊してしまった張本人である憐みの政治に属するものと見なされ、フランスの右派からは効力に乏しい良心の理論へと帰属させられてしまった[4]。誰の口からもその言葉が発せられるようになって、もう飽きてしまったということもあるのかもしれない。しかしながら、この概念をめぐる高揚状態が現代の道徳的思考に対してもつ重要性とは何であるのかを問うてみなければならない。

哲学という裏舞台において、ケアの思想の分析は、一過性の流行がもたらしたものにとどまるわけではない。何十年にもわたって、倫理学的研究は、医療的なものであれ、家族的なものであれ、さらには生態学的なものであれ、治療と世話の問題に関する女性の心理学者や哲学者の仕事に関心を向けてきた。これに対して、キャロル・ギリガンとジョアン・トロントは、それぞれのやり方で、関係性にもとづく倫理の基礎を打ち立てるために、抽象的で身体性を欠いた普遍的道徳学の古典的な考え方を揺さぶり、現代社会における道徳の課題を問い直してきた。一九八〇年代の初めに刊行され、議論の土台をなしたキャロル・ギリガンの著作『もうひとつの声(5)(*In a different voice*)』は、そのタイトルが示すように、これまでとは別様なひとつの声、抽象的な道徳的原理よりも個別的状況や関係の配置に対してより注意深くあるような声を聴かせようとしている。心理学者ローレンス・コールバーグによって示された道徳的感覚の分析に抗してギリガンは、コールバーグが研究した(一一歳の)子どもたちが示していたさまざまな見方の中に、正義を考える二つの様式を区分することができることを示した。実際のところ、ピアジェの弟子であるコールバーグの視点からは、考察事例として提示されたある種の道徳的ジレンマに固有の具体的な状況に執着し、正義の抽象的で普遍主義的な原理を考慮することがないようなアプローチには、価値が認められなかった。したがって、コールバーグの研究は、女の子たちが道徳的に劣っているのだと結論づけていた。彼女たちは、男の子たちがずっと早く概念化したような抽象的な道徳的思考には至らず、個別の具体的な解決策に、より特定的な形で固執したのである。コールバーグは、このように抽象的概念化へと移行することができないことを、知的な弱さとして解釈した。コールバーグの研究の諸項目を一つひとつ再検討しながら、ギリガンは異なる結論を提起する。女の子たちは道徳的に欠陥があるのではなく、その過半数は、カント的な抽象的道徳とは異なる別のタイプの道徳を提示しているのであると。このようにしてギリガンは、特にアミーという少女の声を通して、別様に道徳的な彼女たちの声を聴かせる。ここに、配慮（soin）と関係の質や状況の特異性に注意を払うもうひとつの道徳、したがってケアの倫理によって性格づけられる道徳の観念が浮上してくる。カント的な観念論、原理の抽象性と普遍性によって特徴づけられた道徳哲学に対して、ギリガンは、個別的なものに注意を払う倫理、道徳的感情に基づき、情動に媒介される倫理を提案する。この時、「ケアと関係の倫理」は「正義と法の倫理」から区別されるものになる。

この種の考え方にともなう問題点を指摘するのは容易である。道徳を「性別化する」こと。男性的道徳に対して女性的道徳を提示すること。他者への配慮を女性に固有のものと見なし、結果的に女性を、社会的承認という点ではしばしば極めて価値づけが乏しいものとなっているある種の仕事に押し込めてしまうこと。逆説的にも、ギリガンのやり方は、男性と女性は同一の道徳性を備えているのではないというコールバーグの前提(6)を再確認するだけであり、その道徳を女性の、私生活の、家内的な領域に重ね合わせることによって、女性を道徳的に不可視な存在《サバルタン》と見なすような考え方を呼び起こしてしまう。それゆえに、この種の考え方、このジェンダーに関する考え方を回避するために、ケアの倫理をいわゆる女性的道徳的感性とのつながりから解放する形で再考することが重要であるように思われるのである。

一九九三年に最初に刊行された、フランス語の翻訳では『傷つきやすい世界——ケアの政治学のために』[7]と題される著作において、アメリカの哲学者ジョアン・トロントが提示したのは、まさにそれであった。トロントが目指しているのは、線引きの仕方を変えることである。より正確に言えば、原著のタイトルが示しているように、道徳的境界（moral boundaries）を移動させること、すなわち、道徳と政治の境界線を引き直すことである。ケアは、民主的空間の中での連帯と協同の問題を別様に考えるように導くものであるから、それはもはや、単に倫理的概念としてではなく、同時に、政治にも深く関わる概念として考えられなければならない。

ケアという用語を再び呼び込むことによって、ジョアン・トロントは、その最も目につきにくい側面に光を当て、新しい視点で他者への配慮の問題を考えている。この時、ジョアン・トロントから見れば、ケアという言葉は、人間存在あるいは現実の脆さに対して特別の注意を払うような仕事に関わることを共通分母とする一定数の活動を、一括りに指し示すものである。したがって彼女は、この言葉を次のように再定義する。

もっとも一般的な水準において、ケアは、私たちの生きている「世界（monde）」を維持し、永続させ、修復することで、私たちがそこで可能な限り良い生き方をすることができるようにすること、その一切を含む活動の類型として理解されるのだと主張することにしよう。この世界には、私たちの身体、私たち自身、私たちの環境、私たちが命を支えるものとして複雑な網の目の中に結びつけ

ようとするすべての要素が含まれている。(8)

したがって、この哲学は、私たちの世界を現状のままに保ち、修復し、支える紐帯の力と重要性を再考するようにうながすものである。この定義の中で、その哲学の実質的な前提となっている考え方、すなわち生命体の傷つきやすさ(vulnérabilité)を暗に強調することによって、彼女の思考は、一群の活動をひとつに束ねて見ることを可能にする一般的カテゴリーとしての「ケア」を提示する。それらの活動は、この概念がなければ、ばらばらに切り離されてしまい、トロントに言わせれば、いずれも「透明」で「不可視的」なままにとどまってしまう。つまり、この哲学の起点には、脆弱な世界に対する配慮と、しばしばその恩恵を被る者たちの無関心の中で、一部の人々によって担われている義務の観念に対する配慮がある。そこから、新しいケアの倫理が生まれる。それは、古典的な倫理学が個人の自律性を強調するのに対して、相互依存性の承認として定義される。こうしてケアの哲学は、自分は自律的だと考えている人々もまた依存して生きているのだという現実を強調し、個人主義的倫理学の盲点を突く。したがってそれは、カント的伝統に立つ自由主義的な考え方、とりわけジョン・ロールズによるその解釈に対して、はっきりと狙いを定める。正義を別様に考えることが求められている。ただしそれは、もはや理論的かつ抽象的な形においてではなく、現代社会におけるケアの仕事の広がり、子どもや病人や高齢者ばかりでなく、格別に弱い状態にはなくとも、その日常の中で、ありふれた生活の中でしばしば他者の助けに依存している私たち一人ひとりに関わるその仕事の広がりを承認することによってである。哲学的で政治的な思考の中では、これまで、この日常的なつながりは言及に値しないものであるように思われていた。しかし、私生活領域の家内的で家族的な体制《エコノミー》の主要部分は、もっぱら「ケアギヴァー」（ある形の治療や世話（soin）を与える者）に依存し、その労働が、自分は自立的であると主張している者たち、社会的に流通している言い方にしたがえば「成功」を遂げてきた者たちの生活を組織し、容易なものにし、支えている。このような形での成功は、非常に多くの場合に、その生活の土台を支えてくれたものを顧みない。掃除をしたり片づけものをしたり、子どもや老人の面倒を見たり、家や衣服を整え、買い物をしたりする人に任された仕事と責任の隠れた構造を無視してしまうのだ。したがって、ケアは、この見えない人々、心理学者パスカル・モリニエ[9]の言葉を借りれば「影の軍隊」、すなわち、生活の中に生じる起伏を目につかないところで滑らかに保っている介護助手や乳母、ベビーシッターやホームヘルパー（auxiliaires de vie）や家政婦たちに託されるのである。

　したがって、ケアの思想が呼び起こす倫理的、社会的、政治的な問いとは、多くの場合に軽視されている仕事、時にはかろうじて職業と見なされている仕事、あるいはむしろある種の女性的本質に由来する義務（私生活や家庭、子どもの世話や家事を担うような）を遂行していると見なされているがゆえに、見えない状態に置かれているこうした人々、とりわけ女性たちの承認に関わる問いである。彼女たちの労働は物質的にも（一般に給与は低い）、社会的にも承認されていない。彼女たちの仕事は、物質的で身体的な要求に応えるものであって、人間性を欠き、時に汚れたものであるがゆえに、ほとんどの場合にやりがいのない（ingrates）ものだと見なされている。つまりは「汚れ仕事」なのであって、それは、目につかない透明な存在であり続けることが期待されているようなカテゴリーの人々にあてがわれており、ほとんどの場合に、それを担う人の固有性のしるしを一切ともなわない労働を行うことが求められている（家政婦は家の内装を変えてはならないし、乳母は教育に関する考え方を押しつけてはならない……）。これらの諸個人は構造的に、労働の遂行にともなってもたらされるべき承認の力学を奪い取られている。[10] この種の仕事に特有の剝奪は、さらに職業の領域を超えて進んでいき、私生活にも及ぶ。絶えず自由な時間を浸食するような労働時間を強いられ、そのためにいつも待機しておかねばならず、しばしばそれに先立って一人離れて暮らし、時にはそのためにケアギヴァーが自分の家族から引き離されることによって。したがって課題は、誰もが要求できるような権利を、他者の世話をする仕事（soin）に取り戻すこと、ケアギヴァーたちに社会的かつ政治的な承認を、ただし同時にそれをごく当然のものとしてもたらすような社会的正義を実現すること、ケアギヴァーたちが他者に与えている配慮と世話が、彼ら自身にも手の届くものにすることである。

トロントの分析は、ケアをめぐる社会的で政治的な非対称性を的確に強調している。「ケアギヴァー」はしばしば、「ケアレシーヴァー」であることを拒絶されている（彼らはその恩恵を受けることがない）。逆説的にも、他者の世話をする人の多くが、それを奪われている（医療へのアクセスの困難、行政的地位の不安定さ、孤立、家族的紐帯の断絶……）。したがって、自律と効率を重んじる現代社会を下支えしているこのケアの構造の現実を認識するとともに、ケアの配分における社会的不正義の形態があることを――それを解消させるために――認めなければならない。トロントは、均衡の回復とケアの社会的承認の必要性について、そしておそらくはまた、すべての人がケアを受ける権利について考えることをうながしている。それは、トロントの著作のタイトルが示しているように、ケアをめぐる倫理的思考を政治の領域に拡張することである。著作の最後に、トロントはケアと正義の関係を再考するためのいくつかの筋道を描き出している。人生の諸段階におけるニーズの可変性を考慮しながら資源の配分の問題を明確化していくこと。そして、他者の世話をする人々の報酬の乏しさを考え直すこと。[11] こうした「ケアの政治学が与える約束[12]」が支持されるようになるだろうか。ケアの領域を政治の問題に拡張すること、すなわち、他者に対する世話の位置を変えようとする私たちの意志を具体的な問いにしていくこと、その仕事に従事する人々、身をささげている人々の重要性を実質的に評価し、さらには財政的にも報いること。そうした試みはいくつかの点で躓きを見せている。それは、まず何よりも、極めて通俗的な理由によるものだ。こうした仕事を担うことを引き受けている人々に、いったいどうやってもっと良い給与を払うことができるのかという問題――だが、いったいどうしてそれを臆面もなく語りうるのだろう。[13]

しかしいずれにせよ、ケアの哲学は、諸個人のあいだの関係の力を新たな形で問い直すこと、配慮や気遣いを私的な道徳の外で考えること、[14] しばしば二次的なものとして見えない領域に置かれてきた仕事が現代社会を機能させる上で果たしている役割の重要性と、さまざまな形での治療や世話を受けることに関する何らかの均衡回復の必要性を明らかにすることの意味を示している。しかしそれはまた別の意味を示すものでもある。ケアの哲学は、傷つきやすさに強調を置くことによって、はからずもと言ってよいのだろうが、自律の観念の上に「構築された」西欧社会の大半においては、個々人の脆弱さを現実のものとして考慮することができないという、おそらくは構造的な世論の無力さを見定めることを可能にしている。したがって、この脆弱さという概念に立ち返り、その意味と限界を再考し、最終的には、すべての人々に備わる脆弱さがどのような点において集合的な想像力からごっそりと抜け落ち、無視されているのかを示すことが有益であるように思われるのである[15]。

脆弱さと傷つきやすさ

自律という観念については、それが認識論的障害になっていると言うことができるだろう。つまりそれは、私たちが明晰な形で自己を認識することを妨げている幻想なのである。自分たちの弱さと依存性を全般的に否認する中で、私たちはより正確な治療や世話（soin）の観念を見逃してしまう。私たちは、自分自身についても、自分の治療や世話を担う人（ケアギヴァー）についても、脆弱さを把握することができていない。ケアの哲学に関する上述の二つの主張に立ち返ってみなければならない。それによって、自律の観念と治療や世話についてのあるイメージの上に構成されてきた道徳的及び社会的な表象の体系の全体をおそらくは見直すべきであることが、理解可能になるからである。この後者のイメージの中では、治療や世話をする人が弱いものとして考慮されえなくなっている。それが何故なのかを分析することを試みよう。

ケアの哲学においては、ケアギヴァーはその社会的承認の乏しさによって特徴づけられる。ケアギヴァーはその大半において社会的に恵まれていないのだと見なす、この定義上の選択を問い直してみなければならない。なぜそこに、弱者しか見ないのだろうか。とはいえトロントは、社会的に恵まれない者というカテゴリーには収まりそうもない医者の事例にも言及している。しかしそれは、原則を確認するための例外としてであるにすぎない。[16] このことは、英米圏では、医学的治療としての「キュア」と、より「職人的」な次元を有する「ケア」とのあいだに大きな隔たりが存在することによって説明されうる。しかし、同時にそこには、トロントの分析をある種の政治的な読み方へと方向づけるバイアスもまたかかっている。その社会的地位がむしろ特権階級に近いところでの承認の対象となっているような、さまざまな新しいケアギヴァーにも目を向けてみることが可能であるように思われる。例えば、精神分析医、心理学者、「コーチ」、及びそれが何と呼ばれるにせよ、個人の発達に寄り添いこれを助けようとするすべての人々もまた、同様に、新しい形の「ケア」を行っているのではないだろうか。こうした贅沢なケアは、ケアギヴァーを恵まれない者と見なすおそらくは限定的な定義を、やはり問い直させることになる。

他方で、承認と社会的位置づけの問題は、それ自体、価値の転倒をはかろうとする試みと交錯しており、これが問題を複雑なものにしている。ここで、「ダーティワーカー」についての研究に立ち返る時間を取らなければならないだろう。彼らは、汚れ仕事と見なされているものに従事する労働者であるが、[17] 担っている仕事の社会的価値をめぐって肯定的なアイデンティティが構成され、羞恥の対象を誇りに変えようとしている。児童心理学者であり人類学者であるヤニス・ガンセルは、病院の序列構造の中では伝統的に低く評価されてきた領域である救急医療に関する論文の中で、例えば清掃作業員に見られる価値の再評価の論理と、救急医療従事者（urgentistes）によって展開される戦略との比較を行っている。後者は、技術的な論理からより人道主義的な論理へと移行することで、自分たちの活動を医療的な有効性の論理とは別の枠組みの中に位置づけ直し、インターンや専門医が避けてしまう患者たちを治療することのできる自分たちの力を価値づけようとする。[18] したがって、こうしたケアギヴァーたちをカテゴリー化するために使われている用語については警戒しなければならない。彼らの多くはおそらく、トロントが「弱者の力」[19] を語る時に用いているような表現では、自らを認知していないのである。弱者と呼んでしまう時、そこにはどこまでの声が含まれているのだろうか。おそらく、家政婦や乳母は、その仕事によって故郷に残されている家族の衣食住を支えることができている時、進んで自らを弱者とは定義づけたりしないだろう。承認の問題は、アイデンティティの問題と深く関わっている。自分は、ケアギヴァーとして、他の人々から、そして自分自身からどのように認知されるのか。自分がなしうることに誇りを抱いてはいないだろうか。こうした問いかけの中に、力関係と、能力についての考え方とがどのように交錯しあうのか、そして、承認という概念そのものがどこまで再考されるべきであるのかを見ることができる。

最後に、ケアギヴァーの定義の拡張に関する問題が残っている。社会的及び政治的な承認が賭け金になっているとするなら、ここで、より一層位置づけに迷うような形でケアをもたらす人々に立ち返ってみることが有益であろう。ある視点に立てば、ある種の感情的な苦しみを引き受けることもまたケアに属するとと言うことができるだろう。障害を負った人々に対する性的な支援の問題は、多くの社会においてタブー視された問題のままである。[20] しかしそれはまさに、ケアギヴァーの概念の境界の揺らぎを示している。治療や世話の範囲は社会ごとに異なるのだろうか。ケアはどこまで行くのだろうか。性的労働者をそこに含めるべきだろうか。彼ら（彼女ら）は、見えない階級、しばしば移民で、暴力にさらされやすく、不安定《プレカリテ》な地位に置かれている人々を典型的に代表してはいないだろうか。また別の視点からは、そうした仕事の本質に関する問いが提起される。例えば、代理出産（mères porteuses）は、（他者に代わって懐胎するという）サーヴィスを提供しているのだろうか。そうではなく、やはり彼女らも、ある種のケアの領域にいるのではないだろうか。こうした明確な答えのない問いを提示することは、単なる挑発ではない。これらの問いは、ケアのような適用範囲の広いカテゴリーが生じさせる難しさを浮き彫りにする。それが、社会的及び政治的な観点において妥当性を有するとしても、極めて強い問題がそこに現れているということを隠蔽すべきではない。

治療や世話の担い手（soignants）の脆弱さに関する分析を呼び戻す上で、私たちが強く印象づけられること、それは、与えられた治療や世話の諸形態を享受する人々の目に、その弱さが「見えない」ものになっているもうひとつの理由がおそらくは存在するという点にある。それは、まさにそうした治療や世話の有効性の一部が、私たちの目にはケアギヴァーが「強い」存在、「頼りになる」存在、つまり、その人たちのことを気にかけることなく盲目的にあてにすることのできる人々として現れているという事実に、構造的に由来しているということである。私たちは、それが現実のものであるのか見せかけだけのものであるのかを問うことなく、ケアギヴァーたちの能力や存在に、また彼らがいつでもそこに待機していることに信頼を置いている。治療や世話をもたらす関係の構造を問い直すことなしには、ケアギヴァーについて疑問を抱くことは可能ではない。そこに「供給されるもの」の質は、ケアギヴァーが私たちを「配慮」の負担から解放し、私たちの代わりにそれを担っているという事実に依存している。私たちがケアギヴァーを気遣ってしまうと、関係の構造が崩れてしまう。そして、人間関係の理想的な均衡（対称性と互酬性）と見えるものが不均衡と化し、治療や世話をもたらす職業的関係の中にある種の機能不全を生み出す原因となる。医療の枠組みの中では、事態はもっとはっきりしている。私は、ひとりの治療者に完全にその身を委ねており、その人は確実に成すべきことを成し遂げるのだと思い込んでいる。もしも私がそれを疑い始めたなら、私はその疑念それ自体によって、採血や採取すらできなくさせてしまうかもしれない。もちろん、ここでの問題は個人間の関係に関わるものであり、ケアギヴァー一般の集合に対する社会的及び政治的承認の問題と同じ地平に置かれうるものではない。しかしそれは、治療者を病気や疲れや苦しみに負けない、より強い存在に仕立て上げるような、勇気や力や例外的な自己犠牲の資質に関する先入見のありようを示している。私たちは、自分を支援してくれる人が、（獲得した能力の領域においては）無疵の存在であることを前提にしている。それゆえに、その人が担っているような配慮から、自分たちは解放されることが許されているのである。私たちはその人について、おそらくデフォルメされたイメージを抱いており、それはその人を実際よりも強く、頑健な者として描き出している。おそらくはそのことによって、なぜ私たちがこれらの「ケアギヴァー」に割り当てられた、受け入れ難い扱いの違いにひどく鈍感であるのかが説明される。したがって、ケアの哲学が私たちに要求しているように、ケアギヴァーたちの脆弱さについて再考してみる必要がある。それを以下では、ひとまず病者のそれではなく、可能な限り治療者の視点に立って考えてみようと思う。

この相互依存の理論の中心には、フランス語訳のタイトルにも掲げられているように、傷つきやすさ（vulnérabilité）の概念がある。ジョアン・トロントは、脆弱性（fragilité）を、私たち全員を規定するもの、そして各々が適切な治療や世話を受ける社会的及び政治的な必要を規定し直すものと考えている。したがって彼女は、私たちの依存性を人間の存在論的定義の核心に置くのである。

私たちはそれぞれに完全な依存状態の中でその人生を始め、私たちの内の多くは、何らかの形で、その人生の過程で新たに依存の経験を生み出していくだろう。そして、私たちは自分自身の世話（soin）をすることをやめることはない[21]。

このようにして彼女は、治療や世話の概念を依存の概念に結びつけ直す。依存は決してなくなることはなく、ただし、人生の時期に応じて弱まったり強まったりする。「多くの点で、私たちは生涯を通じて他者に依存し続ける。それは人間の条件の一部をなしている[22]」。依存を「人間的経験の本質的一部分[23]」と見なすことで、トロントは個人主義的倫理に対抗し、人間の本質の問題を関係論的な用語において提起する。しかし、私たちの依存性と傷つきやすさに対するこうした照準化は、それが彼女の哲学のふたつめの中心概念に関わるがゆえに、このような形で提示された人間のイメージに影響を及ぼさざるをえない。実際のところ私たちは、傷つきやすさについて考えてきた他の思想家たちが、それを私たちのもっている能力から切り離して分析してきたわけではないということを想い起こすことができる。中でもリクールは、傷つきやすさの形象を人間的能力(「語る力」「する力」「物語る力」、そして「責任を負う力(capacité d'imputation)」)と表裏をなすものと考えている。[24] そして、アマルティア・センやマーサ・ヌスバウムのような現代の思想家がケアについての考察を継続しつつ強調しているのも、この能力の概念である。[25]

問題はおそらく、こうして私たちの弱さと依存性に照準化することが、単に快くないばかりでなく、文字通りの意味で受け止めきれない(inconcevable)考えを呼び起こすことに由来する。トロントの分析が最も重要なものとして引き出すもの、すなわち傷つきやすさが、同時に、その分析の受容に対する障害となる。しかも、その分析は、人々が自らの弱さと依存性に盲目であることを難なく突き止める。だが、その盲目性は何らかの形で必要なものではないのかと問うこともできる。トロントは、私たちの傷つきやすさに対する関係を性格づけている隠蔽や否認のプロセスを、はっきりと明るみに出してしまう。自分自身を傷つきやすいものとして、あるいは潜在的にそうであるかもしれないものとして考えることに対するこの拒絶は、もちろん怖れや嫌悪感や屈辱感と結びつきうるのだが、それは同時に、より根本的な拒絶、よりいっそう乗り越え難い内在的な障害に由来するものかもしれない。実際のところ、思考はそれを前に推し進めてくれるように形作られることを必要とする、自らを躍動させ投企していくためには信頼の観念を必要とするのだと主張することが可能である。自分自身の弱さという観念そのものがすでに、この投企の形成や行為の生起に対するブレーキになるだろう。傷つきやすさの否認はおそらく、個人主義思想の歴史の中に組み込まれているだけではなく、人間存在においてより根源的なものなのだろう。そうであるならば、この否認は、生活に備わるある種の「無頓着さ（insouciance）」のためにも構造的に必要なものであり、それはおそらく、今日私たちが再考しようとしている配慮（souci）の哲学に対立するものでさえあるのだ。メルロ＝ポンティは、病いの観念は健康の経験と両立しえないと語っていた。おそらく、傷つきやすさの観念は、「正常な」人間の生活の感覚と両立しえないのである。私たちがそうとは感じていない時に、無理やり自分の弱さについて考えさせること、それはすでに、ある意味で自分自身に暴力をふるうことである。信頼と投企の自然な躍動の逆を行こうとする運動に根ざした哲学が、多少なりとも自覚的な拒絶に遭遇するのは当然のことである[26]。したがって、ケアに関する政治的な願望や治療全般の哲学が求める、この〔弱さの〕意識化に抗するような、ある種の（傷つきやすさの現れに対する私たち自身の把握の仕方に結びついた）認識論的障害が存在するのであろう。自分自身がそうであるとは感じてもいない時に、人は傷つきやすさに配慮することができるだろうか。どうすれば、特に恵まれた人々にこの種の依存性を意識化させることができるだろうか。逆説的にも、治療関係があまりにも数多くなっていく時であってさえ、その存在を認識させることは困難なままにとどまる。それはおそらく、その認識が私たちを不快で耐え難い表象へと連れ戻すからである。

最後に、傷つきやすさに関するこの問いそれ自体が、さらなる掘り下げを要求する。傷つきやすさの偏りをとらえ直し、その多様な意味を区別していくことが求められるのである。ケアの思想はさまざまな形の「治療や世話」をこの傷つきやすさという観念を中核としてまとめ上げたのであるが、それでも、ケアがひとまとまりのものと見なす治療や世話のさまざまな側面（医学的治療、子どもの世話、買い物や家事といった家内の仕事）を結びつけるこの傷つきやすさは、本当に単一の図式にしたがって分析可能なのだろうかという問いが提起される。そのようにひとまとめにすることで、私たちは、治療や世話の個々の形態の固有性を考えることを回避し、病者、死にゆく人、乳児や幼児、家政婦に依存する母親といった治療の多様な主題を同一の地平に置くことで、傷つきやすさという概念を単純化してしまっているのかもしれない。同一の観念領域の中で、諸個人間の関係の質に立ち返ってみることが必要であるように思われる。それぞれの依存の性格とそこから生まれる心理的効果を十分に考えることなく、相互依存性の根本的な再承認に依拠してしまっているのだ。〔しかし〕一週間の生活をうまく回していくために家政婦に頼ることと、起き上がったり移動したりするためにホームヘルパーに依存するということとは、比較にならないほど異なる。人は自分の子どもを、洗濯物と同じように人に託すわけではない。そこに投じられている感情や心理の程度が異なる。依存の意識やその受け止め方もまた同一ではない。母親と乳児との関係の中に組み込まれている力の働きと、例えば、非合法で雇われている黒人の女性と白人で裕福なその雇い主とのあいだに働く力とを、同一視することはできない。したがって、精神主義的な美化に陥ることなく、現実のさまざまなつながりに立ち返り、同時に、そのつながりの脆弱性と、その中に一定数の人為的な性格、それらが経済的な考慮に支配される時には簡単につながりが断ち切られてしまう可能性について論じなければならない。ケアという支えのもつ力を考えるとともに、ケアそれ自体の脆弱さを考察しなければならない。言い換えれば、人間同士のつながりと依存のさまざまな形の中にさらなる区分を行うとともに、それ自体において不安定なつながりの曖昧さを問い直さなければならないのである。この「傷つきやすさの文法」はその中にさまざまな程度の区分を可能にするはずである。[27]ケアが、保持され修復されるべき世界に対する世話であるとするならば、同時に、修復できないもの、回復不能地点、治療の限界、関係それ自体の限界についても問い直す勇気が必要である。本当の傷に向き合うこと。[28]それをケアの倫理はし忘れているのではないだろうか。

些末なことで騒いでいる？「知ったことじゃない（Who cares?）」

このように、ケアの概念については、近年多くことが論じられてきた。それは思想的論争の中に呼び込まれてきた。しかし、本当の意味で聞き届けられてきただろうか。この概念は、ケアの哲学の精神においては、批判的次元を有している。それが不平等な社会関係を告発し、真の社会的正義を実現するための新たな課題を定め直すからである。それは批判の道具として、政治的要求の支柱として使われてきた。しかし、イデオロギー的なものの見方によって歪められ、まったく別の含意を有するものとなっている。この概念は、ひとつの政治的立場を示す新たな道徳的要請へと翻訳され、新たな形のパターナリズムとして批判されたり、より愛他的で寛容な政治的信条としてナイーヴに主張されたりするようになる。

最終的に、このケアの政治は、知らぬ間に、また逆説的な要求の中で、すでに見たような全般的な婉曲語法の論理に組み込まれてしまいかねない。治療それ自体の暴力（ケアギヴァーに対して向けられる暴力だけでなく）を見逃し、すべてが治療され、すべてが「修復」されるのだという幻想、その世話さえすればよいのだという幻想を保ち続けることによって。たとえそれがケアの理論の本質を歪めるような表面的な読解でしかないとしても、私たちを治療し、修復し、とりわけ安心させてくれる「ケアの社会」の夢が、すべての人が世話を受け、あらゆるものに配慮が向けられるという幻想が、そこから広がっていく。人々の孤立、とりわけ最も傷つきやすい人々の孤立と、彼らを結びつけているつながりの脆弱さと、また特に治療の社会的及び政治的な組織の現状をとらえ損なわせるような、「ケアの社会」のユートピア(29)が存在しているのではないだろうか。

治療や世話及びケアという言葉のまわりには、それを展開させてきた思想の意図にしばしば抵触するような、たくさんの混成物《アマルガム》や表象が育ってしまった。この歪められた反響、現代の政治思想の「多様な声」が意図せざる形で生み出してしまった世評のつぶやきに立ち返ってみるのは、無駄なことではない。ひとつの思想が変形され、本質を歪められていく過程は、その時々の精神、時代のドクサについて多くを語ってくれる。広く人々の意見がこれらの言葉の中に何を聞き取るのかということは（「ケア」という語がそうであるように、それが外来のものであるために意味が曖昧な時にはことさら）、より深層にある表象を暴き出すものとなる。

実際のところ、これらの理論の受容のされ方は、治療について私たちが抱く理想的なイメージをあらわにする。これらの理論がつまずくポイント、理解されない理由を特定することができる。批判の中に、パターナリスティックな政治の観念、さらにひどい場合には母性主義的な観念が浮上していることはすでに見た通りであるが、その観念は、ケアの哲学がとりわけ傷つきやすさの問題にこだわっているという事実にもとづいている。こうした批判の照準化のされ方が、治療に向けられる暗黙の期待の地平を明らかにしている。それは、主体の自律性を強化するものでなければならないのである。他者の弱さを証言し、それを繕うものであってはならず、基本的にそれを消滅させ、治療によって何が何でも修繕し、脆弱性を消去し、身体的にできないことを魔法のようになくしてしまい、死すらも穏やかなものにするという虚構を維持しなければならない。その哲学に対する抵抗の内に現れてくるのは、治癒をもたらすものとしての治療という本質的な仮定なのである。これらの哲学は傷つきやすさを強調するのであるが、それは、払拭され克服されるという条件の下でのみ指し示されることが許される。弱さが持続するということは、すでに治療が破綻しているに等しいのである。

こうした表象の背景には、近代西欧社会において支配的な主体の自律性というパラダイムがひかえている。「良い」治療とは、この自律性を創出し、再建し、再構築するような治療だということになる。したがって、死にゆく者を治療するということは、原則において失敗した治療なのである。こうした表象は決して明示的に描き出されているわけではない。しかしおそらくそれは、背後から働きかけ、治療の諸課題をめぐる思考を動揺させている。

これらの哲学の中に、それほど混乱を呼び寄せるようなものがあるのだろうか。それらの哲学は、自律という理想を揺さぶり、自律を可能にしている人々が被る暴力を指し示している。それは、かくも称賛される私たちの自律がいかなる隠れた代償のもとに可能となっているのかを明らかにする。それは、私たちの生活の中の依存と傷つきやすさの現実を、私たちに思い起こさせる。そうした哲学が、さまざまな口実の下に、正しく聞き届けられなかったり、歪曲されたり、暴力的に拒絶されたりするのも理解できる。例えばトロントの分析も、こうした抵抗に直面しているのである。私たちの傷つきやすさの承認を求めることよりも、私たちの自律性を確証することの方が、おそらくは人々を結びつけやすいのである。

傷つきやすさは、〔社会を〕ひとつにまとめる力をもちうるだろうか。私たちはそれには懐疑的である。実際、歴史的に見ると、西欧社会では、傷つきやすさはむしろ隠され、偽られ、家内的空間に限定され、それ自体の内に閉ざされ、従属的で不可視的《サバルタン》な存在（女性たち）に委ねられてきた。レイラ・ライドが『ケアとは何か』において記しているように、「みんなお互いに依存しあおう」という標語が「みんなが自律的であろう」という標語と同じだけの統合力をもちうるかどうかは定かではない(30)。彼女は、スタンリー・カヴェルの哲学を参照して、人間存在は「自らの傷つきやすさを否認し続け(31)」ようとするものであることに注意をうながす。トロントの哲学の中には、政治の場におけるそれ自体の展開を内在的に阻害するものとして機能するような、ひとつの「挑戦（défi）」が存在する。社会的及び職業的諸関係や教育や道徳に関する私たちの考え方を構造化する自律の観念に対する挑戦。

ケアは、その本質それ自体において、完全に自律的な個人、自分が必要とするものを自分ひとりでまかなうことができる個人という観念に対する挑戦である。人がケアを必要とする状況にあるということは、すなわち、傷つきやすい位置にあるということである。[32]

トロントが求める変化は、諸個人がそれに沿って自己形成し、自己理解することを学んできたモデルの対極にある。そうであるとすれば、彼女が提起する新たな承認課題、すなわち、私たちは皆傷つきやすいのだと認めることを前にして、回避的な反応が見られたことも理解できる。[33]傷について思考するのは難しいことであり、その傷が治療場面によって作り出されたり重篤化したりするのを思い描くことは、よりいっそう困難なのである。治療に内在するこの逆説について、このあと私たちは次章でより詳しく検討していくことにしよう。しかし、それに先立って、今日の治療の政治の中で（患者の）自律性の観念がもっている力を分析しながら、私たちが脆弱さを自覚することの難しさについて、手短かな論証を行っておきたい。この事例を通じて、私たちの目には、治療のイメージが改良の論理に封じ込められ、あるいは、能力の回復という地平に多少なりとも組み込まれているように見えてくるだろう。それは、患者のできることが縮小していくという見方とは両立し難いように思われるのである。こうした治療の「理想像」が、治癒の希望がない過程の中で苦しみを和らげたり、病む人に寄り添ったりすることが求められるような種類の治療的接近と、どれほど相容れないものであるのかが理解される。

患者の自律性——問い直される治療の政治

こうした幻想を前にして、フランスがそうでありうるような、この領域において特に恵まれている国の中での治療の現実のありようを示す、具体的状況に立ち返ってみなければならない。この時、「治療の領域の拡張」は、また別の形で理解されうるものとなる。すなわち、治療の新たな担い手が呼び出され、新たな脆弱性の領域が政治的思考の対象になっているのである。いくつかの概念が、治療の政治を尊重する方向性を示す価値として、前面に掲げられるようになっている。私たちは、そこで展開されている健康のレトリックを見直すことによって、こうした言説や制度的要求の曖昧さを、急いで強調しておきたい。

制度的論理の中にある虚構の好例は、「患者の自律性」なるものにある。これについて、批判的な読み直しを行わなければならない。実際のところ、病む人は自分の病気の「管理（gestion）」においてますます自律的になるように、あるいは「自分の健康を守る行為主体」となるように駆り立てられている[34]。いくつもの点で人々は、生涯を通じての、またその終末期においての、もっと複雑な病いの現実からかけ離れた、行政的言説の虚構に直面させられているように思われる。公衆衛生行政は患者の自律性の問題について思考をめぐらせる中で、患者の入院日数を短縮し、負担を軽減したいという欲望を露呈してしまっている。

自律という言葉は、自分に対して自分自身の法を与えるということを意味する。したがってそれは定義上、しばしば自己剝奪の感覚が支配的なものとなる苦しみや病いの経験それ自体に対して、相対的に疎遠なものなのである。患者の相対的な自律性が存在するとすれば、それは常に、まずはじめにこの自己剝奪の土台があり、その上に医療関係それ自体によって作り出された自律性がつけ加えられる形で成立するものである。ひとつの自律性の問題は、（自分自身でもできる、または家でやってもらうこともできると感じているような治療を定期的に通院して受けねばならないような場合には）物理的な拘束から解放されたいという一部の病者の切実な欲求に対応しうるものである。実際に、病者の中には、別の場所で治療を受ける権利を主張し、危機的状態の場所である病院から離れ、不安を呼び起こすその場力を少しでも取り除くために、慣れ親しんだ景色の中に病気を「薄めて」しまいたいという願いを示す人々がいる。こういう場面では、一部の社会学者が「健康探索（parcours de santé）」について論じているのと同じような意味で、病者が「自らの病いの主体（acteur de sa maladie）」であるというのも分かる。しかし、こうした表現は、病いの試練を耐える人にとっては、苦々しいアイロニーに属するものである。その〔自律という言葉の〕意味論上の問題点を明確に限定するならば（ただし、これらの言葉は、正確な言葉遣いで相手に伝える力がないということをかなり強く感じているような人々に向けられる時に、一層大きな影響力をもってしまうのだが）、病気を患いながらも自分の生活を取り戻す試みとして経験されるような、病いをめぐるある種の行為《アクション》、あるいは少なくとも病いに対する反応《リアクション》という考え方を受け入れることができる。そこで求められているのは、可能な限り、受動性の感覚と二重の法（病いの法と医療の法）への従属の感覚を、患者の中で反転させることであり、ある種の技術的な行動を自分のものにすることによって、あるいは意思決定を行うことによって、自分の病気や治療に対して責任を負い、（病者が実際に自分自身の状況に「関われない」ということがありうるならば）それに関与していると感じることを可能にする。しかしながら、患者が自分自身を本当に「行為主体」としてあるいは「自律的なもの」として定義することを可能にするようなエネルギーや意志をもちうるのだという幻想を抱かないことが大切である。

実際のところ、この自律性の問題は多くの点で疑わしいものにとどまっており、治療の現実を覆い隠すものである。現実は、まず何より多様であり、しばしば非常に緊張に満ちているのである。（病院ではなく自分の家にいることには）ある種の快適さがあると見せかけながら、在宅治療には、周囲の人々にとって極めて過酷な家族的状況がともなう場合がある。その人たちは、行政用語においては、特に示唆的なことだと思われるのだが、「自発的介護者（aidants naturels）」と呼ばれている。のちに見るように、自発的な介護者よりも、家族間の負債に拘束されている人々のほうが多いのであり、彼ら／彼女らは、自らの職業的及び私的生活と、めったに自分から選択したわけではない世話係という新たな補助的役割とを調整しなければならないのである。

見かけ上の自律性の裏で、現実には、新たな依存のシステムが設置され、その組織化はほとんどの場合に家族に委ねられている。高齢者の在宅治療は、訪問ホームヘルパーや家政婦や運動療法者、一般医、専門医の診察のための通院などを組み合わせて巧みに時間配分することを必要とする。病む人の中には、この疑似訪問者の隊列に不平をもらす人もいる。それだけの数の侵入者がいると受け止められているのだ。彼らは入院はしていない。しかし、もはや本当の意味で自分の家にいるわけではない。医療的《メディカル》もしくは二次医療的《パラメディカル》な治療が、患者自身またはその家族成員の内の誰かに課せられている。ところで、専門家たちにおいてはこうした治療のためにしっかりとした教育を受けることが必要とされるのであるが、それはしばしば、この〔家族内の〕即興の治療者＝世話係には欠けているものである。法的な問題は問わないとしても、まず第一に病む人を支える仕事の心理的な側面を考えるならば、病者に寄り添うこと、あるいはセルフケアする〔＝疾患を自己管理する〕(se soigner) ことの前提になる情緒的及び精神的な負担に対して、慎重な姿勢や懐疑的な態度を取ることもできる。近親者や病者自身がその負担に直面するのに最適な存在であるということが自明なわけではない。

　近親者に関して言えば、こうした〔負担を担うという〕選択の理由はしばしば、例えばそれが物質的条件や罪悪感や負債感に結びついている場合には、そうせざるをえないからというところにあり、しかし同時に、表立って口にはできない動機づけに由来する場合もある。病人の世話をすることで自分自身の身の上に安心を確保しておきたいとか、献身的に尽くすという姿勢を見せることで自分自身の評価を上げたいというような欲求が働いていることがある。時として、病んでいる状態の人に付き添おうとすることには、よこしまな動機がともなう。そのような可能性はもちろん専門の治療者にもまた存在するのであるが、家族的紐帯と依存や好き嫌いの関係とが複雑に絡み合うような状況の中では、それがよりいっそう高まることがある。かつては、両親が年老いた時に、家族の中の嫁出しなかった娘に看病人(garde-malade)の役割が押しつけられていた。社会学的分析は、結局のところ相対的にこれと類似した枠組みが、今日、在宅治療で世話の必要な状況の中で反復されていることを示している。(35)

病む人がセルフケアする能力に関してもまた、最大限の慎重さが求められる。自分で疾患に対処することによって、病者は何らかの形で自分の命を自分の手に取り戻す感覚をもち、自分自身の症状に対して慣れていく。そのことは潜在的に、自分の病気の進み方をはかる最良の手段となる。それは擁護されるべき点である。しかし、自分自身に対してそのような注意を向け、しばしば極めて技術的な治療行為や自己診断に責任をもつことの心理的負担は、大変な疲労感の原因となる。すべての病者がみな、自分自身の医者となるのに必要なだけのエネルギーを備えているとは限らない。自分で自分の世話をすること、自分の健康状態について決断すること。そこには、潜在的に大きな不安をもたらすさまざまな状況があり、その中で病者はしばしば自分自身のことに埋没するようになる。確かに病人は、とりわけ自分で疾患を管理する機会がくり返し訪れるような慢性疾患の場合には、自分の体と病気のことをよく知っている存在である。しかし、同時に、いつも病気と面《つら》を突き合わせていることを強いられたくないと感じ、病気から距離を取って休む時間を必要としているのも、まさにその人なのである。こうした声はおそらく、病者の自律性をめぐる制度的熱狂にはそぐわないものなのだろう。しかし、自律的であるということは、ひとつの選択肢にとどまるべきである。病いの自己管理は、病む人の意志と実際の能力に応じてなされるべきである。自分で疾患に対処するということの能力は生得的なものではなく、時間の経過の中で形作られていくものである。もはや自分自身を支えてくれるものとしてではなく、治療を要するものとしてとらえられる自分の体に慣れるためには、自己イメージをめぐる一定の作業が必要である。自分自身を別様に見るまなざしをもつこと（そして、それに耐えること）ができなくてはならない。

とはいえ、自律性というものを、病む人に対して外から押しつけられ、病む人がこれを系統的な拘束的命令として生きていかねばならないような規範として、一様かつ戯画的に提示することが求められているのではない。ここで、慢性疾患における自己規範化（auto-normativité）の概念に関するフィリップ・バリエの研究を、この点に関してより深く読み進めていかねばならない。生命体の規範性についてのカンギレムの分析に基づいて、バリエは人間にそなわる自己規範化の能力を強調し、そこに、治療の過程に組み込まれうる「動的均衡（dynamique d'équilibrage）」を見る。これによって彼は、いかにして一部の患者たちが能動的に自分自身の治療の仕方を身に着け、それを動態的な形で読み取り直していくのかを理解させてくれる。バリエが明確に記しているように、この時治療はもはや、患者がどのように養生すべきかを教える外的な力にしたがっていくような単なる規律遵守ではなく、医療者の助けを得ながらも、患者自身の規範化の力に立脚した一人称の実践である。そこでは、患者は「自己制御過程に関わり、自分自身の『世話を上手に担う（bien-soigner）』作業を推し進めていく。つまり、[…]正しい規範的自己への配慮が求められるのである」[36]。したがって、自分の病状についての評価や経過の判断や治療法の選択において、一定程度の患者の自律性を要求することができる。肝心なことは、そうではない可能性を残しておくこと、自律という理想を、すでに十分自由を奪われ決断力を失っている病者に対して新たな拘束としては示さないこと、そして、自分で自分の世話をするのか、誰かに世話を委ねるのか、支援から自由になるのか、誰かに支えてもらうのかについての選択肢を示すことであり、かつそれを、自分の病気を生きていくそれぞれの時期のあり方に応じて、変更可能な形で提示することである。

私たちが自律を病者に課せられる「圧力」として強調するのは、自分自身の健康を守る行為主体であれと強く勧めることが、しばしば挑発的に響き、ある種の患者の経験に対する無理解を示しているように思われるからである。そうした言い方が罪悪感を植えつける効果をもつことは見逃されてはならず、慎重な態度が求められる。生活の衛生管理がその可能性を高めたりするとしても、優良な健康状態のある部分は、「労働（travail）」や努力の成果ではなく、幸運であり、偶然の結果であることに変わりはない。「自分の健康を守る行為主体」という考え方を下支えしている主意主義的な基調は、病む人々の経験からかけ離れているように見える。すでに述べたように、病む人は病いを被るところから始めるのであり、はじめは、行為（*action*）すると言うよりも、反応（*réaction*）する状態にある。せいぜいできることは、自分の反応を方向づけ、個別的な意味を与え、さらには自分の反応の仕方を価値づけることであり、しかし、文字通りの意味で行為主体（acteur）であるわけではない。病む人は、自分の症状や全体的な状態についての特権的な観察者または検査官であるかもしれないが、同時に、その人の不安や怖れが自らの印象を歪めているかもしれない。行為主体であるためには、おそらく、自分が働きかけようとしている対象に距離を置くことが必要である。フィリップ・バリエの研究が見事に示しているように、この距離は、時間の経過の中で、自分の病気についての一定の経験を経ることで、そしてまたおそらく、その病気がもたらす試練について思考をめぐらせることを通じてようやく獲得されるものであろう。逆に、突然病いに罹った人にそれを求めるのは難しいことである。例えば、大きな事故で重い障害を負ったばかりの患者が自ら、そして時にはまったく現実離れした形で求めるものが、まさにこうした自律性であるかもしれない。しかし、そこでの自律性の観念は、その人が実際にできるであろうことについての実質的な評価であるというより、失われてしまった自立性を断念することの困難を示すものである。例えば、クッツェーの小説『遅い男』の主人公は、交通事故のあと〔下肢の〕切断手術を受けたのであるが、自分はホームヘルパーがいなくても家に帰ることができる、「どうにかこうにか」切り抜けることができるだろうと思い込んでいる。せいぜい、少し時間がかかるだけのことだと。

> 長期的な時間の見通し、彼がとても穏やかな状態で思い描いた見通しの中では、この不具となった自分——その言葉は生々しいが、どうして顔を覆う理由があるだろう——は、どうにかこうにか、松葉杖をついて、あるいは何か他のものに支えられて、何とか生きていくことができるだろう。たぶん、以前よりはゆっくりと。でも今となっては早かろうが遅かろうが、それがどうだって言うのだろう。[37]

したがって、患者の自律性の要求やうながしの中に混在する幻想と期待を明確に区分しなければならない。その観念は、多くの患者がそのように理解したいと思う方向、できる限り自分自身の自立性を取り戻すことに向けられているのであるから、耳に心地よいものである。患者が治療の過程に参加すると、いう考え方は、おそらく、そのようにしたいという願いや、そうすることができるという力との関係において、さらに正当なものである。しかしいずれにせよ、行為主体〔＝俳優（acteur）〕として――おそらくここでメタファーが機能するのであるが――、患者は導かれる〔＝演技指導される〕必要があり、俳優と同様に、自分で選んだわけではない、事と次第によってはやらずに済んだかもしれない役を割り振られているのである。

このように、自律性の概念は、当事者の合意を取りつける形でまとめられているように見え、病いの経験の多様性に対する極めて表層的なアプローチであることを露呈し、このアプローチが同時に応えているに違いない経済的要求を隠し切れていないのである。実際のところ、病んでいる状態にある患者の自律性は、しばしば定義することが極めて難しいものである。特に、精神疾患の場合や、近年メディアの関心を集めているアルツハイマー病のような老化にともなう疾患の場合にそうである。

この病気を哲学の視点から分析することによって、ファブリス・グジルは、この〔アルツハイマー病の〕場合には、患者の自律性、患者が「自由かつ明晰」な選択を下す能力を規定することが極めて困難であることを、精緻に示している。彼がスワン夫人というこれにふさわしい名前で呼んでいる女性患者は、定期的にひとりのホームレスの男性を自宅に招いてお茶をふるまってしまうので、子どもたちが心配している。その例を引きながらグジルは、極めて具体的な形で自律性の問題を再定式化している。かつてはそのスノッブな態度において子どもたちから揶揄されていたこの女性が見せるびっくりするような行動は、疾患に結びついた状況認識と意志決定の混乱の結果なのだろうか。それとも、この新たな態度の内に、尊重されるべき自律性の表現を認めるべきなのだろうか[38]。ここでは、自律性の問題は、価値と一貫性との関わりにおいて提起される。その前提に置かれているのは、個人は自分自身の性格にふさわしい行動を取ることができる、その人らしい生き方にしたがった選択をし、その人ならではの価値観を要求するのだという想定である。この意味において、スワン夫人の態度が子どもたちを驚かせ、不安にさせるとしても、それは、彼女が自分自身で行動し判断する能力がさまざまな点で疑わしく見える時点にあって、なお一定の自立性を要求するふるまいとして、単純に解釈されうるのである。自律の力というものが、一個人が自らの価値観を行動において表現する可能性を想定するものであるならば、それは支援されてもよいはずである。つまり、アルツハイマー病の人を世話するということは、その初期段階、まだ疾患がひどく進んでいない段階においては、この価値観から行動への転換を支えることの内にある。「正統な価値をもつ」力、すなわち一定の人格的一貫性や性格的統一性の内に組み込まれているような価値をもつ力が消失してしまった時には、自律性が問い直されることになる。ファブリス・グジルの分析は、私たちを、疾患に関するより一般的な問いへと導く。病いはどこまで病む人の同一性を冒し、変質させ、「その同一性の核それ自体を動揺させる」[39]にいたるのか。また別の視点から、カトリーヌ・マラブーはその『出来事の存在論』[40]において、やはりこの問題を提起している。彼女は、ある種の神経系の疾患がもたらしうるような生活＝存在様式の断絶の中で、やはり試練を経験しなければならない主体の可塑性という見方を示す。〔病いによる〕破局的な体験は、私という存在を根本から変え、新たな人格うか。[41]

を創出するに至るのだろうか。それとも、時々人を驚かせるような方向に仕向けるだけのことなのだろうか。[41]

確かに、アルツハイマー病の例は、極めて極端なものの内のひとつだと言えるだろう。しかしそれは、自律性という美しい概念と、ある種の病者たちの現実のあいだにある隔たりを、よりいっそう明確に示してくれるばかりである。その〔自律的であれという〕指示の背後には、また別の含意を聞き取ることも可能である。人々は病人に対して、できる限り、あたかも病人ではないかのようにふるまうことを期待しているように思える。あたかも、その病気を管理するということが、いろいろある内のひとつの課題、あるいは義務の一種、自分に課せられて自分で担うべき仕事であるかのように。もちろん、こうした考え方にまで至るのは、解釈を過剰に推し進めることである。しかしそれは、さまざまな障害《ハンディキャップ》を負う状況にある人々が強く感じている、暗黙の社会的期待に通じている。

実際に、病者に対しても障害者に対しても、同様の暗黙の指示が向けられている。彼らは、自分がその身に被っている暴力を隠し、元気であるふり、「正常《ノーマル》」であるふりをしなければならない。できる限り正常性を取り戻し、病いや障害の可視性と、それによって生み出される不安とを消し去ること。まるで伝染性のものであるかのように、自分自身の現実を隠蔽すること。乳がんの治療を受けたある若い女性は、化学療法のあとで、生えかかっているまだとても短い髪に絡みついて離れないまなざしの暴力性について語っていた。毛が抜けてしまった頭を隠すスカーフに向けられるまなざしには同情が感じられたが、(とても短い髪を見せて)正常ではない姿をさらすと、それは治癒のしるしと見なされるにもかかわらず、明らかに挑発的なものと受け取られたのであった。〔癌のような〕この種の試練の危機的な状態からようやく抜け出して浮上してきた人に与えられる猶予期間は、極めて短い。こうした状態に、いつまでもとどまってはならない、「ぐずぐずとひきずって」はならないのである。人は病人であろうとする病人であるとしている権利を有する。しかし、あまりに長く病人であってはならない。そうなると、好きこのんで病人であろうとしているのだと疑われてしまう。ここで問題となるのは、おそらく、暴力的な人間関係や共感の欠如よりもむしろ、病いの表象が及ぼす力である。人々が共有する考え方の中では、病いは人生の中でところどころに訪れる出来事であり、それは短期的に引き受けるべき時間の中に組み込まれている。それを長く持続する経験として受け止めることは容易ではないのである。

病んで弱っている身体、障害を負っている身体は、流動的な交流や関係の対極にある。それはのろのろとして遅れを取るがゆえに、またおずおずと言葉を発し、あるいはそれが理解し難い言葉であるがゆえに、苦しんでいる身体はそれ自らのリズムを押しつけ、それは知的な会話の幻想の中ではほとんど見えないものにならざるをえないだろう。ダヴィッド・ル・ブルトンが論じているように、「身体の儀礼的消失が、社会的には常態なのである」(42)。しかし、苦しんでいる身体は、この魔術的な消滅、この不可視化を受け入れられないばかりか、厄介物となる現実、それに目を留めることを強いるような現実として、暴力的に現れる。「その時、身体や言葉の生硬さが人々の交流を麻痺させる」。身体はもはや「儀礼的なものの中に溶け込んでいる」ものではなく、過剰な存在感を示し、その他のすべてを覆い隠し、他のものを不可能にする。その身体は、強くまなざしを惹きつけ、取り憑いてしまい、その人自身をしのぐ力をもち、その顔を覆い隠すものとなる。人々は、障害を負った身体についてではなく、障害者について語る。あたかもそれが、障害を負ったその人間の定義であるかのように。

社会関係はこの時、誰一人うかつに騙されているわけではないゲームにもとづいて構築される。誰もが、障害や病いは存在しないと信じているふりをする。それを見ないように、あるいは見せないように、あらゆる努力を行う。病いや障害の許容に関する社会的ルールは、それが正常《ノーマル》な外観に紛れて見えなくなっていることにある。障害や病いが不可視のものであるかのようにふるまわなければならない。誰の目にもそれが見えているのに、障害を負っていないふりをする。誰もがそれを知っている、あるいは感づいているのに、病人ではないふりをする。病いや障害の現実に正面から向き合わなくてもよいように、「あたかも……であるかのごとく」ふるまう。社会学者アーヴィング・ゴフマンは、人々のつきあい方を歪め、苦しみの問題を回避させる、この「幻の正常性」について詳述している。

スティグマを負った人は、その負担の重さを否定することを求められる。それを担うことで、私たちとは違う存在にもなりえたのだとは、決して思わせないようにと。同時に、その人は、私たちがその人についてもっていたイメージを容易に保ち続けることができるように、一定の距離を取ることを要求される。言い換えれば、私たちはその人を決して完全には許容していないのだが、それでもとりあえず示された寛容さに当然の感謝を示して、自分自身を受け入れ、私たちを受け入れるように勧められるのである。このようにして、幻想の受容が、幻の正常性に基礎づけられることになる。(43)

したがって、傷の経験や傷つきやすさの経験が、私秘化された試練以外の領域に組み入れられるのは容易なことではない。人はいつも、巧みな駆け引きによって、またさまざまな口実の下に、それを私的な領域へと追いやろうとする。弱さにともなう差異を公的空間に統合することはやはり、常に問題視されるように思われる。病む人は、苦しみを最小化するというゲームを演じることによってはじめて、社会空間の中に自分の場所を見いだすことができる。そしておそらく、今日の思考空間の中で治療が新たな形で考えられるようになるのも、治療の概念が何らかの形で美化されるという代償を払ってのことなのである。

第Ⅱ部　治療することと苦しめること、治癒をもたらすことなく治療すること

私の治療をする者はまた、私の皮を剝ぐ者である。

（ディディエ・アンジュー『皮膚―自我』）

現代社会における治療のさまざまな姿をめぐる思考の展開は、逆説的に、そのイメージを美化してしまったかもしれない。子どもや高齢者や家事を担うといったさまざまな仕事に対する疲れにより敏感になったとしても、治療はそれを受ける側にとっても、それをする側にとっても、より根源的な意味で自己の試練であるという事実が、多くの場合に見過ごされてしまう。治療の内には暴力があるのだが、今日の言説はそれを隠蔽したり、逆に、例えば老人ホームにおける高齢者や精神医療施設における患者の不適切な扱いのような、治療関係の失敗とも言えるいくつかのケースに焦点を当てることによって、悲劇的なものに仕立て上げてしまったりする。こうして、治療の中にありふれたものとしてある暴力についての問いかけは、大きく取り上げられ、非難され、さらには悪魔の仕業と見なされた一部の暴力をめぐる喧騒によって覆い隠されてしまう。虐待などのいくつかの言葉は、逸脱的な治療についての不安に照準を置きながらも、その大元にあるものを説明することがない。

実際、治療実践に内在する暴力の本質的部分は、それが矛盾をはらんでいるように見えるために、また苦しむ身体や性《セクシュアリティ》や、その治療から引き出すことのできる権力関係や享楽に関わるいくつかのタブーに触れてしまうがゆえに、ほとんどの場合、黙殺され、問い直されることのない状態に置かれている。この盲点を正面から検討し、恩恵的な治療と幸福な治癒の幻想を、あるいは他者への配慮や他者への世話を理想化する他の一切の表象を突き崩していかなければならない。

はじめに、無理解や誤解の焦点をなしている、治療に関する図式を解体させる必要がある。それは次のような図式である。身体的ないし精神的に苦しんでいる者は、誰かが助けにやってくることに満足し、その苦しみを軽減される。この誰かによる支援は、その人の状態をより良いものにすることを可能にし、その人はこれをもたらした人に感謝する。他方、この苦しむ人の治療を担う者は、その人を助け、その人から感謝されることによって、幸福になる。しかし、現実を正面から見すえるならば、この理想的な治療の図式は多くの点で異議を唱えられることになる。

それはまず、驚くべきことと思われるかもしれないが、苦しむ人が常に助けられたいと思うわけではないからである。自尊心から、恐怖心から、羞恥心から、あるいは単にその苦しみの激しさゆえに、治療にともなうこの最小限の関係に対してさえ、受け入れる準備が取れない。甘んじて助けてもらうことが当たり前なわけではない。それは、他者を必要としていること、依存していることを認めるということであり、それが弱さを自ら認めることとして経験される可能性がある。触れられ、触診され、治療されるがままになるということが、いつも当然のことであるわけではない。救急の処置がその最も華々しい場面を示してくれる。アルコールや麻薬の効果で、〔処置の対象とされた〕身体は激しく抵抗し、口汚い言葉を浴びせ、殴ったり蹴ったりする。鎮静剤がしばしば、治療に対して攻撃的に抵抗する患者をおとなしくさせるための唯一の方法になる。〔そのような場合に〕「力づく」でも治療すべきなのだろうか。この問いはまた、何年間も医療から離れている患者、ある種の自己への配慮の習慣をもたない、または失ってしまった患者についても提起することができる。相対的に貧しい階層の人々にとって、あるいは高齢の人々にとって、医療機関にかかり続けるのは、しばしば必要な診察の時だけに限定される。そこには、暴力的な苦痛や不安をもよおす居心地の悪さが必ずついてまわる。自分で自分の世話をする（prendre soin）ことを拒否する人々に治療をする（soigner）べきなのだろうか。自分のことを危険にさらしてでも治療を頑として拒絶する患者に対して、何をすべきなのだろうか。あるいはさらに、延命のために身体的につらい治療を受けることを拒む人たちのように、冷静で明晰な判断の中で治療を拒否する患者に何を言えばいいのだろうか。他者の治療は、道徳的な命令と見なされるべきなのだろうか。それを受ける人に、どのような特権が残されるべきなのだろうか。

この治療の理想的図式に対してもたらされるべきもうひとつの修正は、身体の衰えを経験し、死を間近に見ている人に対して、治療が否応なくふるってしまう暴力に由来するものである。現実の治療の状況と広く共有されている表象のあいだの、この点に関する隔たりは、流通している言説が治療を「歪めて語り」、正確な診断から技術的で外科的な適切な処置へと進み、治癒へといたるという直線的な道筋をたどる単純な図式を示せば示すほど、ますます大きくなる。その図式は、近代医療の有効性の論理的な帰結を表すものである。診断の間違いも、処置への抵抗も、治療の失敗も、患者の放置も、そこにはない。体にひどい扱いを受けるというげんなりするような現実も、病む人の絶望も、治療者の意気消沈もまたないことになっている。現代医療に対するこの非常に滑らかな見方を、修正を施されていないその陰画に、その目障りな色彩に、多くの人の歪んだ表情に突き合わせてみなければならない。治療の改善を考えるためには、患者や治療者たちが経験しているがままの、あるいは耐え忍んでいるがままの、具体的な治療の経験に立ち返ってみなければならない。治療は、それが幸いにも最終的に治癒をもたらす場合であっても、常に試練であるのだが、しばしばその試練をよりいっそうつらいものにしてしまう物質的及び制度的条件を考え直さなくてはならない。そうすることによって、病者や治療者が、自分たちの希望や願いに対する裏切りとして経験するものが何であるのかを理解することができる。なされるにふさわしい、必要な、あるいは端的に人間的であると評価できるような状態からはかけ離れた条件の下で、治療を受ける、または治療をせねばならないという事実があるのだ。

他方で、治療されればそれだけで良い状態になる、というわけではない。誰かある人を治療すればその人の状態が改善されるとは限らない。その苦しみは増進するかもしれないし、その状態は増悪するかもしれない。これからもずっと苦しみがさらに大きくなっていくという見通しの中で、常に容体が悪化し続けるという状況にあってなお、いかに治療の努力を継続することができるだろうか。

最後に、治療を受ける人は、自分が誰かの世話になっていることを常に意識しているわけではない。あるいは、その認識を表現する手段をもたないかもしれないし、そうしようとさえ思わないかもしれない。自分に向けられている努力を認識することができない場合もある。その努力を、その名のもとに行ってくれる近親者が、いつもそこにいるとは限らない。その時、治療者はしばしば、虚しい努力、感謝されることのない労働を行っていると感じる。治療の出発点そのものには、治療を受ける人の苦しみがあるのだとしても、同時に、これに比べてずっと認識されないままになっているのだが、治療する人の苦しみも存在するのだ。治療が悪いところを治し、力を回復させるとしても、それはまた同時に、医療的にも人間的にも、緊張や失望や失敗の源泉である。この治療がもたらす疲労は、治療者を歯車のひとつにするであろうし、さもなければ、その歯車が壊れてしまうかもしれない。いったい誰が治療者を治療するのか。病人や高齢者や障害者の苦しみを和らげる人の苦しみを、誰が担うのか。この引き取り手のいない治療という難題を、どう乗り越えていくのか。ある種の治療機関の通俗的なイメージ(images d'Épinal) に抗って、なぜ、そしていかに、治療が治療する人と治療される人に試練を与えるのかをよく理解する必要がある。

したがって、治療についてのこの理想化されたとらえ方を破棄しなければならない。治療は、有効であるために、また逆説的にも人間的であるために、私たちが思い描く他者への支援や援助の姿とはそもそも一致しないような姿勢を前提にしていることを示さなければならない。治療における義務の倫理に関するたくさんの驚くべき解釈が存在するということ。治療は必ずしも心遣いにつながっているわけではないということ。医療場面での治療の分析は、そこには常に強い緊張がともなっており、これを単なる処置へと、言い換えれば、いつも手のかかる患者への配慮によって遅れたり滞ったりすることのないような作業へと切り詰めてしまおうとする、実務上の誘惑があることを明らかにしている。

それはまさに、治療の問題が他者との関わり、とりわけ私たちの支援を要求する人の脆弱さによって不均衡なものになっている関係の中での他者との関わりの問題を提起するからであり、そこでの賭け金が、医療的な必要性という特殊な問題設定の内に組み込まれると同時に、それを大きく超え出ているからである。おそらく、治療関係の魅力は、そこに働いている人間関係の強度、人が人を助けるためにもつことの出来る力に由来している。治療は、献身の並はずれた美しさを体現し、苦しみを分け合い痛みを反復するような関係へと私たちを参入させる紐帯の力を例示する。しかし、それは自分自身に対する力の行使を他者に認めるということであるがゆえに、ある種の支配を生み出しうるものでもある。それは、こうした関係の内に生じうる暴力の芽をはらんでいる。すでにフーコーが分析した権威的でパターナリスティックな医療権力がもつあからさまな暴力よりも、もっと目につきにくい形を取る暴力である。より油断のならないこのもうひとつの暴力は、患者への配慮という逆説的な形を取って姿を現す。称賛に値するものであることがはじめから予定されているような関わりの背後に、しばしば、私たちが先に自律性の問題をめぐって見てきたような、治療に関する現代的な考え方が生み出す非常に苛酷な状況が存在する。したがって、治療を貫くこの緊張関係は、医療システムそれ自体によって生み出される失敗や混乱や苦しみを理解することを可能にしてくれるのだが、これを考慮に入れることで私たちは、医療関係に潜む、すでに大きな問題をはらんだ暗礁を見つけだすことができる。それらの要素は、私たちが、新たな政治的課題として検討されている治療の一般的な枠組み《パラダイム》の限界を考えるための助けとなる。

治療にともなう緊張と逆説に立ち返るために、私たちは特殊な形式の治療、つまり「自発的（naturel）」なケアに対置されうるような治療を観察することを選択してきた。基本的な前提において技術的な治療、医学的治療がそれである。おそらく、治療（soin）という言葉のもとにまとめられうる活動の多様性に、分析の第一の難しさがあり、さらには、それが極めて多様な、しばしばその機能や前提において対立しかねない現実を考えることを要求するというところに概念的な弱さの理由があるだろう。私たちは、治療の中心的な逆説を構成するものを浮き彫りにするために、あるひとつのタイプの治療、すなわち医学的治療に考察を集中させてきた。それは、治療には縮減不可能な形で暴力が内在するという逆説であり、そのことは治療をめぐる一切の政策の前段において考慮されなければならないものだ。医療を経由して見ることは、いくつかの逸脱形態や治療に内在する問題を拡大して映し出す鏡、それを露出させるものとして役に立つ。その上で、医療に固有のものと、治療〔全般〕をめぐる政治に「もちだしてみる（s'exporter）」ことができるもの、したがってまたそれを内側から脅かしうるものとを区別することが求められるだろう。治療の内にある暴力の縮減できない部分について医療が私たちに教えること。それは、医療的処置に内在する固有の現象なのか、それとも、治療と結びついているリスク、とりわけ治療関係の非対称性に結びついているであろうリスクの、より一般的な要素を表しているのだろうか。

私たちが特異な関係の図式、患者と医者のあいだの特別なやりとりの図式を、他の領域、より一般的な広い世界に引き写して考えることは、正当だろうか。それが極めてうまくいっている時にも、また壊滅的に破綻をきたしている時にも、優れて特異なものであるこの〔医療的〕人間関係が、傷つきやすい状態にある人を治療し、配慮し、その世話を担うことの困難について、何を教えてくれるだろうか。医療（soin thérapeutique）が必ずしも、治療や世話（soin）についてのより一般的な把握の雛形にはならないとしても、その分析はリスクを明るみに出し、弱っている人やさらにはその人の世話をする人に試練を課す関係の危険性を強調することを可能にしてくれる。治療的関係（relation thérapeutique）が成り立つということが自明なわけではない。それは傷つきやすい状態の人によって選択されるわけではないし、また必ずしも、その世話を担う人によって選択されるものでもない。後者は実際に、情緒的または家族的なつながりによって、時には意に反して（世話（soin）が子どもとしての義務となっている時のように）この務めを果たすように要請されているのかもしれないし、物質的な拘束によってそうなっているのかもしれない（一定数の治療や世話の行為は生活基盤の脆弱な女性たちによって担われている）。治療は治療者を消耗させることを認識しなければならない。特にこの点に関して、現代の言説空間において語られているような、治療や世話の道徳的及び政治的な理想は、今問い直されるだけの理由を有しているのである。

さしあたり可能なことは、社会空間の中でますます誇示される傾向にある治療についての合意《コンセンサス》と、医療実践の現実のあいだにあるまぎれもない隔たりを確認することにとどまる。政治的決定機関は、最も恵まれない人々を治療し世話するという義務を履行していない。手段と適切な組織を欠いているために、社会政策は欠陥状態にある。医療は、社会が見捨てている人々を引き受けているがゆえに、政策の人間性の欠如ともろにぶつかることになっている。望まれざる者たちを乗せた船が座礁する場所である病院ははからずも、とりわけ、危険な状態にある人に支援の手をさしのべることが求められている時に、道徳的、また時には法的な必然性に属するような要求に政策が応えることができていないという事態を証言するものとなる。社会が排除する人々、その願いに反して政治システムによって保護されることのない人々、経済の論理によって格下げされ周辺化された人々を迎え入れる病院は、今や、傷つきやすい状態にある者たちの生活保障の破綻と、社会的差別(ségrégation)の徴候を示す場となっている。病院は、誰も気にかけることのない最も恵まれない人々を、その行程の最後に引き受ける。例えば、単身の高齢者、ホームレス、移民、麻薬中毒患者といった人々を。もちろん、それ以外の組織も存在する。しかし、それらは一杯で入れなかったり、嘆かわしい受け入れ体制だったり、手の届かないものだったり、予算上の制限のために物理的または財政的に閉鎖されてしまっていたり、徐々にそうなりつつあったりする。

病院にこそ、治療の物質的で具体的な様相に関するたくさんの問いが集中している。いかなる場所で治療がなされているのか。精神障害者や身体障害者、アルツハイマー患者や高齢者のためのホームといった適切な組織が不足しているという現実と、政治的な約束をどのように折り合わせることができるのか。彼らのための特別な場所が必要なのか、それともさまざまな差異をもつ人々を通常の社会生活の場に統合する方法を考えるべきなのか。治療はどこで行われるのか。そのための空間とはどのようなものなのか。

したがって、医療の手が及んでいる人々について研究するということは、〔その反面において〕好むと好まざるとにかかわらず、社会がその世話をしようとはしていない人々、現代の政治が無視し、軽視している人々、治療のシステムが（病院組織の評価体系に関する支配的な見方がそのような形を取っているために）相対的には効率の良いものであっても、政策によって、そこから多少なりとも意図的に排除されている人々を発見することになる。この事実に基づいて、医療は政治を問い直し、人間性の地平においてその政治の欠陥を明らかにする。医療はまた、政治に対して、その現実の野心について、さらには国家の責任に関する考え方について問いを投げかける。治療の周辺に置かれている一部の病者たちの状況を前にして、保護や公平や正義といった理想に、まだどれほどの意味があるだろうかと。

こうした問いかけはすべて、今日の社会における治療の位置やその最先端の進歩や社会生活の中へのその織り込まれ方に関して、私たちを勇気づけようとするさまざまな表象を、批判的に分析することを前提条件とする。それとともに、地域や患者の社会的属性ごとに異なる〔治療機関などの〕不足やその配置の多様性についても、また、今日の社会において治療が公的な病院と社会保障の制度化以来社会的なものとして定義されているにもかかわらず、歴史的には自由主義的な実践の中に組み入れられ、今も私的でブルジョア的な診療のモデルを刻印されていることに由来する緊張についても、注意を向けておかなければならない。すなわち治療は、一部の患者にとっては、その大半において理解の及ばない前提や暗黙の了解の上に成り立っているのである。診療の現状を理解し、医療機関が発するメッセージを読み解くことを可能にするような一連のコードを欠いているために、一定数の患者は、暴力を呼び起こすような治療経験、あるいは少なくともそのように受け止められるような経験に直面させられている。

したがって、国家の及ぼす力や一部の制度間の格差について、とりわけその言説についてはまたのちに立ち返って論じることにする。国や制度は魅力的な概念を振りかざすのであるが、それは治療の状況に関して目立った改善がなされていないことの隠れ蓑でしかない。それらの概念の中には、それが「当然のこと」を語っているがゆえに、それがまずはじめに魅力をふりまくがゆえに、警戒すべきものがある。したがって、その裏表の顔をくまなく点検する必要がある。先に私たちは、制度的言説の中で強く価値づけられている患者の自律性の概念が、まぎれもない「ファルマコン〔＝毒と薬の両面をあわせもつもの〕（pharmakon）」であることを分析してきた。それは極めて曖昧な観念であり、病者の状態を改善するという見せかけの下で、その周りの人々に極めて重い責任を課し、時には周囲の人たちをも文字通りの意味で病人にしてしまうような配置を生み出すのである。

とはいえ、医学的治療に向けられるこうしたまなざしが極めて批判的であるように見えるとしても、それが真の省察の最終段階を構成しうるわけではない。求められていることは、不十分なものを改善し、受け入れ難いことを無くし、人間性に関わる元々の志を取り戻す術を医療に与えることにこそある。いくつかの基本的な考え方、とりわけ治療者の教育に関する考え方から出発すること。つまり、専門家としての鎧を形作るための入信儀礼的なやり方で乱暴にそれに直面させるのではなく、治療者が痛みや苦しみや死に慣れ親しんでいくようにさせること。しかし同時に、技術的である以上に実存的な問題へと治療者を導き入れること。大学での教育は、付随的な形でしかこれに対する準備をさせていない。大学での教育は、病いに対して自ら学び、自分の力に合わせた理解の基本を身に着け、その人が自ら望むのであれば、それによって自分の状況を把握し、知的に受け止め、自分自身の表象の体系に統合することができるような患者の姿を見なければ、意味をなさない。それを理解する術をもたない患者に技術的な用語による診断を突きつけるということが、いたる所に見られる医療制度の暴力となっている。それを理解できるように患者を教育しようとすることはできる。ただしそれは同時に、患者が自ら語ることを学ぶということを条件としている。

このような教説（discours）の教育は、まなざしの習得をともなわなければならない。患者にとっても治療者にとっても、病む身体を見ること、触れること、支えることは簡単にできることではない。自分自身の反応の暴力性をはかり、（治療者であるか治療を受ける者であるかに応じて）自分自身または病者に感じる嫌悪を抑制すること。それは、最良の治療関係の中にも暗黙の内に存在するものであり、おそらく明示的に主題化されるべきである。先に挙げたいくつかの例を支える最も大きな虚構《フィクション》はひとつの言葉、すなわち忍耐（patience）に集約される。〔患者が〕その心の中で身体についての新たな表象を生み出していくことに対する治療者の関わりを、性急にではなく形作っていくこと、損なわれてゆくその身体の形に慣れること、それによって引き起こされる暴力的感情を飼い慣らし、慣れ親しんでいくことができなければならないだろう。時間をかけて患者との信頼関係を築き、不法侵入とは受け取られないような形でその内密な領域に入って行き、患者が苦しむ身体を支えるのを助けることができなければならないだろう。時間と忍耐が必要である。つまるところそれは、人間関係が築かれるための、ごく当たり前の条件なのである。

第1章　治療の中の暴力

治療は労働であると同時に、治療者が自らの通常の限界を超え出ることを要求するようなひとつの人間関係でもある。身体的及び心理的な疲労を前にして、ある種の治療場面が引き起こす嫌悪感や反発を前にして、うまくいかない（mal faire）ことや苦痛をもたらす（faire mal）ことへの恐れや不安を前にして、つらく厳しい場面に直面したり、患者が亡くなっていくのを目の当たりにしたりすること。治療という労働は、ある所まで自分に依存している生命を支え、保つという点に特徴がある。治療者が治療される人の生活だけでなく、その内密な領域にも関わるということには、何らかの帰結がともなう。それは、身体的にも心理的にも曖昧な近接性を生み出し、友人関係にも近い、共感にもとづく関係をもたらすこともあれば、反発や相互的な拒絶反応を生起させることもある。実際のところ、嫌悪感をもよおさせる状況や、不安にかられたり消耗していたりする患者の攻撃的な接し方や、困惑を誘うものが露出する場面や、患者の人間性を貶めたり、性的に淫らなものの顕在化や喚起によって治療スタッフを不快に感じさせたりするような心理的混乱に直面すれば、治療は治療者の中に避け難く暴力的な反応を生み出すのだと考えるのが当然だというわけではない。一見してより複雑な、より思いがけない形を取る暴力もまた存在する。すでに「闘う」力をもたず、なされるがままになっている患者を、治療者が「嫌悪する(en vouloir)」こともある。そういう患者が抗うこともなく死んでいこうとするのを非難することもある。治療者が投入する心理的なエネルギーの力は、時として、その患者の意思の尊重と相容れないところにまで進んでいくように見える。

治療場面は病者の弱さを顕在化させるだけではなく、同時に、治療者の弱さ、その忍耐や包容力や心理学的及び身体的な許容の限界をもまた明らかにしてしまう。この意味において、治療場面はしばしば失望をともなう自己発見の経験である。人は、病む人や弱っている人を嫌悪することがある。その人が私たちに、その傷つきやすさを支えることの困難を、その苦しみを前にした自分の無力さを、あるいはその人が求める助けを引き受けられない自分の卑しさを暴いてしまうからである。これからここで検討していかなければならないのは、こうした関係の複雑さ、医療実践の中の避け難い緊張である。

試練としての治療——侵入の暴力、剝奪の経験

治療の中の暴力は、さまざまな平面において形を変えて現れる。もちろん、まず第一には、多様な攻撃にさらされて患者が耐え忍んでいる暴力がある。患者を苦しめる病いの攻撃と、弱っている体への技

術的な侵襲によってその暴力に応じようとする医療的処置の攻撃。しかし、この交戦に接ぎ木されて、それ以外の暴力が、分析に値する治療関係のただ中から生まれ出る。ふるまいや言葉やまなざしの中で、どこからこの余剰の暴力が生じるのだろうか。その暴力は何に応えているのだろうか。それは、病む身体が私たちに押しつける暴力や、その身体が伝える観念や感情に対する、無意識裡の応答なのだろうか。そうであるならば、治療者がもたらすこの暴力は、治療者が直面させられている光景に対する、制御しきれない、部分的にはおそらく無意識の反応にすぎないのだろうか。おそらく、暴力は医学教育によってもまた何らかの形で醸成されており、それがいかなる形でなされているのかについてもまた考えてみなければならない。暴力は教育の裏面、自分自身の感情に鈍感であり続けようとする努力、その感情を抑圧し、無関心を装う努力の裏面である。そして、この努力は治療者に対しても暴力を及ぼす。治療者の姿勢、とりわけおそらくは医師の姿勢に内在する暗黙の規範は、それ自体において拘束的である。白衣に「身を固めた」医師は、この感情の象徴的な枷を頼りに姿勢を保ち続けなければならない。このように、治療の中の暴力はさまざまである。それらをもっと個別に分析し、やむを得ないものと、最終的には治療の努力を台無しにして、それを内側から蝕んでしまうものとを選り分けるように努めなければならない。私たちがそれらの暴力について考え、それを理解することを可能にしてくれる反復的なイメージ、あるいは相対的に思いもよらないイメージとはどのようなものだろうか。

病いに遭遇するということは、病者であれ、治療者であれ、あるいは無力な近親者であれ、それを生き、それに従属する人にとって苛酷な経験である。生命の解体過程の暴力は、どれほどあらかじめ忠告されていたとしても、個人にとって試練であることに変わりはない。病む人のこうした衰えを目の当たりにすることは、非常に特別な感情を呼び起こす。病院に独特のにおいが耐えられないと言う人もいる。しかし何にもまして、はっきりと言い表すことはより難しいのだが、壊れていく生命に固有の雰囲気がある。それは、アルベルト・バレラ・ティスカが、そっけなく『病い』と題した小説の中で描いていることだ。目に見える病いの症状にではなくそれが呼び起こす気配の内にあるような、死の観念に結びついている漠然とした感情の内にあるような、このとらえ難い暴力を彼は書き写していく。

子どもたちもまた、何かが通り過ぎていくことに気づいている。〔…〕大人たちの暗黙の合意の背後に、医療的外観によっても隠すことのできない何かがある。はっきりと描き出すことの難しい感覚。ほとんど触知不能な。けれども同時に、まぎれもない感覚。それは手なずけられ、管理された暴力。しかし、おとなしく屈伏しているわけではない。それは今も、生々しい暴力である。皆の目の前で、なすすべもなく、ひとつの命が壊れ、消えていこうとしている。有能なスタッフによる、手を尽くしての処置、正確な技術……それでも、情け容赦なく。それは多くの証人たちの目に犯罪

と映る。誰も止めることができない正当な犯罪。(1)

暴力はまず何より、このはっきりとしない感覚、来たるべき破局についての直観の内にある。それは、表象に対する真の衝撃《ショック》、持続する時間に対する自生的な信頼の崩壊、常に未来へと投げかけられていく思考の自然な動きの断絶を形作る。病いは運動を宙づりにし、私たちの動く力を下支えしている見えない土台を奪い取る。このはっきりとしない、けれどもまぎれもない感覚は、おそらく病いの本質であり、その後に続く暴力の隊列の先触れをなすものである。人々が治療をほどこしても、解体の過程は「情け容赦なく」進む。アルベルト・バレラ・ティスカが記しているように、医療はこの解体の暴力の作動を飼い慣らそうと努力する。生命体の法則から見れば予見可能であり「正当な」ものであるだけに、余計に耐え難いものであるこの解体の力を。病いがもたらした生の暴力のこうした「飼い慣らし」、「管理」が、もうひとつの暴力を呼び起こしてしまう。破壊の力の発動を抑え込もうとする、医学的治療の暴力である。したがって、一般に共有されている見方の中で、正当な暴力とは、病いの攻撃に応える医療の側のそれである。多くの場合に、医学的処置、とりわけ外科的処置はそのようなものと考えられている。それは、病いによる開戦の宣告に応じる戦闘的暴力と見なされるのである。クリストバル・ペラの医学事典『傷ついた身体』(2)を引用しながら、アルベルト・バレラ・ティスカの小説の語り手は、医学的処置の中のこの強く印象的な表象を、自分はそれに対して差別化を図りながらも、呼び起こしている。

戦争の語彙は外科治療についての包括的な比喩としてしばしば用いられるのであるが、それにしたがって言うなら、流血の（sanglante）外科手術は暴力的侵犯行為（acte de violence）であり、その間、人は物理的な力をふるって患者の解剖学的空間に侵入し、「敵（ennemi）」――損害の元凶となっている病い――をしたがわせ、その武器を奪い、破壊しようとするのである(3)。

この戦争の形象と闘病のそれとの平行関係については、ギヨーム・ド・フォンクラールが『私の皮膚の中で』と題された自伝的著作の中で示した考察に頼ることができる。彼はそこで自分自身の経験を再構成している。彼は、診断名のつかない希少疾患に冒され、耐え難い痛みに苦しめられ、次第に動作と移動が制限されていくようになる。歴史家としての教育を受け、戦争の形象に慣れ親しんでいた彼は、よく見られるような病人と戦闘員との比較にどんな限界があるのかを明晰に示していく。病者は、兵士とは違って、誰も守っていないし、何も防衛していない。いかなる栄光にも包まれていないし、勇気を証明することもない。ただ単に、自分の命を救いたいだけである。

病人の周りを取り巻いているわけではない人々にとって、私は四年前から、ペロン社の『大戦の歴史』全巻の監修者である。私はそこで、傷痍軍人、手足を失い、顔面に損傷を負った人たちに接している。行方不明者、身元不明者、蒸発者。彼らの苦しみがこの戦争を「大戦」にしたのである。このたくさんの亡霊たちの中では、私が一番生命力にあふれている。七〇年前であれば、私自身も、名誉の傷を負い、勲章を授与された、偉大なる生存者だと思われたかもしれない。私の傷は戦争に由来するものではない。私は生身の戦闘も、果てしない爆撃や叫び声も、恐怖や不安からも免れてきた。私は敵襲には遭わなかった。〔…〕私は虚しい戦いを始める。私が犠牲になっても、何の栄光も生まれない。私の肉体の要塞からでは、私は家族も親しき者たちも守れない。私はいかなる理想も防衛していない。私は苦しんでいる。ただそれだけである。[4]

病者を特徴づけるもの。それは、その意味の不在である。そこに戦いがあるとしても、栄光も目的もない、守るべき価値も救うべき人々もない。あるのはただ自分自身と、あと少し生き延びようとする生命のエゴイズムだけである。したがって病いは、虚しくも無用な暴力の不条理な経験であり、それに苦しむ人の価値を高めたりはしないのである。

治癒させる（guérir）という動詞の語源[5]に見いだされる、この戦争というとらえ方（conception guerrière）が、医療行為の暴力の正当性を基礎づけている。その暴力性の極みは、究極的な侵犯の行為、すなわち外科医の行為に見られる。この暴力行為は、病いの方がはじめに攻撃を仕掛けてきたがゆえに、内なる「襲撃」がなされたがゆえに正当なのである。「何者かが私の生命に危害を加えようとしている」[6]。病いによる内側からの暴力にとらわれた人は、まさにそのように感じる。それは内なる暴力でありながら、よそ者として感じ取られる。その時、医療行為の暴力は、その目的によって正当化される。病者自身の生活を奪い、身体を奪い、所有権を奪い、脆弱化させようとするこの攻撃から、病者を解放するという目的によって。その時それは、病いによって傷んだ要素を可能な限り元通りにし、患者の無傷の状態とその生命力を回復しようとする、修復的で正しい暴力と見なされる。したがって逆説的にも、治療の体制は暗黙の内に戦争の体制に依拠する。[7] そして、こうした根拠づけは、たとえ目立たないようになされたとしても、効果を及ぼさずにはいない。この攻撃的な姿勢は、さまざまな医療場面の中に、場所を変えて姿を見せる。例えば、医学教育それ自体が、随所で、この戦闘としての医療の表象に立脚しているのである。実際のところ、医学的治療にとって、暴力は道具となり、手段となり、さまざまな行動や、身体に対する関係や、病いに向き合う身体的ないし心理的姿勢を特徴づける日常的要素となっているのである。こうした要素は無視しうるものではないし、そのようにして暴力をともなうということは、おそらく当たり前のことではない。のちに見るように、それは医療者の養成課程においてある種の教育の対象にさえなっており、そこでは、学生の感性がしばしば手荒な形で試されているのである。

医学的治療のある部分には、その治療的な効力を生み出しているような内在的な暴力があるとしても、それは、寄生的と性格づけることができるような他のタイプの暴力からは区別されなければならない。治療的行為の中には必要な暴力が存在しうる。例えば、体内に侵入していくような行為がなされながら、治療的関係そのものは患者には侵襲的であるとは受け取られない場合においてそうであるように。その対極には、医師による診察の場面での、どちらかと言えば些細なふるまいが、患者にとっては特に暴力的であると感じられることがある。それが予告なしになされた時、侮辱的な言葉や心を傷つけるような皮肉を交えてなされた時、配慮のない処置が治療者の苛立ちや無関心や無頓着をあらわにしてしまう時。したがって、大事なことは、医療関係の中にあるこうしたさまざまなタイプの暴力が問い直されることである。医学的に指示され、より良好な予後のために必要な暴力とはどういうものなのか。したがってまた、そこに実際の侵襲性があり、それがかなりの苦痛と不快をもたらすにもかかわらず、暴力としては経験されないということはどのようにして可能となるのか。反対に、患者の苦しみがその人間性を脆弱なものにしているまさにその時に、言葉や身ぶりやまなざしという形を取って、治療関係に忍び込む暴力、もしくはその関係を人間的なものに保つはずの言葉や身ぶりやまなざしの不在によって生まれる暴力とはどのようなものなのか。

おそらく、こうした不当な暴力の諸形態は、特に医師が、しかしまた治療者一般が、病いのもたらす「悪しき」暴力に対して「良き」暴力——医療の暴力——を行使することを認められているような例外的状況によって、容易なものになる。この例外が日常化し、習慣化すると、当然のことながら、一種の癒着が生じて、患者が治療されるべき病いから区別されなくなり、患者自身が敵になってしまったかのように、頻繁に意味の横滑りが生じる。しかし、おそらくはもっと初歩的な形で、この暴力行使を許されているということが、一部の治療者たちの中に、患者に対する権力の感覚を呼び起こしているのだ——一方で、その他の治療者たちの中では、それが責任の感覚を高めているのであるが。ただし、こうした区分は極めて図式的であり、この二つの感覚が大半の治療者たちの中に共存しているのはかなり確かなことである。しかしながら、一部の人々は明らかに、弱っている人に対する極めて相対的な権力に酔いしれており、それを濫用している。したがって、「治療者のサディズム」、あるいは小説家であり医師であるマーティン・ウィンクラーの表現にしたがえば「医療的テロリズム」という厄介な問題に迫っていかなければならない。

もし、戦争の比喩を使い続けなければならないのだとしたら、おそらくは病む人を、兵士ではなく、戦場と見なさなければならないだろう。病者は、暴力の競合の中心にあり、病いの襲撃と、有機体の破壊的な生命力の毒性に打ち勝とうとする医療技術の襲撃という二つの砲火のあいだにとらわれている。この騒乱地帯に置かれ、紛争地帯となった病者は双方向からの加害の無垢なる犠牲者である。しかし、医療技術の攻撃は、病いのそれと同じものではない。おそらくそれは、より正確に区別されるべきものである。こうした観点において、医学的図像のおなじみのイメージ、すなわち、皮を剝いだ人体標本のイメージが有用なものとなりうる。

皮を剝がれた人間

精神分析学者ディディエ・アンジューからの引用、「私の治療をする者はまた、私の皮を剝ぐ者である」は、治療行為の両義性を見事に要約している。誰かを治療することとは、その人の傷つきやすさを露呈させることである。治療は私の皮を剝ぐ。それは、私の弱さを指し示し、それを明らかな形で確かめるためではないだろうか。しかし、自己愛的とも形容されそうなこの傷は、その他の苦痛な切り傷と折り重なる。治療は、私たちを守っている外皮の一部を取り除くという意味で、私たちの皮を剝ぐ。それは、この象徴的繭、私たちの無傷な身体そのものであるこの皮殻の中に亀裂を生み出す。私のものとして存在するものを保護しているこの幻想の暈の中に入り込むことで、治療者は個人的空間、信頼と安全の領域に裂け目をもたらす。患者にぴたりと近づくことによって、治療は苛立たせ、混乱させる。この内密な領域への侵入はすでに煩わしいものであり、さらには、容易には耐え難いものでもある。したがって、治療行為は、その病気の成り行きと気まぐれにさらされた病者が被っている侵入を倍増させるものとして経験される。こうして個人的領域が侵害されるがゆえに、身体や内密なものとの関係の中によそ者を送り込んでくるがゆえに、治療は暴力として知覚されうる。ただし、肉体的というよりもむしろ、精神的《モラル》な暴力として。

治療の暴力について考えるために、皮を剝がれた人体のイメージを呼び起こすのは、行き過ぎているとと思われるかもしれない。皮を剝がれた人体は、解剖学の基本であると同時に、古代〔ギリシャ〕から受け継がれ、ラファエロからブロンジーノ、ティントレットからティッチアーノ(8)にいたる巨匠たちによってくり返し描かれてきた形象であり、本当に幸いなことに、それがすべての患者に課せられた運命というわけではないのだが、厳しい責め苦を表している。とはいえそれは、医学的治療のいたるところに走る緊張を理解する上で欠かすことができないように思われる、二つの要素を思考することを可能にしてくれる。一方において、それは人間とその皮膚との関係、及び医療的行為やまなざしが与える現実もしくは象徴的な傷との関係を問うものとして。他方においては、皮を剝がれた人体の形象が、治療の幻想を表しているという点において。すなわち、切って開かれた身体の暴力は、表向きには感じ取られないものの内に、さらにはこのモデルの見事なまでの無関心の内に、経験されているのである。

アラン・ジョベールが『皮を剝がれたものの高貴さ』についての論考の中で指摘するように、皮を剝ぐ（écorcher）という動詞には両義性がある。

「皮を剝ぐ＝傷をつける（écorcher）」は奇妙な言葉だ。軽い切り傷と完全な皮剝ぎとを同時に指し示す。その音声は、語頭の切り込み（éc）とこれに続く剝ぎ取り（-orcher）の双方を担っている。[9]

この二つの意味がひとつの語の中で同時に生起しているということは些末なことではない。それはまさに、小さな切り傷が非常に深いものであるかもしれないということ、単なるかすり傷が時には刀で一刺しされた時のような暴力性をもつものであることを示している。皮膚は単なる表層ではなく、最も感じやすく、もっとも傷つきやすい部分であり、文字通り主体全体を内包している。すでにポール・ヴァレリーが見事に言い表していたように、皮膚は人間の最も深いところにある。[10]医療行為、中でも特に外科行為は、皮膚を傷つけ、保護的な外皮に切り込むものであるがゆえに、その無傷な全体を編む糸を断ち、その主体性の織物を裂いてしまう。このちょっとした挿入は、個人の象徴的連続性の中断である。

小さな傷だからといって、ごく無害なものであるとは限らない。外科行為、かつまたおそらく医療のまなざしは、患者を——少なくとも一時的に——自分自身に対してよそよそしいものとし、他者性を生み出す。それが、身体的苦痛以上に、それを被る者にとって苦しみの源泉となるかもしれない。切り込みは、隠れていたものを明らかにしてしまうことによって、トラウマを与える。皮膚の下には、筋肉や、血肉や内臓の世界があり、その姿は私たちを動物的な存在へと連れ戻し、二〇世紀にフランシス・ベーコンの絵画作品が独自のやり方で見事に示したように、私たちとは肉なのだということを、容赦なく暴いてしまう。(11)

医療のまなざしはいかなる点において、ここで私たちが法外にも見えるかもしれない存在論的意味を与えたような傷口の起源になるのだろうか。医者たちの中には、彼らが人間の体を見る上ですでに身に着けてしまったやり方で、すなわち、解剖学的表象、とりわけ皮を剥がれた人体図のイメージというフィルターを通して患者を見ている者がいるのだと主張されるのだとすれば。より正確に言えば、皮を剥がれた人体の表象は、医師をその行為の暴力性から保護し、その暴力性を覆い隠し、その行為を受け入れ可能なものにする幻想的な物の見方を性格づけているように見える。皮を剥がれた人体のイメージは、深層にある患者を傷つけることなく上着のように皮膚を取り除くという外科行為の理想、苦しみなき行為の理想であり、そこでは、皮膚の下の隠されていたもの、病いの恐怖をより正確に見るために、患者の衣を脱がせていくのである。

アラン・ジョベールは、傷跡を残すことのない外科治療という幻想まみれの表象について詳述している。

それは、上着としての皮膚、外層としての皮膚——外層だけをむかれたものとしての肌を剥がれた身体——、するりと取り除くことができる表皮という夢想である。これを繭の幻想、あるいはより身近な言い方をすれば、ファスナーの幻想と呼ぶことができるだろう。(12)

そのイメージは無害なものではない。まさにこの考え方の上に、患者はしばしば素朴に外科的介入を受け入れるのである。開いて、また閉じることのできる身体、その行為は一時《いっとき》のあいだ服を脱がせるのと何ら変わるところがなく、痕跡も傷跡も残さないという考え方。しかし、身体は医療行為の記憶をとどめている。それは切開し、皮膚や筋肉を切断する。手術の痕はその痛手の思い出である。皮膚は体が傷つけられたことを忘れない。

しかし、解剖学が治療者に対して示しているものは、あたかも、より深層の、より本質的な剥脱を犯すことなく、それとともに主体の核心（cœur）の一部を取り除いてしまうことなく、皮膚を引き剥がし、表皮だけを傷めることができるかのように、見事な姿勢を保っている皮を剥がれた人体像である。

人々は長いあいだ、皮膚は衣服でしかないと思ってきた。見事にサイズのあったぴったりとした上着。それを切って開いて、一遍にすべてをあらわにさせるためには、骨格線（lignes de force）と秘密のつぼ（méridiens secrets）〔1〕を見つけておけばいいような。〔…〕しかし今日では、生きている皮膚はその下にあるものとあまりにも密接につながっているので、それほど容易には取り外せないことに気づいている。[13]

アラン・ジョベールがユーモアを交えて書き継いでいるように、「人の皮を剝ぐのは、ウサギの皮を剝ぐのと同じようなものではない[14]」。皮を剝がれた人体像は騙し絵である。それは、未来の医者たちに、傷つけられながらもその身構えをそのまま保っている身体を示しているのであるから。「それは、ほとんど傷つけられていない、健全な全体を保持し、動き、生きている身体の幻想である[15]」。皮を剝がれた人体像は、その姿勢において、この「覆いを奪われること」に内在する苦しみの現実を否認している。ロジェ・カイヨワが言うように、「皮を剝がれた人体像においては、そのすくっと立った身構えが、責め苦を受けている様子と、みごとにコントラストをなしている[16]」。ヴェサリウス〔2〕以来、皮を剝がれた人体像は、しばしば誇らしげな姿勢で、さもなければ普段通りの態度で描き出されている。まるで、その胸を裂かれ内臓がさらけ出されていても、特別困りはしないかのようにふるまっているのである。

皮を剝がれた人体像は、苦痛のない治療という理想を表し、体を切り開かれながら冷静でいるというありえない矛盾を体現している。しかし、落ち着き払ったその表情が人を欺いているわけではない。皮を剝がれた人体が笑みを浮かべ誇らしげなポーズを取っているとしても、このイメージあるいは全身像が指し示しているのは、何者とも識別することのできない、肉体または肉としての身体の領域である[17]。

そこに示されているのは人間と動物の折り合いではないし、類似でもない。それは、根底的な同一性であり、感情的な同一化などよりももっと深いところにある識別不能の領域である。苦しむ人間とは動物である。［…］それは生成の現実である。(18)

皮を剥がれた人体像は、境界に位置する人間であり、その点において、私たちの中にあって私たちが見ずに済ませたいと願っているもの、内なる混沌、臓腑、及び「かの人間を煮詰めたもの《ピューレ》の一切」(19)を暴き出しているのである。私たちはここで、オウィディウスの『変身物語』に登場する、アポロンに皮を剥がれたマルシュアス〔3〕の叫びを、おそらくは別の形で聞いているのである。

Quid me mihi detrahis ? どうして私を、私自身から引き剥がすのですか。(20)

他者のまなざしやふるまいが、私たちの皮膚を、表皮を、現実的にも象徴的にも私たちを保護し包摂し、私たち自身の存在の境界を描き出しているものを侵す時、剥ぎ取られているのは、まさに自己なのである。

侵入者

病いは、主体の統一性に傷口を開くように見える。それは、そこから「蛮族の侵入」[21]が相継いで生じるような裂け目を構成する。〔これに対して〕医療行為が侵入してくる。その「処方〔＝命令＝騎馬兵〕（ordonnances）」は、そのたびにますます患者の手には負えなくなっていく生命が発する新たな命令である。そして、病む人の内密な領域にまなざしが、時には判断が向けられる。剝奪され、子ども扱いされているという暴力的感覚は、身体的損傷によってすでに弱っているだけに、ますます強く感じられる。恥辱、患者が被りうる意図せざる屈辱の状況は、その一つひとつが、患者の私的生活の象徴的な境界に対する侵食である。強いられた処置の中で、羞恥心が無効化し、病者の身体が物《もの》化すると、ちょっとした一瞥が投げかけられたり、軽く手が触れたりしただけでも、それが暴力的なものとして受け取られるような侵入となりうる。病いは、それが身体的にも心理的にも裸同然の姿（dénuement）を強いることによって、内密な領域への見知らぬまなざしの介入を許してしまう。このようにして侵入はくり返され、病者はさらに剝奪されていくのである。

病気は、侵入者、主体からその身体の制御と享受を奪い取る外的要素であると、ごく自然に考えられている。この病いの外在性は、外側からの攻撃ではなく、しばしばむしろ内的な機能不全に由来するのだという病理の生物学的説明によって反論されるのだが、その場合でさえも、病いについての支配的表象の特徴を示している。病いは、根源的に他なる何かによって主体に課せられた暴力として経験される。

病む主体を支配し、その主体自身の中にまで入り込んでいるのは、この他者性の感覚である。混乱の経験、有機体（l'organique）の解体（désorganisation）、内なる混沌、実存的破局《カタストロフ》である病いは、同一性の感覚と自己の知覚を深く問い直させる。それは、同と他の境界、自己と非自己の境界を動揺させ、病者自身を侵入者の新たな形象に変えるまでになる。実際のところ、西洋の医療技術が病者の身体を外科的手段によって開いては閉じることができる要素、手術や化学治療によってその構造においても組成においても基底から改良することのできる要素と見なすそのやり方、多少なりとも持続的な影響をともなうその多様な侵入は、患者の前に、現実的にであれ幻想的にであれ、もうひとつの身体、もうひとつの自己を作り上げるのである。患者からその人のものである身体を奪い取るのは病いだけでなく、また同時に、その身体の他者性を浮かび上がらせる医療のまなざしであり、小説家フィリップ・フォレストが極めて正確に記しているように、慣れ親しんできたものの最後の痕跡をしばしば消失させてしまう治療である。

> 外科手術、化学療法、放射線療法は身体を、働きかけ操作するのにふさわしい物と見なす。それは、その物の中に隠しこまれている悪しき部分を、その物において破壊する。［…］医学的映像は、身体を亡霊の姿（*figure fantôme*）[22]に仕立て上げる。それは、肉を失った自己の反映であり、個人が自らについて抱く直接の知覚以上の現実性を獲得するにいたる。［…］存在の二重化、悪しきものの必要な客体化は、自己存在の主観的剥奪を代償としてなされる。[23]

病いが最初の侵入者であるとすれば、医療はまた別の形を取った侵入者であり、身体の中に入り込み、物やまなざしや手（この点は些末なものではない）を、内密な領域の中に、患者の内臓の中にまで呼び込んでいく。身体の神聖性に反するこの侵襲的な医療というとらえ方は新しいものではない。『外科学会での演説』[24]の中で、ヴァレリーもまた彼なりのやり方で、他の状況であれば犯罪となることをしても許されるこの職務の特殊性を指摘することで、それを強調していた。すなわち、生きている人の身体を切って開くということ。そのとらえ方が新しいものではないとしても、それだけありふれたものになってしまったわけではない。麻酔が外科的処置を（少なくとも、手術のあいだ）痛みのないものにしているとしても、それによって外科的処置はおそらくより一層謎めいて不安なものにもなる。主体が絶対的に脆弱であるような状態で、いったい何が起こっているのだろうか。そこには、いくつかの点で混乱を誘いうるような、合意の上での権利の放棄、自己の断念の形がありはしないだろうか。この自意識の一時的消滅は、何の影響も及ぼさないわけではない。周知のように、例えば一部の若い患者においては、麻酔によって引き起こされる混乱が非常に大きなものとなりかねないので、この点が治療法の選択の際に説明されているほどである。程度の差こそあれ、昏睡が成人に及ぼす影響についても比較を行うことができる。こうした自意識の中断は、同一性の感覚に持続的なひずみをもたらすことがある。この時、主体の失われた連続性を保持するのは他者、すなわち治療者である。こうした〔主体の権限の〕剥奪は、少なくとも医療的な地平において真実を知っている者はやはり治療者であるという事実によってさらに強化される。治療者こそが病む身体の真実を告げるのであり、その言葉はしばしば、〔医療〕言説のよそよそしさを増幅させることになる。

ある種の状況における医学的検査の暴力には、自分自身の状態に関する真実を奪われているという感覚、自分の身に起こっていることを知らぬまま「自己の脇に」置かれているという感覚がついて回る。そのことを、磁気共鳴画像による検査についての記述の中で、エルベ・ギベールが見事に言い表している。医療機械の暴力性に加えて、身体的にも実存的にも耐え難い受け身の姿勢を取らされることの暴力がある。来たるべき死を連想させる苦痛な閉所的状況よりもさらに耐え難い形で、何かを知っている人々と、それを知らないその人とを隔てている暴力的な非対称性が、彼を苦しめるのである。

ＭＲＩ、磁気共鳴画像法。横になって、静脈にカテーテルを通し、テープで顔を固定してコイルを被せ、棺のような箱に足までさし込まれる。そこでは、換気システムによって風が起こっているかのように、鏡のだまし絵によって空間が広がっているかのように見せかけている。固定された顔から二センチのところに障壁があって、三〇分間、耳を聾するような音が鳴り続ける。簡単には治せない人間の気を狂わせようとしているのだ。不透明な幕の向こうでは、神経科医たちが自分たちのスクリーンの上に、私には見えないものを見ている。私の脳の中を、輪切りにして、彼らは私の知らないものを知る。そして、私には何も言わない。(25)

このようにして、病む人がそれまで慣れ親しんでいた自己同一性が遠ざけられてしまう場面がくり返される。

自分の人格的統一性を損なっていくこうしたさまざまな攪乱に患者が苦しまずにすむことを、どうすれば望みうるだろうか。主体の私的領域や身体的内密性への侵入がくり返されていく中で、麻酔や抗不安剤や鎮痛剤の効果で自己が不在となる瞬間が点々と続いていく中で、どうすれば自分自身に対するよそよそしさを感じずにいられるだろうか。主体のどのような心理的連続性、またおそらくは知覚の連続性が、その時になお可能なのだろうか。この反復運動の中では、病者はもはや自分自身の影でしかないことが分かるだろう。病者の語りの中には、くり返し亡霊の姿が現れる。その名も『侵入者』と題された手記におけるジャン゠リュック・ナンシーの筆遣いの内にも、その種の表現を見いだすことができる。彼はそこで、自らの心臓移植の経緯をたどり、自分の中に入り込んでくる他者性の感覚を記している。それにともなって、彼の生命、彼の身体が彼の手を逃れていく。侵入者は、病源的要素であると同時に彼の主体そのものであり、それは病いと医療技術によって、慣れ親しみの一切を失ってしまった身体と生活の内に投入されたものである。侵入者は病者の方であり、病む人は、自分の中で、自分のあずかり知らぬところで起こっていくことに対して、よそ者となってしまったのである。かくして、ロジックが逆転する。侵入者は、疾患や医療技術といった外的要素の内にあるのではなく、同一のものであり続けようとする主体の内にあり、その一方で身体は、外科手術と移植と処置の効果によって、まったく別様のものになってしまう。そうしたものが身体を、大量の投薬に依存する有機体へと変えてしまうのである。身体はもはや、メルロ゠ポンティが言うような「存在の乗り物（véhicule de l'être）」ではなく、まずは病いによって、次に医療処置の効果によって、主体とのつながりを失ってしまう。主体はもはや、自らの輪郭の中にも衝動の中にも身体を見つけることができず、そのつぎはぎの身体の中にはもはや自分自身を見いだすことができない。かくして、その肉体的な土台が損なわれて、一人称が動揺する。

私はもはや、苦痛から苦痛へと、よそ者からよそ者へと張り渡された糸でしかないものになる。(26)〔4〕

動揺している私（je）は、自らの身体の内に、中でも特に自らの顔の内に、自己を見いだすことができなくなっている。病いが顔にもたらす影響力はあまりにもしばしば過小評価されているように思われる。病者は、自分の顔の上に、病いの進行と治療の痕を見る。やつれた頬、疲れてげっそりとした表情、あるいは治療によって腫れた顔、ぼってりとした、または痩せ細った輪郭。こうした身体の角張りや丸みのすべてが、剝奪をあらわにしている。主体は、自分の体による署名《サイン》となっていた輪郭や身構えや身ぶりを失っているという意味において、相貌を損なわれている（défiguré）。その人の行動や言葉がもっていた生気や個人的リズムを失っている。打ちのめされて、苛ついていたり、反応が鈍かったりして、周りの人はしばしばそこにうまくその人の姿を認めることができなくなり、その人自身もまたそこに自分自身の姿を見いだすことなく鏡の前を通り過ぎる。なじみの言い方にしたがえば、「すっかり面変《おもが》わりしてしまった（dérailler）」と言われる人がいるのだ。病いの経験の中にはこの種のものが存在している。主体がその枠組みから外へ出てしまう。そして、完全には意思決定できないまま、自分の生命が他者によって統制されるのを見る。他者に担われ、それはおそらく自己放棄することの義務として経験されるのだ。ジャン＝リュック・ナンシーが、自分の生物学的生命は化学分子や人工装身具によって、いたるところで肉と物とが縫合され接合されることによって人工的に支えられ、もはや生命体の論理にしたがうのではなく、それ以上に小さな機械の論理を呼び起こしていると見る時、言い表しているのはそのことである。その小さな機械〔オルゴール〕は、耳障りな小曲を奏で続けることができるようにと、絶えず仕掛けを組み直されていくのである。この機械と生命体との中間はまた、死と生との中間でもある。自分を生かしているさまざまな人工物を観察しながら、ナンシーは、彼の息子が使った「生きた死人(mort-vivant)」[27]という言葉を自分なりにとらえ直している。病者は、医師たちがその糸を操るマリオネットのようなものとして自分自身を感じる。ぎくしゃくとして不規則な動きからなる、絶え間ないバランス喪失からなるこのぐらぐらの生命が、自分の生活の新たな導きの糸なのである。それでも、慢性疾患に冒された患者は、このような形で生き続けるしかない。

医師は巧みなマリオネット遣いであるだけではない。医師はまた、私生活の領域に招かれて興味津々の好事家でもある。本当はそうでもないのに、親しい友人であるかのように招かれるのだ。その侵入は技術的であると同時に心理的でもある。医師は、その職務によって、病む人の内密の領域に踏み込む権利を有している。聴診が奇妙な感じを与えないために、治療者は、その行動が親しみや感情の表現にはならないような形で体に触れる。この操作を、極めて技術的なものにすることを選ぶ者もいる。しかし他方には、反対に、この接触にある形の共感を込めようとする人もいる。いずれにしても、通常にはない接触が行われているという感覚、患者もぎこちない姿勢を取っているという感覚が残る。聴診や〔血液などの〕採取の時には、誰かの体と自分の体が触れていることへの相対的な無関心が装われている。サルトルが『存在と無』においてこの言葉に与えた特別な意味を借りるならば、一種の「自己欺瞞（mauvaise foi）」について語ることもできるだろう。微妙なものを感じながら逢い引きの誘いを受け入れた若い女性の例を取って、サルトルは、男が彼女の手を取っていることに気づかないふりをする時の様子を描き出していく。彼女は「相手の行為の毒気を抜く(28)」。その行為から、いっさいの恋愛的な含意を取り去り、それを意味のない単なる接触へと客観的に引き下げてしまう。「彼女は、自分が自分の体ではないかのようにふるまう。彼女はその体を、高みから、そこにさまざまな出来事が生じうる物として眺めている(29)」。こうした分離は、困惑を誘う真実から彼女を守っている。同じ様に、患者は、しばしば見知らぬ他人である治療者との接触に混乱していないふりをする。他方で治療者もまた、その身体の内に治療の対象以外のものを見ないように努めている。それぞれがあたかも、この身体的接近は、それが不快なものであれ喜ばしいものであれ、混乱を招かないものであるかのようにふるまう。聴診されるすべての身体が病んでいるわけではない。そして、たとえ病んでいるとしても、身体は欲望の対象であり続けることができる。治療関係への欲望の侵入については、おそらく多くのことを論じうるだろう。精神分析は明確にこれを主題化していたが、この問題はまだ、医療の領域ではあまり語られぬままになっている。他者の身体との接触の中に生じる欲望について、治療者は何をなしうるだろうか。

それでもなお、第一の印象としてはやはり、自分のために保持しておきたいと思う領域、通常はまなざしから隠され、しばしば触れることが禁じられている領域によそ者が侵入していると感じられる。だからこそ、「困った病人（mauvais malade）」とは、患者の「自己欺瞞（mauvaise foi）」のゲームを演じることを拒否する病人なのである。つまり、羞恥心から病人が抵抗すると、良質の治療が妨げられ、治療処置がやりにくくなってしまう。一九世紀の医療処置、とりわけ「女性の病い」に対するそれは、医師と女性患者のあいだのとらえ方の違いをはっきりと示している。困った病人とは、「過度に」「過剰に」恥ずかしがる、さらには「間の悪い」とか「場をわきまえない」と医師が判断した女性である。[30] そのような女性患者は、特に医師たちから見れば、思い違いをしている。婦人科医の診察を誤って性的行為と取ってしまうのである。だが、それは誤って、なのだろうか。こうした女性たちが感じた侵入の感覚について、誰が判断することができるのだろうか。しかも、その時代の女性たちの言葉はほとんど尊重されていない。下手をすると、それはいつも嘘をつこうとしているのだと疑われてしまう。[31] 羞恥心の問題は、患者へのアプローチの中で極めて過小に評価されている要素であり、患者の内密性の尊重は、どうやら特権的な患者だけに許される一種の贅沢に属しているように思われるのである。

ここで私たちは、治療の現実的課題に直面している。何らかの仕方で、病者と医師は、身体と他者の手との接触が暴力性なしに行われるように工夫しなければならない。それまでは見知らぬ人であった人に、いかに接近するか。実際のところ、医者の家族を除けば、治療者はほとんどの場合、まずは見知らぬ人として現れる。いったい何の因果で、その人に内密性の領域へのアクセスの権利を与え、自分を損ない、当惑させ、辱しめることを許さなければならないのだろうか。それは、アガタ・ツジンスカが、『喪失の練習』において表していることである。

どうして私は、偶然が私の元に送り込んだ見知らぬ人間と、極めて内密な病いとの交りを分け合わなければならないのだろう。[32]

偶発的条件の耐え難さ。そこではむしろ絶対的な必然性が好ましく思えるだろう。すなわち、自分の固有性に気を配ってくれるような、拘束も侵犯もなく人と人を分かつ境界を越えることのできるような、自分にぴったりの医者が。

チェコフが私の主治医だったらいいのに。［…］彼は穏やかに気を配って、患者一人ひとりをちゃんと見分けることができる。詩的で、夢想家で、形而上学に心を動かされる医者。彼なら、心遣いとともに、私の方に身をかがめ、私の謎について考えてくれるだろう。その謎は、唯一無二のもの、本質的なものなのだから。私はただの医療的一事例ではない。日々の検査記録の中のひとつの測定値ではない。彼が私を人間として、私として読み取ってくれることを求めている。医者は、伝記作家のようであるべきだ。病いと死は、身体の領域だけではなく、魂の領域に属している。[33]

この願いの中に読み取ることができるのは、理想の治療はどうやっても不可能だということである。他のどんな時にも増して弱く傷つきやすいこの状況の中では、それぞれの人の個別性に対する気配りが貴重である。自分が揺れ動いていると感じる時にこそ、人はその同一性を確認してくれるつながりを必要とする。問題として検討されるのではなく、自分の「謎」において理解されること。おそらく、人為的な親しみと強いられた信頼にもとづくこのたどたどしい関係を打ち立てていくためには、ここで患者と医師双方の努力が必要である。ジョン・バージャーがひとりの田舎医者の生活についての分析の中で考えようとしているのは、まさにそのことである。その医者は、この「一対一の対話 (colloque singulier)」を可能にする、友だちのように親密な人物像を体現しなければならない。

この友愛的関係 (fraternité) をどう理解すればよいのだろう。バージャーによれば、大事なことは、医師の中に友人を求めることではない[34]。そうではなく、自分を守り導く存在として、自分の私生活の範囲に呼び入れることであり、医師はそのようなものとしてふるまわなければならないのである。その呼びかけに応えて、医師自身が病者の生活の中で親密な調停者の役割を演じるのでなければ、医師を受け入れることはできない。

私たちは、自分の子ども時代を思い出して、家族の感覚を広げ、そこに医師を含めながら、医者にかかる。医者を家族の名誉会員のように扱う。[…]病人である私たちは、理想的には、医師を兄や姉のようなものとして思い描く。[…]私が友愛の関係について——あるいはむしろ、深く秘められた友愛の希望について――語る時、当然のことながら、医師が本当の兄弟と比較されうるとか、されるべきであるということを言いたいわけではない。医師に求められること、それは自分が診ている病人を、理想的な兄のようなしっかりとした態度で受け止めてくれることである。(35)

ここに生まれるのは相互承認の関係である。病人は医師の役割を認め、医師は病人のアイデンティティ、とりわけその社会的アイデンティティを再確認しなければならない。

病気になっているあいだ、数多くの繋がりが断たれてしまう。病いは自己意識を分割し、変質し断片化した形に変えようとする。医師は、病人とのさまざまな関係によって、また彼に認められる特別な親密性の力を借りて、断ち切られた繋がりを補い、病人の変質した自己意識の社会的内容を再確認しなければならないのだ。(36)

それなくしては、治療的やりとりは処置と診断に縮小し、苦しむ身体が物《もの》化され、内密な生活に医療が侵入しているという感覚を、おそらくは強固なままにするだろう。

実際には、こうした相互承認が生まれるのは、病者と治療者のあいだだけではない。それは、病いがその周囲に織り上げていく布地に取り込まれたすべての人、すなわち家族や親しい人々にも関わる。病いの経験、中でも入院の経験は特に、親密な関係を再編させる。治療者たちは不可避的に家族の輪の中に、夫婦の歴史の中に入り込んでくる。治療者たちは、それが快く受け入れられるにせよそうでないにせよ、病者との近接的な関係を作り上げ、病者の生命に関わる重要な判断を下し、それによって多少なりとも、親しい人々に取って代わるようになる。治療の状況は、共同性の輪郭を描き直す。それはもはや、情動にもとづくものでも、社会生活にもとづくものでもない。家族の共同性は、医療機関によって代替されたり、役割を奪われたり、二次的な位置へ追いやられたりする。事実、家族の構造は入院によって脆いものとなる。自然な接触や感情表現が、保護的処置や、見舞いの機会の制限や、治療上の優先事項によって抑制される。病者の置かれる状況は常に多少なりとも隔離状況に似ており、それは他者たちとの絆を変形し、時に継続的に解体させる。家族の関わり方が第三者によって選別される。近親者が厄介な存在と見なされ、相応の理由があったりなかったりするが、治療者が〔患者の〕親たちを扱いに「困る」人たちだと嘆くのも稀なことではない。近親者の責任に関して家族がその特権を放棄するというのは、当たり前のことではない。治療関係における信頼は既成のものではなく、他の一切の関係においてそうであるように、構築されなければならない。しかし、物質的な条件が常にそれを可能にするとは限らない。特に緊急を要する状態においてはそうである。当初の時点ではその人の能力がその白衣にしか示されていないのに、どうして自分の兄弟や子どもを盲目的に見知らぬ人に委ねることができるだろうか。したがって、治療に負わされる課題のひとつは、知らない人間とのこうした近接的な状況、否応もなく親密な関係を迫られる状況が生み出すこの当初の緊張をうまく乗り越えることにある。それは治療者が果たすべき仕事のひとつである。すなわち、家族生活の領域に医者が組み込まれることが、侵入者としてではなく、安心をもたらす存在として受け止められるように、関係の中に信頼の条件を作り出すこと。バージャーが兄弟のような医師の姿について語っていたことは、このような意味において理解することができる。

さらに視点を深めて、患者の置かれる状況と、治療がしばしばその構造それ自体において、その実際のありように関わりなく、剥奪の経験として受け止められる理由に、今しばらく立ち返ってみることにしよう。患者（patient）[5]という言葉が直ちに示しているように、ここに要求される受動性は、個としての人間の作られ方、考えられ方に抵触する。現代の医療が治療行為への患者の関与を、ある種の配置の中での（例えば、慢性疾患の枠組みの中での）病者の自律化を、しだいに考慮するようになっているとしても、患者はやはり、医療を受けることによって強いられる数多くの場面に対して、極めて受動的なままである。そして、フィリップ・フォレストが明晰に分析しているように、この受動性が、不安を呼び起こすようなイメージの源泉なのである。

> 無理もない妄想によって患者は時にそんな風に考えてしまうのだが、処置は病人を苦しめるためになされるのではない。それは病人のために、その生存のために行われている。しかし、その論理は、自分が被ることになる剥奪の企てに病人が承認を与えることを前提としている。そして、病人は恐ろしいほど受け身の状態を受け入れ、その中で、死がどうしようもなく自分を待ち受けていること

を見抜く。それは自分自身を、もっと深く憂鬱の中に沈めていくのである。[37]

この時、治療処置に対するさまざまな形の抵抗が生じうるのももっともなことである。それらはいずれも、自らの自立性を少しずつ引き下げていく過程に対して、病者が必死に試みる馬鹿げた抵抗の表現なのである。病む人の内密な領域への侵入と剥奪の感覚というこの問題は、精神的な病理に関わる時にはより一層複雑なものになる。ここまでに言及してきたいくつかの問題をかなり異なる形で再考することを要求するような、この極めて特異な領域をきれいに解明しているとは言えないまでも、ここで精神分析学者ジョルジュ・ドゥヴルーが指摘したポイントをふり返ることが、私達にとって有意義であるように思われる。『自己同一性の放棄、消失に対する防衛[38]』と題された著作の中で、いくつかの精神的病理について問いながら、ドゥヴルーは、精神分析医に対する〔クライアントの〕抵抗を、最終的には正常な反応として読み直している。それは、精神分析的な治療の状況が一部の病者にとっては不法侵入と見られることへの反応なのである。

したがって、セラピストが抵抗と呼んでいるものは、患者の現実的な自己同一性保護の正常な表現にすぎないのである。[39]

このようにして彼は、精神分析の前提のひとつ——それは、患者がすべて包み隠さずに打ち明けることを要求している——は、単に自明のことではないというだけでなく、時として、自己の放棄、自らの統一性の放棄、保護的な防衛の断念として経験されることを明らかにしている。それは、〔自分自身の〕脆弱化に同意することである。他者が、心理的内密性の領域に入り込んでくるのを認めるということは、身体的内密性へのそれと同じように、困難なことである。ある種の精神的な病いに苦しんでいる場合には、治療者によるこの支配、内密性への不法侵入を受け入れることが、患者がすでにそれに苦しんでいる剝奪の感情を強化することになる。内密性は、病いによって奪い取られ、治療の体制によってさらに剝奪される。つまり、ドゥヴルーにしたがえば、治療への拒絶が表しているものの中にはある種の正当性、あるいは少なくとも理解可能な反応が存在する。こうした抵抗は、患者に対して自らの内密性の領域に治療者が入り込んでくるのを認めるように求める、治療の象徴的暴力の前提を強調しているのである。ただし、それは同時に、患者の実存的な苦しみを病理学の用語で表現する科学的疾病分類学がもたらす還元との闘いでもある。[40] 結局のところ、抵抗は、まずは干渉と感じ取られる治療者の姿勢に対しての、説明可能な反応である。そこから、支援の要求と治療関係の双方に及ぶ緊張が生じる。治療関係は、耐え難い苦しみを経験している患者にとって必要なものであるのだが、同時にそのような関係の配置は患者の私生活への治療者の干渉を前提とし、それはさらなる侵襲として経験される。この時、患者の感じていることを、「その内密性の領域への不法侵入[41]」という言葉で言い表すことができる。精神分析的アプローチを問い直しながらここでドゥヴルーが明らかにしていることは、おそらくその枠組みを超えて妥当する。あらゆるタイプの治療は、患者に対して何らかの「開示」を、ある形で裸になってさらけ出すことを要求するが、それは簡単なことではない。ある種の精神疾患に関するドゥヴルーの分析は、より一般的な形で、治療に対する抵抗を理解することを可能にしてくれる。すべてを話すこと、すべてを委ねること、何ひとつ自分のために取っておかないこと、全面的に開示すること。それは、自己同一性の中にあって必要な秘匿された部分を放棄することなのである。

最後に、病者の体験の中にはまた別の侵入者がある。治療の体制は、内密性にほんのわずかな領域しか残さない。そのために、しばしば入院生活は、ひとつの病気ではなく、ふたつの病気のために、病者にとってつらいものになる。すなわち、自分の病気と、同室の隣人の病気。例えば、自分がすでに弱っているのに、隣のベッドで苦しむ人の様子が耳障りになると、自分自身の苦しみのために残されているはずの休息の時間が時に奪われることになる。それは、「病院で」と題された詩作品[42]の中で、ミショーが記していることである。


私の病気は重い。私には、病院の中の、少し離れた一室が与えられた。

私はその部屋を、咳き込む女と共有する。

おそらくは、苦しみのためにやがて私が叫び声をあげ、そのために大部屋の病人みんなの眠りを妨げてしまうと思ったのだ。

そうではない。[…]その力はだんだん強くなり、自分で我慢できると思っていたところをすでに大きく超えていたけれど、私はまだそれに耐えている。
それなのになぜ、なぜ私に咳き込む女があてがわれたのだ。彼女は、私の貴重な平穏の時間を寸断し、この病気の恐ろしい攻撃の中でまだどうにか保っていたわずかな連続性を、無残にもぼろぼろにしてしまう。

ここでは、他者への配慮（soin）が私たちを自分の苦しみから離し、それを相対化することを可能にするという考え方が問い直されている。この場面では反対に、健康な人であればどうにか持ちこたえることができるもの——他者の苦しみ——が、その人自身が弱っているので、まったく耐え難いものになっているように見える。治療の体制を考えること、個々の病者の状態に合わせてそれを柔軟に変えていくこと、部屋割りを治療それ自体の一部と見なすこと。それはもちろん、理想的な体制の要素である。しかし、個人の治癒において人間関係が重要なものであることを考えれば、病人同士が同じ空間を共有することの問題は、おそらくそれほど二次的なものではない。例えば、不妊の女性と若い妊婦を同じ待合室で我慢させるのは、ある種の制度的拷問に似ているかもしれない。もちろん、物質的配置に関わる諸要素が、かなり多くの場合に実務的な拘束を強いることになる。しかし、空間の意味や、タイプの異なる病者の部屋の共有や、それぞれの経験が非常に酷な形でぶつかり合うような患者が出会うのをいかに避けるかについて考えるだけの余裕があるような体制が取れれば、良い効果をもたらすことが分かるだろう。

寄生的暴力

おそらく、治療的処置の中での暴力の実態については、詳細にわたってふり返らなくてもよいだろう。[43] 誰もが外科的行為についての印象的なイメージや、もっとありふれてはいるが同様に雄弁な、あまり快適とは言えない歯科治療の思い出をもっている。この後者においては、私たちの過敏な感受性に加えられる小さな暴力が問われるだけだとしても、そこにはやはり、治療には苦痛な処置がともなうのだという感覚が残り、それは集合的な想像力の中である種の攻撃性をしるしづけられているのである。時間を取ってふり返らなければならないのは、まさにこの治療をめぐる想像力、一見すると取るに足らないように見えるかもしれない、暴力の観念を養う諸要素についてである。実際に、一定数の無用の暴力が治療行為に付随して生まれており、それは問いたださなければならない。この寄生的暴力とはどのようなものであり、治療者と患者の意識的、無意識的な期待や意図について、何を物語っているのだろうか。

ここで寄生的暴力と呼んでいるものは、患者が無益な侵襲と受け取るような、医療の枠組みの中の行為や発言のすべてを指す。それが治療関係の人間的次元を損ない、場合によっては治療者に与えられた信頼や処置の有効性に影響を与えかねないものとなる時、寄生的暴力が問題になる。言い換えれば、それは有害な心理的影響をもたらすだけでなく、治療の放棄につながりうるのである。

論文「倫理の源泉へ、治療関係の心理的課題」において、精神分析家シモーヌ・コルフ＝ソスは、治療の場面に関わる力関係について明らかにしている。彼女は、親切心にもとづくものとはじめから想定されている関係に内在する暴力を強調する。実際のところ、たとえそれが道徳的に受け入れ難いように見えるとしても、「弱さと傷つきやすさは、双方に倒錯的な傾向を呼び起こしやすいものである」[44]。さらに根底的に見れば、治療行為をつかさどる善意は、暴力的衝動を隠しもつことがありうる。

善意、同情、感傷に訴えることはおそらく、秘められた、無意識の動きを巧みに隠すことでしかないのだと認めねばならない。その動きはむしろ、拒絶であり、ひどい場合には蔑視であり、いずれにせよ、表向きの親切心の下に潜む悪意なのである[45]。

こうした論理は過激で非常に攪乱的であるように見えるかもしれない。そうであるとすれば、治療の陰には常に暴力が潜み、したがって治療者には、攻撃的な傾向に屈することがないように過度の制御が求められることになる。そうした傾向の起源は明らかである。それはある部分で、それ自体において、初発の暴力、すなわち病む身体の姿がもたらす暴力への反応なのである。

病む身体は他者に否応なく情緒的衝撃をもたらす。それは、ある形の暴力として感じ取られるかもしれない。それは、人間の健全な状態[46]（intégrité）について私たちが抱いているイメージを耐え難く損なうような、真の自己愛的な傷となる。

他者の衰えは、やがて来るであろう自分自身の衰えを予示する。損なわれているのは病者のイメージだけではない。それは、人間全体のイメージであり、そこに治療者は自己を投影し、自己の姿を見いだすのである。病者が健康な人に押しつけるのは、この深層における幻想の解体である。このような幻滅をもたらす者を嫌悪せずにいられるだろうか。生命と健康の自明性を素朴に信じ続けることをむしろ選んでしまうのではないだろうか。さらに深層のレヴェルでは、他者の傷つきやすさが不安を駆り立て、暴力をもたらすのである。シモーヌ・コルフ゠ソスは、精神分析家で児童心理学者であるドナルド・ウィニコットの言葉を引いている。

弱いということは、弱い者に対する強い者の攻撃と同じぐらい、侵襲的な観念なのである。(47)

実際のところ、シモーヌ・コルフ゠ソスがはっきりと述べているように、

病いに冒された人の受動性と脆弱性は、他の人に嗜虐的《サディック》な傾向を呼び起こす。逆説的なことに、その人の弱さと傷つきやすさはひとつの挑発であり、侵襲をうながすものなのである。

かくして、この精神分析的読解はためらいもなくはっきりと治療者の嗜虐性《サディスム》について語り、その潜在

意識の論理を明らかにしているのであるが、それは医療及び二次医療《パラメディカル》の世界ではタブーとされてきた主題である。この嗜虐性は、時には堂々とあからさまに表現される。フィリップ・フォレストは、その物語の中でくり返し、死にゆこうとする彼の娘の苦痛を和らげてくれるであろうモルヒネの投与を拒否する治療者や薬剤師の例に触れている（薬剤師は彼が薬に頼りすぎているのではないかと疑っている）[48]。しかし、ほとんどの場合、この嗜虐性は、病者にかすり傷を負わせるような言葉やまなざしや接触の中で、関係の表層に顔をのぞかせるにすぎない。こうした暴力のかけらは、これを抑え込もうとする治療者たちの努力がいかになされようとも、治療のありふれた場面の中に透けて見える。この「ありふれた」または「取るに足らない」暴力が、診察の場で最初の心配事が告げられる時からより厳しい治療の段階まで、患者がたどる道筋において点々と続いていく。泣き言を書き並べることにはならないようにしながら、ここまでに私たちは、このしばしば無意識になされる治療者の暴力についての証言のいくつかを復元しようとしてきた。その暴力は二つの領域に属しているように思われる。それは、閉ざされた診察室や病室の中で特に暴力的で不当なものになるような、社会的排除の単なる再生であることもある。その暴力は同時に、悪意のない言葉や、両義性を示すような態度へと横滑りすることもある。結果としてそれは、耐え難い形で累積され、患者自身にとっては、病いの苦しみや治療の苦痛以上に我慢できないものとなるのだ。

社会的諸関係の暴力の再生

診察室において匿名の者として裸身をさらす時、患者は常に社会的な身分を特定されているとは限らない。しかし他方で、その場面において患者はしばしば、社会の中で自分が占めている位置の投影や、それに関する偏見の対象となることがある。患者は大きな代償を払って、自分の身分が知られていればもっと良い扱いを受けたであろうということ、あるいは、自分がもっと他の誰かであったならばもっと良い治療を受けていたであろうことを理解する。

自らの中絶経験を語った『出来事』において、アニー・エルノーは、社会的断層と性区分が医療の枠組みの中でどれほど劇的に反復されるのかを明晰に示している。それがどれだけの考慮にもとづくものであるにせよ、医師のそれぞれの患者に対する話しかけ方は、社会の中で患者に割り当てられている位置によって変わる。人類学者シルヴィ・ファンザンがこの問題に関して行った詳細な研究が示しているように、教育水準が低いために理解できないと見なされた病者には、病気の詳細を説明する労は取られない[49]。その病者には敬意が払われず、蔑視か無関心をもって扱われる。アニー・エルノーは、非合法の中絶の後、何ひとつ説明もなく彼女に掻爬術を施した若い研修医の暴力を再現している。

手術室の中で、私は裸で、脚を高く上げて、足乗せ台に縛られ、暴力的な照明を浴びていた。どうして処置をされなければならないのか、私は理解していなかった。若い外科医に、これから何をしようとしているのか言ってほしいと頼んだ。彼は、大きく開いた私の両腿の前に立って、叫んだ。

「私は配管工じゃない(50)」。

こうした侮蔑的な言葉を、この研修医はのちに悔やむことになる。自分の患者が「自分と同等である」ことを知った時。それによって、彼女が学生で、教養を備えており、邪険に扱っても構わない連中とは違って、敬意に値する社会的カテゴリーに属していることを理解した時に。同じような暴力はもはや存在しないのだろうか。この場面は一九六〇年代のものであるが、それは今日でもまだ続いている。社会的に排除された位置にある（de seconde zone）患者への偏見は今も強烈であり、治療処置のされ方に違いがあることは明らかである。

自宅に戻ってきて、語り手は町医者にも同様の態度を見いだす。彼は、のちにその女性の名を教えられると、急に「自分の仲間内の世界でも通用しそうな(51)」態度で、共謀的な関係を結ぼうとする。彼女の命を危険にさらすことなく、中絶のお手伝いもできたのに、というわけである。ある種の「贅沢」な医療へのアクセスは、今日でもまだ、特権的な社会階級の専有物である。法外な料金のかかる専門医の個別診察では、公共の病院であれば何ヶ月も待たなければならない検査を確実に受けることができ、治療的介入もまた迅速に行われ、したがって生存の可能性が高まる。

医療の経験もまた、社会的不公平の反復である。その人がすでに身体的ないし精神的な弱さによって脆くなっている状況の中に、社会的序列関係の暴力が折り重なる。その暴力は、社会的に周辺化された人々、自らの直面している身体的に好ましからざる状態のある部分の責任がその人自身にあると性急に判断されてしまうような人々に対して、より一層激しいものになる。つまり、良い患者と悪い患者、[52]容易に感心できない人たちがいることになるだろう。良い患者とは、医学の教科書に現れるような、清潔で、協調的で、医者に本当のことを話し、その指示に完璧にしたがう患者である。言い換えれば、そんな患者は存在しないのだ。それでもお構いなしに、医者たちの内輪の言葉《ジャーゴン》はそういう患者に名前を与える。「コンプライアンスの良い（compliant）」患者と呼ばれるのだ。この言葉は英語から来ている（to comply : se conformer ＝従順にしたがう）のだが、フランス語ではまた別の響きをともなう。人々は、その患者が、葦の葉のように、病いと医療の権威との二重の重みにたわみながらも折れてしまわないことを期待する。[6]しかし、医療実践の現実は否応なく、ほとんどの患者がまったく別様であると認識させる。患者たちはどうしても嘘をつかざるをえない。[53]医療はその問いかけにおいてあまりにも無遠慮で、そのふるまいにおいてあまりにもずけずけと入り込んでくるので、ほんの少しだけ自分の領域を残しておきたいと願うことなく完全にその問診に屈してしまうことはできないのである。

私たちは皆それぞれに、この意味において悪い患者である。しかし、より際立った形で、一部の人々は、彼らが社会の中で占めている位置によって、より正確に言えば、社会の中に位置を占めていないことによってただちに、彼らがその権利を有している治療に値しないものと見なされてしまう。こうした「社会的に排除された位置」にある患者たち、それはホームレスであったり、ジプシーであったり、麻薬中毒者であったり、売春婦であったりする。その衛生の欠如や、流浪的またはハイリスクな生活様式はしばしば、彼らの（時に複数の）病理の原因であると、はじめから《ア・プリオリ》考えられてしまう。したがって彼らは自分の運命に「責任がある」のであって、まずはその病源となる生活様式を変えて、自己管理する(prendre soin d'eux)ところから始めなければならないと評価されてしまう。この時、問題設定のすり替えによって、彼らは他の患者たちに比べて、その苦しみを和らげることができるであろう治療的処置に値しないものと見なされてしまう。例えば、自分の責任ではなく同じ病いを患っている人たちと比べて。その時、彼らには、(それをしようとする場合でも)「普通の」患者たちが享受しているだけの敬意が払われることなく、治療的処置がほどこされるということが起こる。こうした扱いの違いはおそらく、その完全な暴力性において、エイズの感染が広まり始めた時に頂点に達した。この病いに罹った人々のスティグマ化は、その患者「専用」の場所の選択(廃用された病院)と治療スタッフとの関係における暴力の中に現れる。彼の名を知らしめた著作『僕の命を救ってくれなかった友へ』において、エルヴェ・ギベールは、ミシェル・フーコー(ここではミュージルと名づけられている)が経験した場面を通して、エイズを病む人に向けられた精神的暴力について証言している。

枕元のテーブルの上に積まれたものはすべて、衛生上の理由から没収され、その動きは彼、つまり緊急時の蘇生を担当する看護師にとって都合のよいものになっていた。彼は、図書館にいるのではないのだと言って、ステファンが出版社からもってきた、刷り上がったばかりのミュージルの二冊の本を取り上げた。そして、ここではそんなものは要りません、病人の体と治療器具があればいいのですと宣言した。ミュージルは僕に、その目で何も言わないで出ていってくれと頼んだ。精神的

にもまた、彼はひどく苦しんでいた。(54)

この一節には、さまざまな形の暴力が折り重なっている。治療者にとっての快適さが病者のそれよりも優先されている。病者はその弱った身体に還元されている。病者のアイデンティティの本質的要素(最新の著作が出版されたばかりだ)は軽視され拒否されている。かくして、この象徴的なふるまいの中で、患者の主体性は否定されているのである。病人としてのそれ以外の、より正確に言えば、病む身体としてのそれ以外のアイデンティティを表すものはすべて没収され、それによって患者は貧弱な自己像へと帰せられている。弱っている身体を暴力的なまでに客体化する現実。

この事例はまた、病人としてのアイデンティティが他の一切に優先していることを示している。看護師の言葉と行為によってミュージルが侮辱されるこの場面は、知的世界においては神格的とも言える崇拝の対象になっている人の社会的価値を否定しているだけに、余計に痛ましいものとなっているように思える。この意味で、この事例はかなり雄弁である。医療関係の暴力がしばしば社会的序列を再生するとしても、それはまた、その序列を一旦無効化し、病いがその価値を引き下げてしまったと見なして、その人を容赦なく失墜させることもある。

幸いなことに、エイズを病む人に対する見方は、フランスにおいて感染が始まった頃の陰鬱な時代から見れば大きく改善されてきたのだが、それでもなお数多くのスティグマを負わされた患者の事例が存在する。彼らは、自分の病気や状況(例えば、妊娠した女性)に対して「責任がある」、「ちゃんと注意しておけばよかったのだ」、さらにひどい場合には「当然の報いだ」と見なされたというただそれだけの理由で、侮蔑的な扱いを受けたり、治療を受けられなかったりしている。

『女たちのコーラス』[55]の中で、医師であり小説家であるマーティン・ウィンクラーは、社会的にも個人的にも困難な状況にある女性たちに対して向けられた、治療者の側からの身体の象徴的暴力について語っている。彼は、数多くの女性患者たちの物語を、医者という立場で彼が聞いたままに再構成している。その中でも特に、ひとりのホームレスの若い女性の言葉が取り上げられている。彼女には、一般に行われているやり方とは違って、麻酔をかけずに避妊薬の埋め込みが（無理やり）なされる。それは、彼女が苦痛に対して十分に耐性があると見なされたからである。それを知っているわけではなく、むしろそうであろうと想像して、ひとつの生き方を「選択」したことの代償を彼女に支払わせているのである。ここでは、医師や看護師は、治療する以前に裁きを下し、ゆるぎない価値判断にしたがって治療の質を変えていく。ウィンクラーは、ためらうことなくこれは「医療的テロリズム」だと論じる。そうすることで、医療者たちの側の単なる独断によってある種の治療実践が、とりわけ女性たちに押しつけられるそのやり方に、非難の声を上げるのである。彼の目から見れば、医学的な適切性においては正当化されないようなある種の信念（credo）の押しつけは、結局のところ、患者に対する医師の影響力の濫用に他ならないのである。ウィンクラーは、婦人科医療が女性たちに押しつけている処置の中にある明らかな影響力濫用の具体像を、さまざまな事例を通じて示している。女性患者にとっては不快であるが医師にとっては都合の良い聴診の姿勢や道具の選択、さらにはまた、あるタイプの避妊処置。彼はこの領域での選択の仕方を国ごとに比較し、他の国々では、もっと患者に配慮して、その身体や羞恥心や性的な自由への敬意をもって婦人科医療が行われていることを示すことで、潜在化している女性嫌悪《ミソジニー》の痕跡を明らかにしていく。ウィンクラーに言わせれば、私たちの国での医療習慣の中には、男性支配の痕跡、宗教的信念と偏見の混成物から借り受けられた原理の押しつけが残っているのだ。すなわち、どこかで男性の優位を想定し、女性が苦しむのは致し方ないとする考え方。そこには、特に避妊の問題に近づくと俄然そのとげとげしさをあらわにするさまざまな偏見がある。さらに隠微な形では、家父長的態度《パターナリズム》と道徳的態度《モラリズム》のあいだにある、ある種の処方＝教導の傾向が存続している。それは広く社会の中にいきわたり、科学的真理として提示される諸様式を生み出す。母乳に関する問題は、母親に課せられるこの医学的であると同時に社会的な命令のありようをはっきりと示している。ドキュメンタリー『診察』(56)の中では、ひとりの一般医が、自分の女性患者に対して、まぎれもなく説教をたれている。それはひとりの若い母親で、自分が子どもに授乳できないことを過ちであるかのごとく、彼に「告白」しているのである。彼女が示す不安に耳を傾けることもなく、彼は母乳がいかに優れているのかを力説し、それによって彼女の罪を責め、新たな心配の種を生み出すばかりである。こうした言説によって得られるものは何なのか。その患者の不安がどこから来ているのかを理解する方が、ずっと賢明ではないのだろうか。

しばしば社会・文化的偏見を刻印された道徳的判断は、どこまで治療の中にその位置を占めているのだろうか。治療が提供される中で、まず第一に世の中全体へのアプローチ、すなわち社会へのアプローチが考えられるべきなのだろうか。それとも、その患者がどんな人であれ、またその生活様式や慣習的行動に対する私たちの判断がどうであれ、その患者を治療することが大切なのだろうか。だがそれは、その人の健康や他の人々の健康に課せられるリスクがどうであれ、その患者を治療するということになるのだろうか。

このような場合に、患者に行動の変化、生活様式の変化をうながすべきなのだろうか。基本的には、各人はその点について自由を有している。しかし、これにともなうリスクが、とりわけある種の性的な行為において、他の人々の健康にも関わる時はどうだろう。医師の役割は、感染症の拡大、流行を抑えることにもまたあるのではないだろうか。ここで、ある領域の医師たちがどのような種類の問いに直面するのかは、すぐにも理解できる。成人の患者であれば〔自分の行動に〕責任があると見なすべきか、それとも自覚的な救済を期待して道徳的な言葉を発することに効果が、さらにはその義務があるのか。それによって間接的にその人たちの行動を支持してしまうことを避けるために、ある種の患者については治療を拒否することさえ必要なのか。これは特に、同性愛の患者に相対して、いわゆる「地域の（communautaire）」医療が直面するジレンマである。(57)

急ぎ足で取り上げてきたこれらのさまざまな事例は、医療の世界が今もまだしばしば、社会構造の中にある不平等や蔑視の諸形態を、しばしば増幅させながら再生産していることを示している。同様の権力関係は、それが〔疾患にともなう〕苦痛や〔治療の〕緊急性に煽られて増進し、コストや時間や効率によって冷淡に再定式化される枠組みの中に集中的に現れる。このような量的なとらえ方は、患者に対して個別的な関心を向けることを不可能にする。したがって、その人の身体と時間に対する固有の関係の中でそれぞれの種類の病気の特徴を理解しようとするのではなく、また、排除がもたらす固有の病理について教えたり、周辺化された生活様式に適した治療を考えたりするのでもなく、医療に関わる人々が排除を強めて反復してしまう。特に普遍的医療給付制度（couverture maladie universelle）[7]の受益者に対する治療義務の非遵守（治療拒否が四〇%台にのぼっている）は、今日、新たな形の象徴的暴力を示している。

とはいえ、医師たちの中には、こうした社会的惰性への抵抗として自分の仕事の遂行をとらえ直そうとし、患者の固有性を感受し、その生き方を尊重する人たちもいる。それは、治療者が自分の先入見《ア・プリオリ》、個人的価値観を超え出て、職業的地位が自らに与える権力を不当な形で行使したいという誘惑に屈しないようにしなければならないという意味において、自己への働きかけであり、同時に、集合的な課題の達成でもある。医療が、暗黙の内に生き方についてのある種の規範でもある治療のスタンダードを押しつけるのではなく、さまざまなタイプの患者とその生活様式に適した新しい医療についての問いを提示することが、今急いで求められている。

制度的暴力

病いのもたらす試練は、私たちの「味方」の側からもたらされるまた別のタイプの暴力がこれにつけ加わる時、より一層耐え難いものになる。私たちの治療にあたることを期待されている人々が、この状況にさらに少しの不公平と不条理をつけ加えるような時に。小説『私の皮膚の下で』において、ギヨーム・ド・フォンクラールは、恵まれた国の中にありながら、治療システムが、場合によってはうまく機能しないばかりでなく、常軌を逸した働きをする様を示している。彼の疾病の認定に関わるべき人の行政的な二転三転の過程、そのまぎれもない「闘いの過程」を語りながら、ド・フォンクラールは結論として、おそらくは、すでに支援されている人にだけ支援が与えられるという逆説にたどりつく。

県立障害者施設のような県に属する社会医療センターと医療保険のあいだで、他ならぬ身体的な限界のために、支援なしにはどこにもアクセスすることのできない人間がどうすればよいのか、私には分からない。しかし、その支援は、その人がたどり着きたいと思っている場所にあるものとされているのだ。(58)

病者が直面する暴力は、それを予測している場所にあるとは限らない。時として、制度的及び行政的構造が複雑に入り組んだ状況を作り出し、病む人が治療の枠組みの中に包摂されていく過程で取りうる慎重な態度を見失わせてしまう。治療を考え直すということは、これを、病院や在宅の範囲にとどまらない、現実の広がりの中で再考するということである。暴力はしばしば、病院による保護(そこでの治療が満足のいくものであったとして)と外の世界のあいだの、唐突な断絶の中にある。外の世界は、性急で、手荒で、断定的で、冷淡で、無関心であり、その複雑さときつさは病んで弱っている人にとってはひときわこたえるものになる。そこにはさまざまな闘いがある（行政との、厚かましく儲けようと医療上の書類を恥ずかしげもなく利用する保険機関との、行政的な冷淡さで病む人々を呆然とさせるいくつもの制度との）。しかし他方で、フランスのシステムの寛容さも認めなければならない。フィリップ・フォレストは、この国のシステムによって物質面での生活が楽になった様子を語っている。しかもそれは、子どもたちの世話をしてくれるものでもある。

私の人生で一度だけ、フランス人であることを誇りに感じたことがあった。［…］それは、重い疾患に罹った患者たちをフランスの病院がどれほど守ってくれるのかを認識した時のことであった。私たちがまったく物質的なことを気にかけなくてもよいということ、私たちの娘の病気が分かった時［…］その種の配慮から完全に解放されたこと、診療によって生じるどんな小さな問題でも病院の職員が私たちに代わってすべて処理してくれること。それに気づいた時の自分の驚きを私はまだ覚えている。それが誰に対しても、よその土地から来た家族に対しても同様に行われていたことを私は想い出す。［…］もう少し正確に言えば、私が想い出すのは、あるアフリカから来た少女のことだ。飛行機から降ろされて、真夜中にキュリー研究所病院（l'Institut Curie）のロビーに運び込まれた彼女は、大きな腫瘍のために容姿まで変形していた。［…］すぐに、彼女にはもう見込みがないだろうと思ったことを覚えている。けれども、治るにせよ死んでしまうにせよ、世界のどこかに彼女を庇護することのできる場所があるということは――そこにどれだけの法外な代償があるにせよ

——正しいことだと思った。その場所が、パリの第五区にあるのだということも[59]。

「病院（hôpital）」という言葉の最も深い意味はおそらくこのようなものである。それは、治療における公正と人間性を率直に受け止めることなしには理解しえないものである。その点において、さまざまな衛生・健康に関するシステムの比較は、（言葉のありとあらゆる意味において）どれだけの代償を払っても守られるべきフランスの固有性を、私たちに意識させてくれるに違いない。そこで守られるのは、私たちの道徳的な関与についてのある見方でもある。

確かにそのやり方は少し安易であるが、比較はなされなければならない。『喪失の練習』の中で、アガタ・ツジンスカは、苦悶までもが統計的な変数として数値化されるような経済の論理に基礎づけられた治療システム（北米的システム）の現実に、私たちを直面させてくれる。

四月の終わり、病院の支援課《ヘルパー》（assistance hospitalière）からの電話。ベッドを返却しなくてはならないと言う。あれはお亡くなりになる患者のためのサーヴィスなんです。でも時期が長くなって、延長期間は過ぎてしまいました。患者さんはまだ生きていますね。医療用ベッドと反痂皮加工のマットレスも返却していただかないと。さもなければ、その分を支払っていただくか。だが、それは高級車並みの料金だ。私は長いこと、電話に向かってわめきたてていた[60]。

このような状況の中でなお、「病院の支援課」という言葉は、どのような意味をもちうるだろうか。ここでいかなる「支援（assistance）」について、またいかなる「歓待（hospitalité）」を語りうるだろうか。フォレストは、この最後の呼び方（hospitalier：病院の＝歓待の）について考えながら、彼の目から見て、フランスの病院が機能不全を起こしながらも、いかなる点においてその役割を守っているか、そしてそれを担う状態を保ち続けなければならないのかを示している。彼は賛辞を贈っている。

さもなければ自分ひとりで自分を支えることができなくなっていたであろう不運なめぐり合わせに見舞われた人々に、惜しみなく、代価を求めることもなく、歓待がもたらされているのだ。(61)

苦痛や死を前にして、病む人やその近親者の苦しみを前にして、支援者が細かい計算をするわけにはいかない。そうではなく、はかり知れない絶望を前にして、唯一考えられることは全面的な歓待以外にはない。それが、生によって苦しめられている人々にとっての最後の頼みであり、究極の支えである。それは無条件に、それを必要とする人々を言葉の尊い意味において支援する人の力だけを頼みとしてなされなければならない。それは、臨終の際においてさえ、なお生きるために必要なことなのである。

ある種の治療施設の閉ざされた空間によって増幅される社会的暴力と並行して、病者の経験には、また別の形の侵襲が加えられる。病いの大きさに比べれば、とりわけその病気が重篤な時には、ちょっとした言葉や無視できるふるまいの衝撃はごく小さなものであるに違いない。しかし、まさに病いが患者を弱らせているがゆえに、関係ややり取りの中で付随的に生じる脅威は、どんなものでもそれだけ暴力的に感じられるものである。小説『未産婦』において、ジャーヌ・ソティエールは、はじめから悪意があったわけではないけれども、ある種の感情的文脈においては侵襲の印象を増幅させるような言葉の力を再現している。それは、マンモグラフィーを受けた語り手が感じ取ったものである。裸になって、不安な気持ちで、苦痛な検査によって身体的につらい扱いを受けて、彼女は冷たい機械に投げ出されているると感じている。その感覚を、治療者たちの言葉が、おそらく彼らは少しも疑っていないのだが、意図せざるままに、その残酷さにおいて強化してしまう。このような傷つきやすい状況の中では、お決まりの表現、言葉の慣習が、患者にとっては特別な意味を帯びるのである。

私はマンモグラフィーを受ける。X線検査器の圧縮ローラーで自分の胸をぺしゃんこにする。［…］機器の操作をしている女性は、流行りの言葉使いで私に話す。結局のところそれは、クライアントに言葉をかけながら、ただ放置しているだけのことだ（「腕はこのままにしておきましょうね」、

「腕は下げたままにしておきましょうね」、「座ったままにしておきましょうね」）。何の関係も生まれていないことの恐ろしさ。私は彼女に、私をそのままにしておかないでと頼みたくなる。今この瞬間に、この金属的空間の中に、ちょうど私の胸のようにつぶされて絞られているみたいな言葉とともに（いったいどんな女性が、胸をここまで平べったくできるなんてことを想像できるのだろうか）。(62)

患者の不安の一端（自分の胸を失うことへの）を形にして、そのアイデンティティの一部（女性であること）を手荒く否定してしまう機械の力に加えて、意味の欠落の領域に属する医師の言葉がすぐにも追い打ちをかける。放射線治療室のこの殺菌された空間の中で、冷たい金属に接している時こそ、手のぬくもりや心を落ち着かせる語りかけが必要になるのだ。それがなければ、患者が覚えた放置の感覚はますます大きくなるだけである。機械のよそよそしさに次いで、操作担当者のステレオタイプ化された機械的な語りと、放射線医師がその説明の中で使う病理学的概念が、ここでの関係の人間性の剥奪を完成させてしまう。次のような場面には、患者に対する歪んだ関係を特徴づけるさまざまな欠落が凝縮されている。

私は放射線医師を待つ。彼は私をちらっと見ると、すぐに質問紙を埋めていく。それから、説明を読み上げる。私は自分の名前と、性別と、年齢と、生殖上の位置、つまり「未産婦（nullipare）」〔8〕という言葉で自分が指し示されるのを聞く。言葉が私を打ち、傷つけ、一日中ついて回る。紙の端で作ってしまった小さな切り傷みたいに。たくさん血が出て、見た目以上につらい思いをさせる。(63)

どこかの哺乳動物と変わりなく生物学的な生殖機能に還元され、欠落によって、より正確に言えば無価値によって定義された女性患者は、自分の置かれている状況についての要約を、言葉の暴力として感じ取ることがある。ただし、放射線医師にはそんなことをしているつもりもなく、おそらく、自分にとってはなじみの言葉が患者たちをその不安や苦しみにではなく動物学に結びつけているということを、理解することさえできないだろう。二つの世界の遭遇、互いのことを知らない二つの視点の衝突は、悪意のないところにも生まれうる治療関係上の無理解や緊張を説明してくれる。これから起こることへの患者の不安と、同じ場面が果てしなくくり返されることによって放射線医師の側に起こっていることとの不均衡が、この種の誤解の核心にある。一方にとって、この瞬間は決定的に重要なものとして、他方にとってはごくありふれたものとして経験される。だから、放射線技師はこの書類に対して表向き無関心なのであり、その向こうにいる患者を彼は「見る」ことをしない。無関心や配慮の欠如として表現されたまなざしの不在と、患者の心の中では動物性と失敗（「未」産婦であること）に帰着する技術用語の使用は、ここでは、蔑視のしるしとして解釈されているのである。

ジャーヌ・ソティエールが思い起こしているこうした「小さな切り傷」は、医療の過程を通してずっとひっかき傷を与え、処置や検査そのものと同じくらい患者を消耗させる暴力のあり方を端的に示している。患者の意志を挫き、辱しめるのは、人間的な関係が本当に大切だと感じられる場面で、それが損なわれてしまうことなのである。しかし、ここで本当に問われようとしているのは、無意識のサディズムが現れるひとつの形なのだろうか。それとも、二つの相容れない視点、治療についての対立する考え方の衝突にすぎないのだろうか。患者は耐え難い形で放置されていると感じているかもしれないが、助手はそれを、裸の女性を前にしたある種の羞恥心への配慮だと考えているのではないだろうか。患者に対して直接ではなく、付き添っている人やそこにいる他の医療者に向けて話しかける。患者については、その人がそこにいないかのように三人称で話す。あるいは、患者自身にその病状を伝える前にレコーダーに説明を吹き込むという一部の医師たちの習慣。こうした態度は、患者からは、回避の戦略、無関心や軽視のしるしとして解釈されるのだが、治療者自身からはしばしば、間を取りながら病人の感情を和らげるための手段であると主張される。つまり、病人が診断の意味を自分のものとして受け止め、医師との関係から一時的に退いていることを可能にするような、ちょっとした時間を作り出そうとしているのである。こうしたやり方は、患者にとっての心理的な「篩《ふるい》」を準備することを狙いとしている。意図的に媒介的な人や物を経由することによって、病人が自分の病気についての情報をはじめて耳にし、それを理解し、次いで医師に質問することを可能にしようというのである。病人はそのようにして、自分の身に関わる情報を徐々に受け入れ、「消化」していく。医者は患者に伝えたいと思うメッセージを小分けにすることで、それがより耐えやすいものになり、理解されやすいものになることを願っている。

このように、治療者から見れば、第三の人物（診察助手となる研修医）や技術的な物（レコーダー、そこに視線を集中させておくエコー診断画像やX線写真）やありふれた物（患者がついたての向こうでまだ着替えているあいだに話しかける）を経由することは、しばしば意図的で、患者が暴力的な真実に正面から遭遇するのを避けるためのものと考えられている。それらはまた、衝撃のあまり患者が表情を歪める場面から治療者を守っているのだということも、皆が理解している。だとすると、このような自己防衛のやり方もまた正当なものではないだろうか。

「人間的なものの内の何ひとつ、私にとって無縁なものはない」。それは、患者の苦しみも、治療者の感受性も、ともに軽視されるべきではないということを意味していないだろうか。それは、治療する人がそれを行い続けるための条件ではないだろうか。一方にとっては例外的で劇的な経験。他方にとっては、やはり悲劇的ではあるが反復的な経験。隔たりはそこに生まれている。厳しい診断にそのつど動揺していては、治療者は、自分の仕事を粘り強く継続することができなくなってしまう。距離を取ることは、おそらく、その他の治療を可能にするための条件のひとつなのである。

そして、それはまたおそらく、医師の認識と患者の直観が無理のある楽観や嘘の余地を残さない時に取りうる、唯一可能な態度でもある。何も言わないこと。それはまた時に、患者の悲しみに敬意を払い、もはや誰もまともにそうであるとは考えられないことを信じているふりをしないということである。次に見る場面は、治療者たちが取る距離と、その態度によって患者とその病める体のあいだに生じてしまった乖離のプロセスの両義性をよく物語っている。

ミランダじいさんは、悲しげに口をとがらせて、首を振るだけだ。唇がだらしなく開いて、彼の顎の上に下がっている。医者や看護師たちは［…］彼に話しかけない。彼の体と対話しているだけ。手におえない子どものように、処置すべきこの他者と、傷ついて今はかろうじて立っているけれど、やがて決定的に崩れ落ちてしまうであろう者と。(64)

この場面では、患者をその主体性において無視する形で暴力が課せられていると解釈することができる。しかし、同時に、みじめなまでの身体の衰えを前にして、病者はその身体から切り離される必要を感じているのかもしれない、と主張することもできる。そうだとすれば、医療のまなざしによる身体の客体化は、一義的な形で、病む主体を無化する暴力となるわけではない。それは、主体と、その人を内側から壊していくものとのあいだに、救済的な距離を打ち立てる。したがって、治療は常に両者を統一するものではない。それはまた、主体がある種の人格的統一性を保ち、あるいはそれを取り戻したりすることを可能にするような区分の中で、主体と病いとのあいだの境界を再定義することを助けるものでもある。

したがって、伝説的に語られる医者の冷たさも、どのような角度から見るのかによってまったく別の意味を取りうる。『喪失の練習』においてアガタ・ツジンスカは、Hと名づけられた自分の夫の病気について語っている。彼女が描いているのは、メイソン医師の診察の一場面である。語りは多くのことを示唆しながら展開される。

メイソンはオープンな感じでも、思いやりにあふれた感じでもない。

「立ってください、座ってください、目を閉じていただけますか」。Hが心からの親密の情を示しているのに対して（「ありがとうございます、先生、お目にかかれてうれしいです。私がまだ立って歩いていられるのは、ひとえに先生と妻のおかげです。先生の治療に並ぶものなんてありません。先生がいなかったら……」）、彼の控えめな態度は傲慢にも見えた。ひとまず、一時的にでも勝利をものにした患者の誇らしげな姿を前にして、それは不釣り合いなものだった。［…］

「目を閉じていただけますか。手を鼻に、右に、左に。指は何本見えますか。はい、いいですよ。ではまた、祝日のあとに。六週間後ですね(65)」。

診察はその関係性の次元において拒否されている。医師が患者の調子に合わせてくれること、患者による感謝に応えてくれることを期待することもできるだろうが、ここでは彼はそれを聞いてもいないように見えるのである。一方が示す親愛の情と他方が示す冷たさとの隔たりは、この医師の態度をさらに耐え難いものにしている。ここでの対話や個人的な配慮の欠如に、私たちはショックを覚える。なぜこのように距離を取るのだろうか。それは慣習的《ルーティン》反復や苦しみの日常化の効果なのだろうか。それとも、そこに形を取りつつある、けれどもはっきりと見えてしまうことが望まれないような致命的な事象に対する、技術的な関係の一面なのだろうか。それは本当に患者に対する無関心の表現なのか、そうではなく、患者を不安にさせるようなしるしを抑え込むための手段なのか。その患者に死が迫っていることを知っている治療者が、何を言うことができるだろう。耐え難いことを言わなければならない時に、人間的な関係の内にとどまりうるような、どんな言葉を見いだすことができるのか。

冷たさと優しさのあいだには、まさに「ほどよい距離」の問題がある。人間的関係の幻想の対極において、あまりにも過大な共感が、さらに思いがけない形で、治療の質を損なうものとして現れることがある。治療者が「患者の立場に」身を置くことができないと私たちはすぐに非難してしまうのであるが、「あちらからこちらへ移ってきた」――自分自身が病人であった――ことが、必ずしも良い治療をする上でよりふさわしいわけではないし、同様に、病いの苦しみを経験したからと言って、必ずしも、立場が変わって今苦しんでいる人を助けることができるわけではない。人はそれぞれの個別の状況に、おそらくはその例外的な経験の自己中心性の内にとらわれている。『治療する』において、パトリック・オトレオは、医師である語り手が、ある患者を内面から深く理解することを可能にするはずだったたひとつの状況を分析している。その患者はリンパ腫に罹っているのだが、語り手自身がかつて同じ病気になり、そして治癒していた[66]。しかし、期待に違って、この患者とのやり取りはうまくいかない。それぞれの病いの経験は、たとえ同じ病気であったとしても個別のものにとどまる。彼は精神科医としてこの患者のもとに呼ばれるのだが、患者は彼の診療を拒否し、彼は患者を説得することができずに終わる。彼は、自分と患者達のあいだには、その共感の中には、あまりにも大きな穴がいくつも開いていて、それが治療する上での彼の無力の理由になっていることを理解する。その内面からの理解は彼を助けない。それは、治療関係の妨げになっていると言ってもよいほどである。

これらの事例は、患者と治療者の関係がいかに複雑で、検査や診察の中で生じる数多くの誤解を避けるために、各々が相手に対してどれほど繊細な注意を払うことが求められるかを示している。理想を言えば、医師は発せられる言葉の価値や発言の特別な意味を、処置や検査結果を恐れ、しばしば診断に対して平静ではいられない患者にはそれがどのように聞こえるのかを、先取りできなければならない。しかし、他方ではまた、患者は理想的な医者を期待することをやめなければならない。医師も、時には疲れていて普段通りではないかもしれない、患者の身体状態や仕事の条件や自分の私生活にストレスを感じ、不安を覚え、気を奪われているかもしれない。要するに、医者もまたひとりの人間なのである。それは、マンガ家フレデリック・ペータースが『青い薬』[67]と題されたマンガ作品の中で、いくつかの事例においてとらえていることである。この作品は、「不一致な（discordant）」カップルの愛の物語を描いている。この「不一致な」という言葉は、今はもう使われなくなっているが、その当事者のひとりがエイズ抗体に陽性であるようなカップルを指すものとして、医師によって用いられていたものである。カップルの愛情関係の調和に抵触することになるこの条件について問いながら、登場人物は、技術的な名称の中での医療用語の暴力を、アイロニカルな形で示していく。このグラフィック小説（roman graphique）は、多くの点で「良き医者」の姿を例示するように思われるひとりの医師を描き出す。人間味にあふれ、患者を責めず、安心させる術を知り、エイズ抗体陽性という状況での性や生殖というタブー視される問題にも触れることができる。しかし、ある日の診察の場面で、彼は不安げな様子を見せ、すぐに苛立って、言わずにおいてほしいと患者が求めていることを口にしてしまう。彼自身の心配や不安。それもまた、彼の人間性のしるしなのである。

治療に課せられていることを理解するためには、『青い薬』の若き患者が示しているような、相手の身になってみようとする努力も必要である。彼は、自分を診ている医者の状態を心配するのである。確かに、彼は患者といっても特別な存在であり、自分自身は病人ではない――エイズに陽性反応を示しているのは彼のパートナーの方である。しかし、その事実によって、彼の日々の生活は、病気による制約や医療的な処方にあふれ、形を変えている。おそらくは、自分自身が病人ではないからこそ、彼は自分たちの治療にあたる人を気遣うことができるのである。突然、治療者たちの苦しみの問題、彼らが日々苦しみと死に触れる中で被っている暴力の問題が提起される。アントワーヌ・セナンクによれば、私たちは次のような問いを治療者たちに投げかけるのを忘れているのだ。

病者や死者たちの中であなたは何をしているのですか。この生に逆行する流れをつかむことを、何があなたにやらせているのですか。［…］この苦しみの一切をあなたはどのように耐え、誰があなたを、あなた自身の苦しみから解放してくれるのですか。(68)

第2章　苦しむ治療者たち

いったい両者の内のどちらが病人なのだろう。病いを治すという仕事を担うということもまた、病いなのだと言ってもよいほどである。それは同じ硬貨の表裏にすぎない。患者が私たちを必要としているのと同じだけ、私たちは患者を必要としている。[1]

（ドナルド・ウィニコット）

その著作において傷つきやすさを論じているアレクサンドル・ジョリアンは、『裸の哲学者』の中で、ひとつの強い問いを発している。「人が自分に触れるのを許す時、その分だけ動揺せずにいるということができるだろうか[2]」。このようにして彼は、極めて正確に、自分自身の苦痛の中に取り込まれ苦しむ人の孤立と、その人を助けようとする人が遭遇する大きな困難を同時に言い表している。他者の苦しみに私たちは無関心ではいられず、それは私たちを揺り動かす。それゆえに私たちのまなざしは、その苦しみを避けて通ることがある。それは私たちを動揺させ、人を助ける私たちの力を問いただす。その苦しみは時に、治療を職業とする人ですら駄目にしてしまう。人は苦しみに触れることに、それほど簡単には慣れない。それに耐えることができる人もいる。他方で、それに疲れ切ってしまう人もいる。アレクサンドル・ジョリアンが提起した疑念は、治療という課題のただ中にある二つの困難を浮き彫りにさせる。一方には、助けられることを受け入れることの困難がある。自分の傷つきやすさに他者が手を伸ばすのを許すことの難しさ。他方には、他者の苦しみに直面することの困難がある。とりわけ、親しい人が苦しんでいる時のそれが。

この二重の困難は、患者と治療者の感情、またより広くは苦しむ人とそれに寄り添う人の感情が、どれほど治療の哲学を駆動させ、同時にその主要な障害となるのか、したがってまた、あらためてそれについて考えることがどれほど不可欠であるのかを示している。それらの感情はおそらく、医療研究の中で思考されてこなかった大きな領域のひとつにとどまっているのであるから、それはなおさらのことである。

駆動力であると同時に障害であるのは、それらの感情が、他者へと向かう運動のベクトル、配慮のベクトルであるとともに、抑制と麻痺、相互的無理解の源泉でもあるからだ。しかし、治療者たちがよく知っているように、感情、すなわち言葉の不在の中で私たちに迫り沈黙の内に人間性を表すこの両義的な力は、治療の基本要素のひとつである。最も極端な場合には、その力がなお唯一可能な治療であり続ける。

それゆえ、情緒のもつこの力強さに、また医学教育の中での極めて特異な感受性の構成のされ方、すなわち、患者と自己の感情を切り離しておくという習慣に立ち返ることが重要であるように思われる。同時に、治療場面に潜在する苛立ちや怒りや暴力とバランスを取るために、治療者たちがいかにアイロニカルにふるまっているのかを見ることも必要である。医療研究は長いあいだ、無関心の鎧で身を固めた医師の姿を描き出してきたとしても、同時にまた慎重にも、感情もまた医療関係の中に組み込まれているのだという考え方――昔から数多くの伝統的治癒技法においてはよく知られていた考え方――に開かれているように見える。

治療と恐怖

治療における暴力は、まずはじめに、それ自体において暴力的な場面に身をさらすことに結びついている。他者の苦しみが私たちをつらくさせ、居心地の悪い状態に置き、不快にさせる。この暴力は、言うなれば構造的である。その暴力を和らげ、見た目に美しいものに変え、滑らかなものにしようとしてどのような努力がなされたとしても、医学的治療はごつごつとした手触りの経験である。傷つきやすさは、時に優しい気持ちを呼び起こすが、それ以上にしばしば恐れを生み出すものである。医療の世界に参入するということは同時に、生命体の恐ろしさ、病む身体を前にしておのずから生じてしまう嫌悪感を発見するということであり、おぞましいもの（l'abject）との剝き出しの遭遇である。暴力への荒々しい参入儀礼の過程で、未来の治療者を飲み込んでいくこうした情動に対して、いったい何をすることができるだろう。彼または彼女は、自分を動揺させ手持ちの手段を奪い取るこれらの感情を制御、あるいは馴致しなければならない。病いが容赦なく暴き出す生命体の暴力を飼い慣らすことは、いかなる代償を払ってなされるのだろうか。治療するためには、どこまで自らの身に暴力を被らなければならないのだろうか。

医療教育、あるいは暴力への参入儀礼

医療を学ぶということは、しばしば思春期を卒業したばかりの人々が、未知の状況と暴力的に遭遇する経験である。そこで経験されるのは、身体の漸進的劣化の発見であったり、病む肉体の現実であったり、死体のにおいであったり、さらには意気消沈させる文化的で社会的な現実であったりする。新たな表象と折り合いをつけることを要求する、数多くの衝撃。それまで知らなかった苦しみの世界が病院には露呈している。病院はスラム街（cour des miracles）[1]のイメージを喚起する。医学生たちの記憶には、飲酒や薬物摂取がもたらした具体的現実や、居住の不安定とのつながりで生じた事故による怪我や火傷や、自殺未遂や、夫婦間の暴力を目の当たりにした時の信仰の喪失、呆然自失、怒り、あるいは深い悲しみの想い出が刻印されている。病院という苦しみの裏舞台において突然あらわになるのは、社会的、心理的、情動的悲惨の世界のすべてである。医療教育への接近が大衆化されたとしても、そこに進路を定め

た若者のある部分は従来通り、社会的にも文化的にも恵まれた階層の出身者であり、現実のもうひとつの顔との遭遇、自分たちの生の思ってもみなかった裏面、ひどく不安定な一部の人々の生活との対面は、しばしば耐え難いものとなるのである。

ここで私たちは、病院を再定義することができるだろう。例えば、ある医学部生が論文の中で示したように、さまざまな形の暴力への参入儀礼《イニシエーション》の場として。(3) 身体がさらけ出される光景の、視覚的、嗅覚的、聴覚的刺激の暴力。病院で聞こえる雑多な音について、ひとまとまりの研究を行うことができるかもしれない。患者の叫び声やあえぎ声、家族の泣き声、治療者たちの会話、当直交代時のおしゃべり、警告音、呼び出し音、計測音。これらのものが、容易には慣れることができないように思われる背景音を構成している。そしてしばしば、建物の構造や病室の配置次第で、最も神経に触る救急車やパトカーのサイレン、ヘリコプターのエンジン音や羽音がこれに加わる。「病院です、お静かに（Silence hôpital）」の看板もほとんど人を欺くことができない。そこは、不協和音が深い心理的疲労を生み出す場所なのだ。病いと医療がもたらす音、熱に浮かされた生命や、緊急性の論理にともなう独特の興奮状態は、人々の注意を引きつけ、またそれだけ人々を苛立たせる。おそらくそこには、例外的なものに慣れていくこの定型外の生活様式に対する、一種の嗜癖《アディクション》が生まれている。ある人にとっては強い暴力に属するもの、死や身体の損傷や人間による暴力との遭遇が、他の人々に対しては特別な魅力を発揮する。

医療を学ぶ学生は、その教育課程に足を踏み入れるや否や、突然、未体験の知覚的感覚の世界に投げ込まれ、しばしばそれは、それだけの数の侵襲として感じ取られる。医療教育の課程では、その節目ごとに、将来の医師の感受性を強固なものにするためのしごきが行われる。例えば、看護ケア（soins infirmiers）のための研修はこの伝統の中に位置づけられる。医学部の一年生の若い学生の語りが、病院での感覚的経験のきつさをよく表している。

つまり「看護ケアへの導入研修」とは、それまでの状態（一般人の、言い換えれば「初心者」の状態）と、病院によって体現される新たな世界への入り口との断絶をしるしづける、ひとつの参入儀礼なのだ。［…］最初の研修の時、実質的に私は看護助手（aide-soignant）の役目を果たしていた。しかし、病院の中にあってそれはまさに、実存的暴力との遭遇が［…］最も直接的になされる仕事なのだ。すでに病院に最初の一歩を踏み入れることが、敵対的世界の探検に似ている。実際のところこの世界においてはすべてが、未知の、時として手荒な感覚的現実に支配されており、しばしば新参者を不安な刺激過剰の状態に置く。においがきつく、化学的だったり（水性アルコール溶液の強力な噴霧などによって）、薄甘かったり、吐き気をもよおしたりする。視覚的誘因が多数あり、どれも未知のもので、奇妙だ。自分の手が、不快な手触りのものをさぐっていく。それが人間の体に属するものだとは思えなかったようなものの手触り。［…］このように、病院の任務につく時には、敵対する外国に到着した時に行われることがあるのと同じように、身を守る武器を取り上げられる。実際のところ、PCEM1[4]の最後の研修が目指しているのは、この徒渉点を越えていくことなのである。かくして、私が最初に行った清拭は、下痢に苦しむ女性に対するものだった。看護助手たちは、

そうすることで、私を「水に浸からせる（＝危ない仕事を経験させる）」つもりだったのである。(5)

この語りは、傷んで穢れた状態にある（dans leur abjection）身体の現実との突然の遭遇を描き出している。学生はこの後、何の心の準備もないままに、亡くなったばかりの病者の体の処置（toilette）をさせられる。(6)彼自身が極めて正確に分析しているように、死体との対面を下支えしてくれるような知識のフィルターが、この学生には欠けている。

新参者は、先輩たちのように科学的対象化のフィルターを通じて病いや苦しみに向き合うことを可能にしてくれるような、理論的土台を有していない。看護師が、死化粧を施すべきものと教わったご遺体を見ていたのに対して、私は死んで冷たくなった人を見ていたのであり、他にどんな選択肢も持ち合わせていなかった。専門職者は、理論上の患者像を投影することによって、生気を失った患者の姿から自分の身を守ることができていたのだが、私はそこに自分自身の不安を投影するしかなかった。(7)

このように、医学部生が特にその教育の最初の年に乗り越えなくてはならないのは、まさに一群の参入儀礼なのである。しかし、この参入儀礼は、ほとんどの場合、枠づけも意味づけもなく、人々がその一生の中で遭遇しうるありとあらゆる種類の苦しみにいきなり出会うという形で行われている。このような暴力の集中を、何の準備もなく体験させるべきではないだろう。その経験は、そこに説明がともなっていなければ、非人間的だと言ってもよいものになる。右の証言が示しているように、無言の内に押しつけられれば、それはそれだけ暴力的なものとして経験されるのである。

医療教育課程への参入儀礼における暴力の典型は解剖である。この核心的な経験について、その象徴的役割と実質的な教育的機能を問い直してみるだけの価値がある。結局のところ、将来の医師を育てる中で死体解剖は何の役に立つのだろうか。医学部のサイトにあげられた「たった三週間の解剖」と題された語りの中で、二年次の女子学生が提起しているのはこの問いである。彼女は、その中でも特に、執拗な吐き気と、いつまでも刻み込まれ、食べ物を含むありとあらゆるものに染みつく臭いの記憶を記している。(8) 解剖は何の役に立つと言われているのだろう。しばしば解剖は、三つの点において理由づけられている。第一に、それが死者との最初の接触になるという点において。この点は無視できないとしても、この学生が強調しているように、死体は人工的な保存技術を施されたためにその外見が変わってしまっており、その意味で、やはり実際には「本当の」死体ではない。この経験に効果があるとすれば、それは結果としてもたらされるものにある。つまり、この経験が呼び起こす嫌悪の感覚、吐き気、嘔吐、失神、涙。解剖はまた、患者の解剖学的多様性を学生たちに教えるものであるとも見なされている。しかし、それは一般に、これほど動揺を誘わない枠組みの中で、彼らがすでにくり返し認識する機会を得てきたことである。最後に、解剖は、脂肪も膿汁も痂皮もない、吐き気をもよおさせる臭いもしないいきれいな解剖図と、現実の死体との隔たりをはかることを可能にしてくれる。しかし、学生がそこに筋肉のつき方、神経や動脈や静脈の組織を観察することが可能だとしても、外科手術もまた同様の可能性を提供してくれる。このような解剖は医学部生の感性を試すためのものとして組み込まれているのではないか、「数少ない人間しか味わうことのない」(9)経験をなしえたというある種の栄光への参入儀礼が皆そうであるように、オーラに包まれているのだろうか、そしてそれが一体どれほどのものなのかと私たちは問うことができる。学生が解剖の実施において見いだすものは、他者の身体であるよりもむしろ、それまで知らなかった、おぞましいものに対する自分自身の身体の反応である。本質的にはおそらく、こうした観点において、解剖はなおひとつの意味を主張しうるのである。自分自身の限界を知り、それを乗り越えようと努力すること。その反応と感情を抑え込み、ある種の麻痺を飼い慣らすこと。医学教育の暗黙の前提とある種の職業的有効性についての考え方は、まさにそのようなものとしてあるのだ。

医学教育の暴力への参入儀礼は、人間関係の厳しさにも由来する。極度に序列化され、その中にあって学生たちはしばしばひどい扱いを受けていると感じる。この人間性を欠いた関係は、時として、教育期間を超えて持続する。一部の専門領域、例えば外科などは、その冷たさで名高い。『待機』において、ひとりの神経外科医が、アントワーヌ・セナンクというペンネームを用いて、自分自身の経験を記している。彼が主に描き出すのは、ヴァーダと名づけられたひとりの外科医の姿である。彼は、言葉も人間も同様にバラバラにして分析し〔＝解剖し〕、人間的なものに対してまったく感性を欠いているように見える。セナンクは特に、彼がインターンとして、高名なる（le grand patron）ヴァーダとのあいだにもった諸関係を思い起こしている。

彼はお前を拒否していたのではない。消し去っていたのだ。〔…〕手術室に入るや否や、彼の目にはもうお前はいなくなっていた。〔…〕それは、手術の最中にインターンがさし出さなければならない道具とともに始まる。ピンセット、糸、呼吸器の挿管《カニューレ》。彼はそれを拒否したのではない。単純にそれを受け取らなかったのだ。彼はそれを直接自分で手に取った。台の上から、よく分からない間合いで。予測することができなかった。適切なタイミングで、適切な道具を彼に渡すことは、一度もできなかった。〔…〕

彼はまた、「で、一体君はそこで何をしているんだ」と言わんばかりの、問いただすようなまなざしを向けてきた。お前の存在はあまりにも場違いで、当然無駄なので、できるだけ早くいなくなってくれるのが、唯一の道だと言うかのように。

彼が補助を必要とする時には、お前の手をつかんで、道具の上に置き、それ以外のお前の体は消し去り、物として数センチずつずらしていく解剖道具へとお前を還元してしまう。ヴァーダによる扱いに耐えられるインターンはほとんどいなかった。(10)

この極端な距離化の姿勢のしるしとして、その言葉は、患者との関係も同僚や学生との関係も最小限に、つまり必要とされる接点だけに切り詰めようとする考え方をよく表している。それは、「外科的襲撃〔＝ピンポイント攻撃〕（frappe chirurgicale）[2]という表現の例示となっている。感覚の麻痺した医者の強調された——ただし実在の——像であるヴァーダは、学生たちを道具として扱い、彼らをその主体性においてまったく無視するのと同じやり方で、解剖するかのごとくに言葉を発する。

> ヴァーダは、病人に手術をする時と同じように、言語を操作した。急いで、接触の時間を切り詰めながら。〔…〕彼は早口で、文を省略し、語彙を簡略化し、形容詞を挟まずに話した。可能な限り動詞だけを残して切断し、言葉をバラバラにして〔＝解剖して〕本質に迫るのだった。[11]

その最も単純な表現にまで簡略化されてしまった言葉は、ひとつの生きる姿勢をよく表している。そこでは、関係を結ぶということがすでに彼の権威に対する、またおそらく、より深層においては一切の権力への彼の欲望に対するひとつの脅威、ひとつの異議申し立てとなって現れてくるのだ。この「形容詞を挟まない」[12]、碑文のように簡潔な発話は、明確化し、固有化し、区別し、個人化するものを放棄する発話である。それは、一般的なもの、ある種の匿名性、あるいは少なくとも、個人的な関係の成立を、場合によっては端的に関係それ自体の成立を許さないような未区分状態にとどまる。しばしば、医療用語は患者と医師のあいだの誤解や理解不足の源泉として非難されてきた。それは、情報技術者や役人たちの特殊な内輪《ジャーゴン》の符牒以上に技術的であるわけではないが、フーコーが見事に示したように、医療世界の中での知と権力の結びつきを、おそらくはより明確に示している。こうした語彙を我が物にしようとする意図が、潜在的にはすでに発話の暴力をふるっているのである。したがって、言葉は医療権力が取る姿勢の一要素である。右の事例では半ば戯画的に描き出されている医師の言葉は、自らの優位性を確かなものにし、対話に対する、より深層においては関係に対する彼の拒絶をはっきりと示している。

若き医学生の教育に関するこの分析の中で、おそらく最も驚くべきことは、病者のたどる行程との平行関係が認められるということである。身体に関する新たなイメージや、侵襲的で多様な新しい感覚を飼い慣らすこと、新しい言葉を理解すること、医師との非対称な関係の中に自分の居場所を見いだすこと（医師は、制度内での地位においても、医学的知識においても優位に立っている）、病いや死に慣れていくこと。しかし、病者と医学生はそれぞれに異なる形でこの経験を生きていく。一方は、自らの肉体に刻み込まれたものとして、他方は、死や病いの試練にくり返し遭遇することによって。したがって、この累積されていく暴力に直面して、気晴らしが必要になる。その暴力が言葉では言い表しづらいように見えるがゆえに、それがあからさまに誇示されているような、かの〔死や病いの〕試練の暴力を、おそらくは自ら求めていくことが必要になるのである。

死を飼い慣らす――エロスとタナトス

数多くの要素が、軌をひとつにして、医療の世界における暴力の文化を形成している。新人しごきの習慣、夜勤室の現実、医学部生のパーティの乱痴気騒ぎは、単なるフォークロアにとどまるものではなく、いずれも病いと死の暴力に順応し、さまざまな儀礼や顕示的表象を通じてこれを嘲笑うべきものに転換することで暴力を飼い慣らそうとする試みであるような、一群の身ぶりや態度を形作るものである。巧みに隠されているのだが、病院の壁の一部にはなお過剰な性のしるしが掲げられている。それを媒介として生の力を対峙させることで、死に対抗しようとしているのだ。写真家ジル・トンディニの新しい仕事は、長いあいだ夜勤室を飾っていたエロティックな絵の伝統を物語っている[13]。それはつまり、奔放な性の表出を対置することで、日常化した死との出会いの暴力を埋め合わせようとしていたということである。パリ第四大学の医学史の担当者であり、夜勤室についての著作の筆者であるパトリス・ジョセ[14]は、いくつかの説得的な数字とともに、そのことを明らかにしている。

夜勤室はひとつの要求に応えている。それは時代の産物である。［…］私が勤めていた小児病院、アルマン＝トゥルソー［パリ一二区］の例を取ろう。一九三〇年代には、毎年一〇〇〇〇人の子どもが入院していた。そして、毎年三〇〇〇人が亡くなっていった。［…］毎日一〇人近くである。一方では治療が行われ、他方では大量に死んでいく。インターンは病院の中核を担っていた。彼らには隔離された場所がどうしても必要だった。病院の中に。そこで彼らが、その埋め合わせとして突飛なふるまいに及ぶことが許されるような。[15]

日常化した死の存在によって呼び起こされる不安を鎮め、病院におけるそれ自体において常軌を逸した人間的条件の悲劇を、嘲弄と誇張（似顔絵は戯画化され、猥褻な絵とグロテスクな場面が描かれる）によって乗り越えようとしていたのである。壁画における性の遍在は、生を肯定しようとする太古からの反応である。パトリス・ジョセが簡潔に述べている。「交接イコール生殖であることを見逃すべきではない」[16]と。『夜勤室、過去と現在』[17]の著者であるパトリック・バルールが指摘するように、「これらの絵の中では、医者は、患者と同じように裸である。医者が患者と同じ水準に立っているのだ」[18]。しかし、この同等性は、同一化であるというよりも、異議申し立てである。病人の体が衰弱によってしるしづけられているのに対して、医者の体はその頑健さによって、その生命力によって特徴づけられるのである。したがって、エマニュエル・ゴドーが見事に分析したように、夜勤室の壁の絵は、身体をめぐる医師たちのある種の学習の論理の内に組み込まれており、性的なものの周辺に生の衝動をかき立て、おそらくはその一つひとつが埋め合わせの機会となっている。[19]病む身体に相対して自分自身の身体とその衝動を制御することが要求され、それに応じた気晴らしとして、壁の上に衝動的な身体が描き出されるのである。

身体をめぐる通常の慣習の単純な侵犯、より正確にはその反転が、この学習を特徴づけている。病者の裸体を前にした時の、欲望の制御が特異な形で支配する、冷ややかな感情的中立性。それを習得することは医療専門職にとっては重要なことなのだが、だからこそインターンたちはこれに対して、すべからく生命に宿る性のしるしのもとに置かれた、動きまわる、けたたましい、あけっぴろげで、卑猥な身体を対置する。[20]

このようにして壁の絵は、暴力は死に直面することだけにあるのではなく、医療実践の条件として、自己の内なる生の衝動を、内面化された拒絶や共感の人間的な発露を無理に制御しなければならないことにもまたあることを示している。自分自身の感受性を否定される治療者の身体に課せられたこの首枷はやはり苦しみの源泉である。結局のところ、こうした迂回的手段を取ることで、治療者の日常に課せられる心理的圧力が調整されていくのである。そしてここにはまた、治療の中にある暴力へのより直接的な応答もある。ユーモアとアイロニーは、治療者たちが直面するさまざまな形の侵襲に対する、また別の気晴らしなのである。

嘲弄、暴力へのもうひとつの応答

心理学者パスカル・モリニエが強調したように、治療場面についての具体的研究は、治療の仕事に内在する両義性を明確に示している。そこでは、配慮や忍耐や気遣いが、嫌悪や苛立ちや怒りと入り混じるのである。治療者に対する自らの調査にもとづいて、彼女は「暴力の衝動は頻繁かつ通常のものである」[21]と断言する。彼女は、いくつかの集合的な防衛戦略をつきとめる。中でも、ユーモアのフィルターによって困難な経験の形を変えること。それは、自分自身が被っていると同時に抑え込んでいる暴力のきつさに抵抗するひとつの手段である。このアイロニカルな変形を行う中で、治療者たちは、自分自身のことも、患者や医者や看護管理職者たちのことも同じように笑う。パスカル・モリニエは記している。「この『嘲弄と自嘲』の二重のゲームは、他人の悪いところも自分自身の心理的弱さも同時に受け入れ、その意味を改変し、自らにそれを許していくとともに、共感的な絆、他の治療者たちとの感覚の共同性を創出することを可能にする。その共同性には、患者の人間性を自分自身のそれと同等で同一のものとして承認するということが含まれている[22]」。したがって、改変の結果としてこの「共感」が生まれ、変形作業を通じて、現実が掻き消そうとしているもの、すなわち患者の人間性と治療者のそれが再確認されるのである。苛立ちや疲労や激昂の影響を受けて、自分たちに課せられたストレスフルな物質的条件がもたらす耐え難いリズムにしたがわされて、治療者たちはしばしば、自動化した、人間味のない行動しか取らなくなる。この時、治療という仕事の本質的要素のひとつである親切心が当たり前のものでなくなるのも当然である。パスカル・モリニエが極めて正確に結論づけているように、強い暴力性を刻印された治療の経験に直面すると、「ケアの仕事にともなう共感の絆はまったく自然なものではなくなってしまう。それは、極めて脆弱な集合的努力の成果なのである[23]」。したがって、治療の努力は、最も直接的な応答、暴力的応答への抵抗の内にある。耐え難い要請や反復される侵襲に対する私たちの反応の自然な傾向に抗して闘うこと。つまり、治療の身構えは、常に「自然な」ものではなく、随所で、完全に本能に反するものなのである。治療者は、自らの情動の逆を行き、患者と自分自身双方の攻撃衝動を解除するための対応策を見いださなければならない。したがって、治療の身構えは、感情や心理に関わる複雑で骨の折れる改変作業の所産なのである。

傷つきやすい治療者たち

治療者たちが耐えている暴力の徴候であると同時に、この暴力への、ほとんど意識化されないものから極めて洗練されたものにまでいたる応答でもあるような事例を、重ねて示していくことができるだろう。アディクションに陥っている治療者の比率の高さ（他の専門職者との比較において）もまた、被っている圧力と、どれほど好ましからぬものであるにせよこれに何らかの応答を見いだすことの必要性を物語っている。言うまでもなく、ある種の向精神薬や麻酔薬が治療者たちの手の届くところにあるということが実質的な誘因となっている。この点において、麻酔と蘇生の世界は特に薬物依存のリスクにさらされている。(24) この問題についてのフランスでの統計を見いだすことは困難であるが、アメリカでの研究がこの種の現象の広がりについてのおおよその見通しを与えてくれる。(25) その推計によると、医師の八から一二パーセントがその職歴の中でアディクションの問題に遭遇しており、その内の七パーセントは依存者と見なさざるをえない。それは、この社会的カテゴリーがリスクをともなうカテゴリーであるということを示している。実際、麻薬の使用と関連している死亡率は平均よりも高い。(26) こうした状況の中での大きな問題は、自らのアディクションについて誰よりもよく分かる位置にあると思い込んでいるがゆえに、医療専門職者が依存状態にあることを否認してしまうという点にある。おそらく、医学部の学生たちには、ミハイル・ブルガーコフの『モルヒネ』を読ませる必要があるだろう。医師セルゲイ・ポリアコフの日記は、この種の盲目性を示しており、自分はすべてをコントロールし、受け入れることができるのだという医師の驕りと自負に警戒を向けている。

思考がクリアになり、仕事をする力が爆発的に広がるのだ。すべての不快な感覚が消え去る。精神力が最大限に発揮される。もしも医者としての教育が染みついていなかったならば、私は、人間はモルヒネを一本打ってはじめてまともに働くことができるのだと言うところだろう。〔…〕アンナ・Kは恐怖を感じる。私は彼女に、子どもの時から自分は誰よりも強い性格だったのだと言って、安心させてやった。(27)

一九二七年に起草されたブルガーコフの中編小説に描かれた出来事は、一九一七年から一八年のあいだに位置づけられており、著者の体験から大きく着想を得ている。彼は一時期モルヒネ中毒者であったが、依存から脱することに成功し、その後医師をやめて文学に転じた。(28) 治療者の世界におけるアディクションの問題は新しいものではないが、おそらくそれは以前よりも多様な形を取り、その一部はより特定しづらいものになっている。医療や二次医療《パラメディカル》の世界を脅かすアディクションの形は、麻薬の使用に限られるものではない。しばしば医師は、医学部生の時代から、研究によって強いられる特に濃密な作業リズムに「耐える」ために、興奮剤（psychostimulantes）を服用する習慣を有している。化学的依存には、

「タバコやアルコールといった合法的なドラッグも、抗うつ剤や鎮静剤といったその他の薬品の作用」[29]も含まれる。しかし、アディクションはさらに別の形態を取ることもある。例えば、激しいスポーツへの依存、インターネット使用、あるいは時に「バーンアウト」状態、すなわち職業的な燃えつきにいたる仕事への依存のような。

自己を危険にさらす

医療の世界におけるアディクション行動、リスク行動、自殺、あるいはバーンアウトについての統計的要素は、病いの経験が治療者に及ぼす影響を量的かつ没人格的に確認させるにすぎない。こうしたデータは新しいものではない。一九六七年に初版が刊行され、最近再編集された『理想的職業』の中で、ジョン・バージャーとジャン・モーアは、地方の医師の生活を描きながらすでに、通り抜けなければならない段階と見なされる医師の抑鬱の時期について語っている。それは、ストレス要因の累積に対する一種の代償であり、治療者についてまわる避け難い失敗感情の表現でもある。病者や死者とのつきあいは傷跡《スティグマ》を残す。アントワーヌ・セナンクは医師たちの顔には「つらさゆえの痙攣《チック》」[30]が浮かんでいると考えている。病者の苦しみにも医師の苦しみにも敏感なフィリップ・フォレストは、自らの試みの失敗を前にした医療者の呆然自失あるいは意気消沈に触れている。表向きの快活さの裏で、深い悲しみの暴力が治療者を襲っている。「絶え間ない悲しみは、しばしば絶望に隣接し、時には病者への愛へと、時には憎しみへと成長する。そして結局は、緩慢な衰弱、一切のものへの嫌悪、また時には神経の崩壊へといたるのだ(31)」。

同様にまた、欺瞞の感覚が治療者をとらえ、蝕むこともある。度を越した患者たちの希望の水準には到底追いつけないと感じられるのである。身体とその反応の複雑さに対する、あるいは患者自身と病いに対するその反応の予測不可能性を前にして、自らの無知や無力を認めること。そうした認識もまた抑鬱状態に陥らせることがある。それが治療者の「憂鬱《ブルー》」と音の上で重なるという点で意図的に多義的なタイトルを与えられた物語『白衣《ブルーズ》』の中で、アントワーヌ・セナンクは、その語り手を蝕んでいく欺瞞の感覚を詳細に描き出している(32)。何十年にもわたる研究と実践を積み重ねて来たのに、それがどんな病気なのかも分からず、どうすれば患者の苦痛を和らげることができるのかも分からないということを、いったいどうやって受け入れればよいのか。しかしながら、こうした治療者の苦しみについての証言は相対的に稀である。一種の苦しみの序列構造の中で、健康な人間のそれは、病む人のそれの前では消去されなければならないかのように、あたかも、それがごく小さな、二次的なものであるかのように。治療者の苦痛〔を語ること〕は、患者の苦痛との対比において、どこか慎みを欠いているかのように。

治療の起源としての苦しみ?

このように、治療への跳ね返りとして生じる衝撃、治療者に及ぶ影響が存在する。それは一部の治療者たちによって、つらい経験として、しばしば身を蝕むほどの経験として描き出されている。治療は〔他者を〕背負い込むこと（prise en charge）を必要とする。医療の世界ではこうした言い方はせず、今は「配慮の対象とする（prise de soin）」という言い方をするのであるが、いずれにしても、その実際の役割と仕事において背負い込むことに変わりはなく、それは、困難な状況に耐えることを可能にする精神力を要求するように思われる。そこで人々は、治療について考えるために、個人が一定量の力を備えており、治療行為がそれを少しずつ使い尽くしていくというような、単純な表象に頼ることになる。そうなると、この治療する力を充塡し直すために、医療の枠組みの外に出る時間が必要になるだろう。しかし、この図式は現実をまったくとらえ損っていると見ることもできる。治療は一方向的なものではなく、それは二重の欲求、すなわち〔病気によって〕弱っている人の明らかに目に見える欲求と、より目につきにくくしばしば見過ごされている治療者の欲求に応えるものだと考えられるのだ。他者を治療する（soigner）こと、それはまた、一定数の患者にとっては、自己治療する（se soigner）ことである。治療は、何かをもたらすことであり、豊かにすることであり、形作ることであるが、同時にそれはおそらく、承認や他者との関係に関わる本質的な欲求を満たすものである。おそらく、治療は治療者の内なる傷と関わりをもつものであり、『理想的職業』においてジョン・バージャーが言うように、「治療者は自らを癒すために他者を癒すのだ」[33]。治療者を特徴づける関係は、しばしば何らかの形で自己承認を獲得する関係である。したがって、他人の治療を担うことによって、私は私自身に、私の中のある部分に、例えば子ども時代にそうした気遣いを受けてこなかった自分自身に配慮（soin）を向けたり、自分では世話（soin）をすることができなかったり、その術を知らなかったりした両親や家族やその他の人々の世話をしたりする。パトリック・オトレオが『治療する』[34]において明確に主題化しているように、治療という観念の裏には、ある種の修復の観念がある。彼自身によれば、彼が精神科医になったのは、偶然の結果ではない。医療は、彼の個人史の中で、その祖母が亡くなった時に強く感じた、治癒させたいという欲望[35]、及び人を理解したい、とりわけ諍いによって別れてしまい、子ども時代の彼の気持ちを挫いた自分の両親を理解したいという欲望に応えるものであった。

この女と男を親としてではなく不幸な夫婦として受け止めるために、それを理解することはできなくとも、二人の憎悪の高まりの中にある恐ろしいものを受け入れるために長い時間を必要としたとしても、またさらに、それらの出来事のより合理的な解明と、彼らのあいだにしばしば生じた信じ難い暴力への説明をもたらすようないくつかの秘密を発見するまでに何年もの時が経過していったとしても、私はおそらく、精神医療に対するこの奇妙な才能を彼らに負っているのだ[36]。

人はなぜ医者になるのか。治療することへの欲望や必要は、どのような内なる傷に応えるものなのか。治療者は何を「修復し」ようとしているのか。結局のところ、誰を治療するのか。治療者自身の物語、その人自身の過去の傷はどのようなものか。治療の中でどのような負債を抱えているのか。治療者たちの傷つきやすさは、その人の物語の最も深い部分に由来することもある。『夜はやさし』において、フィッツジェラルドは、主人公である精神科医ディックに次のように言わせている。しかしこれは、他の医師たちにもおそらく当てはまることだ。

僕たちの仕事の悲劇は、たぶんそれが、自分自身も少し脆い人、少し傷ついている人を惹きつけてしまうということにある。ひとたび仕事についてしまえば、自分は堅牢で確かな壁に守られていると感じられる。僕たちの仕事の「実務的」で「臨床的」な一面が、自分自身の弱さの埋め合わせを可能にしてくれる。(37)

つまり、西洋の医学はその科学的で合理的な一面によって、有限性と死の不安を前にした主体の問題や深層の不安への応答となる。おそらく、医師はこうした主題に対する強い感受性を備えているのだ。アントワーヌ・セナンクに言わせれば、治療者は、自分の職業的経験に先立ち、これを導いている欠損を埋めるための手段を、その仕事の中に探しているのである。セナンクは、まだ子どもの時に死にゆく人に出会った経験、その最初の沈黙に言及している。それが医者たちに「死の沈黙に対する個々のとらえ方」(38)を授けるのである。「沈黙にしるしづけられた」医師は、「物音を求めて」その生涯を過ごしたのであった。(39)治療するということ、したがってそれは、倦むこともないかのように、この最初の沈黙にあらためて対峙することであり、治療の積極的な働きかけによってこれに応えることである。そうすることで、沈黙が生まれて広がるがままにはさせないようにしているのである。

始まりの沈黙の中で、それを破るために、楽器やシンバルや鐘や、病人たちの叫び声をもって状況を変えなければならない。医療現場のけたたましい物音をもって。(40)

医療のオーケストラは、恐ろしい死の沈黙に応え、ちょっとしたカーニヴァルのようにこれに抵抗する。病院の喧騒は、その不協和と不調和にこだわり続ける生の表現なのである。

『キュア』と題された重要な論文において、ドナルド・ウィニコットは、実存的な問いに対する医師の態度について考察している。彼によれば、医師の実践の中には信頼の維持に努める義務がある。それは、日常生活の中で私たちが接することのない信頼であり、医療における職業倫理上の要請となるものである。専門職者として信頼のおけるものであるということ、ウィニコットにとってそれは「患者を予見不可能なものから守ること」、その暴力を和らげ、乗り越えるのを助けることである。ウィニコットが強調するように、多くの治療者たちは、「あたかもそれが自分の人生のキャンバスに書き込まれていたかのように、自分が予見不可能なものにしたがっているという、まさにその事実に苦しんでいる」。(42) しかし、治療者に固有のことは、まさにその道をたどらないということ、それに対して抵抗を示し、予見不可能なものの襲来と偶発性の暴力に抗して闘うことにある。そのことをもってウィニコットは、治療者は患者の治療をする（soigner）と同時に自己治療する（se soigner）のだと言うのである。

いったい両者の内のどちらが病人なのだろう。病いを治すという仕事を担うということもまた、病いなのだと言ってもよいほどである。それは同じ硬貨の表裏にすぎない。患者が私たちを必要としているのと同じだけ、私たちは患者を必要としている。(43)

したがって、治療活動はひとつの実存的な必要、不確かで偶発的なものに対する具体的な形を取った闘争の必要に応えるものである。それは、ぐらついている軌道を立て直し修正することができる、正当なものとはなりえない状況にわずかな公正を回復することができるという自分自身の力を信じることに立脚している。こうした見方に立てば、治療するとは、実存の中での自らの位置についての、生命という不安定な均衡の中での自らの役割についての、本質的な表現だということになる。

おそらく、職業的な使命や選択については、その仕事を選び取る人の数だけの説明があるだろう。人はしばしば家業を継ぐことによって、時には社会的上昇の欲望によって医師になる。しかし、心理学的な領域に関わる上述のような分析は、医者についての二重の戯画《カリカチュア》を破棄することを可能にしてくれる。すなわち、慈愛と寛容ゆえに献身する良きサマリア人としての医師と、日常的に接する苦しみに対して無関心であればあるほど有能な、冷淡な存在としての医師。治療行為が一部の治療者にとっては内的な必要に由来していること、実存の内に自らを組み入れ、関与する唯一の手段として現れてくることを理解するのは、いつも容易なわけではない。言い換えれば、その人たちにとって治療が痛切な義務であることを理解するということ。それは、実存的な義務と言ってもよいものなのである。

介護者の疲れ

他方で、心ならずも治療者となってしまう人々に向けてさし出されているのも、務めまたは個人的な必然として感じ取られる、内的または外的な義務の問題に他ならない。家族的つながりや社会的状況から生じるような、治療したり面倒を見たりする義務に対して、何をすればよいのだろう。自分の親の世話をしたり、身寄りのない年老いた隣人を気にかけたりすることは、しばしば重荷として課せられ、苦痛なもの、さらには耐え難いものとして経験される。政府の発する指示が助け合い（solidarité）と弱者（猛暑の時期の高齢者や厳寒期のホームレス）への配慮の感覚を呼び覚まそうとしているのは、こうした人々の脆弱な生活を支える構造の欠落を巧みに隠蔽するためでしかない。家族や地域に責任を課す古い図式が、それとはほとんど両立し難いものになっている生活様式の中で生き残っている。したがって中には、治療や世話の担い手（soignant）となることを強いられる人もいる。

治療者（soignants）と言った時に、ごく自然に思い浮かばないカテゴリーがある。目につきにくい、非職業的なケアの担い手（soignants）は、長いあいだ「自発的介護者（aidants naturels）」と呼ばれ、今日では「家族介護者（aidants familiaux）」と名づけられている人々である。その呼称は、暗黙の内に、医療や二次医療は、家族による世話の延長に位置づけられることを認めるものであった。しかし、この種の〔家族的な〕ケア（soin）は、それまでに存在していた関係の延長の中には位置づけられないばかりでなく、それを動揺させ、問い直し、親と子のあいだの保護と権威の関係を解体ないし逆転させ、誰かに依存しなくてはならない老親の面倒を誰が見るべきか（この表現がすでに何かを物語っている）が問題になった時には、兄弟姉妹間の感情的関係を混乱させたりもする。

病人の近親者が置かれている状況には一種のタブーが課せられる。彼らは病人に寄り添い、時には毎日その世話をし、文字通り看病人（garde-malades）の役割を果たす。アルツハイマー病や自閉症のような疾患とその患者たちを受け入れるのに適した施設の不足は、病人の側に常に付き添っていることを要するために、近親者に大きな犠牲を強いている。一個人の病気がもたらす苦しみの広がりを十分に理解するためには、ひとつの疾患が場合によっては家族構造全体を再編し、近親者の職業の領域にまで影響を及ぼし、献身を続けることで彼らが精神的に参ってしまうことがあるという点を考慮に入れなければならない。こうしたしばしば極めて厳しい状況の裏側では、家族の中での力の奪い合いが顕在化してくる。子どもたちの内の誰が、いかなる基準にしたがって、老親の面倒を見るのか。この責任の担い手問題の背後に現れてくるのは、家族の成り立ち方そのものである。誰が「良き」息子の役割を演じるのか(44)。人類学者フローランス・ヴェーバーは、ためらいもなく、「罠にはまった家族」と呼ぶ。彼らは、古典的なジレンマに陥っているのだ。

彼らには、依存状態にある人のために多くの時間を割くか、さもなければ施設に預け、それによって罪の意識を抱えるか、そのどちらかの選択肢しかない。それは本当に厳しい選択だ。ダメになってしまった体を支える仕事に従事するか、悪い親、悪い配偶者、悪い子どもと見なされるか。[45]

ダメになってしまった体、または依存状態にある体の世話に就くこと、こうした表現は単なる比喩ではない。身体的及び心理的な疲労のしるしは、このにわか治療者の体に刻印される。そして、この仕事が自分自身の私生活や職業生活上の務めにつけ加わり、消耗してしまって、今度は彼らの身体が早々に病いに罹る。時にはまた、それが彼ら自身の弱さを推し進めることになる（家族の系譜の中で言えば、中でも、老人がその両親の面倒を見ている場合を考えることができる）。

世話をするということ（soigner）。したがってそれは、未体験の苦しみに、新たな傷に自分の身をさらすということである。近親者の世話を引き受けるということは、しばしば、常軌を外れた状況に身を置くことを意味する。[46] そこでの関係の逆転、状況の重みについては、エレーヌ・シクスーが『心の最果ての転換』と題した著作の中で非常に明晰な考察を行っている。そこに描かれる転換のひとつは、母娘関係の逆転である。母親が自分の娘の前で子どもになってしまうのだ。語り手自身がすでに七〇歳なのだが、百歳になろうとする母親の依存に直面する。彼女はその母親を子どものように世話しなければならない。空間はその寝室に限定されており、動きは限られており、すぐにもどこかにぶつかってしまう。移動しようとすれば、まさに物語の中に描かれているような、一大スペクタクルの様相を呈する。しかし、母親の世話を託されている語り手が極めて正確に言い表しているように、身内の衰弱が暗黙の内に発しているこの命令に逆らうことはできないのだ。

母の寝室の窓から、私は自分の生活を眺めた。つまり、窓際に残されているものを。もうそんなに多くのものはない。［…］子ども部屋みたいだ。昔、自分が七〇歳になって母親になろうとは、思ってもみなかった。［…］私の人生の、予見できなかった描線。それが母だ。法則の一覧表には載っていない法則。汝は老いたる子どもを汝自身のように愛するだろう。私は母を自分の背に負う……。この歳の子どもをもつということは、生活のすべてが緊急事態と奉仕になるということだ。ごく小さな両義性のかけらが漂っているような、ほんのわずかな死角も存在しない。ママの無力さは、ママの強さの秘密なのだ。(47)

移動可能な範囲が数メートルに限られてしまった母親の蟄居状態は、彼女を見守る人に与えられる活動範囲をも規定する。病人にとっても、病人の世話をする者にとっても、生活は縮小する。そして、病気はまた時に、子どもたちを傍に呼び戻し、付き添いを手に入れ、もうほとんどあてにしないどころか、以前よりもずっと頼りにするための、口には出せない手段である。こうして新たな道徳的命令、どこにも書かれてはいないが厳格に揺らぎのないものとして課せられる法が定立される。昔自分の世話をしてくれた者たちの世話をすること。「その人たちを自分の背に負う」こと。この表現は単なる比喩ではない。ここでの世話は、単なる配慮と保護の精神的責任ではなく、文字通りの意味での重荷、身体的な試練なのである。病人の重さは、それを支える人に精神的に課せられるだけでなく、極めて具体的に、物理的な形でのしかかってくるものでもある。

エレーヌ・シクスーの物語の中では、生活の個々の局面が両者にとってひどく危険なものになっている。今や、シャワーを浴びるのも断崖をよじ登るかのごとくである。以下の語りでは、シャワーに強調点が付されているが、それは、ここでの難題がシャワーそのものではないからである。問題は身体的な試練、危険をともなう段差を上ることである。シャワーを浴びるためには多くのリスクを冒さなければならない。しかも、シャワーはもはや二人で浴びなければならないものになっている。自分の娘にザイルでつながれているような裸の老女に、内密性が残されているのだろうか。

シャワーを浴びましょう。私たちは不安とためらいを覚えながら見通しを立てる。浴室の湯気の中には、つやつやと光る切り立った傾斜の、すべすべとした断崖がそそり立っている。——それで、私はどうすればいいの、とママは言う。浴槽の縁で一旦停止。藻が水にぬれて危険なものになっている、狭く長い岩場の小道。母が私を見る。私も見る。彼女の目には、深緑色の波のうねりが、刻々と様相を変え、温度を変える手なずけ難い潮の流れが見えていることが分かる。熱すぎたり、冷たすぎたり、多すぎたり、きつすぎたり。——向きを変えて、と私は言う。岩場の中に、おぼつかない足を伸ばして一番安全そうな足掛かりを探す。私は手すりになり、支柱になる。タオル掛けをつかめるかしら。左足を上げて。その左足はもう思うように動かず、重たくなっている。苦心惨憺してそれを持ち上げる。浴槽の縁まで引き上げる。お湯が待ち構えている。母は逡巡する。足を宙に踏み出す。足のつく先を探す。私が体を支える。まだ何メートルもある。静止。母は目で指示を求める。――それで、どうすればいいの――右の脚を上げるのよ、と私は言う。今私たちは、〔浴槽の〕縁の上に馬乗りになっている。休憩を入れる。母は大きく息をする。五〇メートルも腕の力だけでよじ登ってきたみたい。大変な仕事だ。この登攀は。〔…〕長いことそこに座っている。母は不満を漏らしている。それでも、よくやった方だ。(48)

自発的介護者や家族介護者といった表現は、近親の高齢者や、場合によっては病気の子どもの世話をするためには、それまでにも払われてきた配慮を広げ強めれば、それだけで十分だと思わせてしまう。しかしそれでは、病いが互いに愛しあう人々の関係を変質させてしまうことを見落とすことになる。アルベルト・バレラ・ティスカが『病い』の中で言っているように、病いは第三者のようにその人々のあいだに口を出してくるからであり、同時に関係をとげとげしく、ざらざらしたものにしてしまうからである。

病気が二人のあいだに居座ってから、関係は以前ほど滑らかなものではなくなってしまった。もっととげとげとした、面倒なものになった。今、彼らは三人組を形成している。いつも二人のあいだに見えない者がいるのだ。父親か、息子か、誰か他の人。彼らを決して二人きりにしてくれない、名無しの第三勢力。彼らはたくさんの時間を一緒に過ごす。しかし、それは昔とは違う時間だ。だんだん話をしなくなる。二人ともそのことに気づいているし、感じている。でもどう言っていいのか、何をすればいいのか分からない。多分、本当は距離を取りたがっているほどなのだ。すうっといなくなること、顔をあわせないこと。でも二人ともそれには踏み出せない。(49)

関係の中に死の観念が棲みつく。暗黙の内に、その存在に取り憑かれている。病いが関係に特異な様式を押しつけ、その滑らかさが失われてしまう。治療関係が既存の関係に加わるだけだと考えるのは間違いだろう。実際のところ、治療関係が必要になるということは、〔病いによる〕傷つきやすさの現れがすでに個人間の関係を変化させているということを意味している。医療的関係は他者に対する関係の変化をともなっている。病いがあいだに入り、ふるまいややり取りをすでに変形させている。治療関係は、その本質において「面倒な」関係であり、道路に貼られた減速板のような障害物にあふれている。

情緒的関係にもとづく習慣のすべてが、病いによって、また近親者の世話を引き受けることによって問い直される。病人は拘束を持ち込み、それを他の人々に押しつける。しかし、病人がその人たちとのあいだに欲しているのは、この種の関係ではないのだ。

彼とその息子との関係もまた変わってしまった。実のところ、他の人たちとの関係、残りの世界との関係が変わってしまったのであって、その中に当然息子も含まれていたのだ。どうやって息子と過ごしていいのか、何をすれば、何を言えばいいのか分からなくなった。結局のところ、彼は少しまごついている、起こっていることを残念に思っていて、他の人たちにはこの無益な状況、疲れる仕事を免除させたいと思っている。他の人々に会う時、彼はいつも顔を伏せている。他の人たちにとっても、状況は気詰まりだということが分かっているのだ。自分がもっと陽気にふるまえたら、装って、何もなかったかのようにふるまえたら、ずっと楽なのだろうと思う。(50)

『病い』において、アルベルト・バレラ・ティスカは特異な夫婦の姿を描いている。主人公は、その父親が病気なのであるが、彼自身は医者でもある。この二重の身分が、家族との関係においては極めて厄介な、けれども職業的実践においては当たり前の位置を、緊張感の中に出現させる。自分の父親の、兄弟の、妻の、子どもの治療にあたるということは、中立的な行為ではない。医学的治療は、処置や注射や傷口の手当て等によって、苦しみを与えるのだから。治療者は自分の愛する人を苦しめることによって、自分自身に暴力をふるう。病む人の身体の情動的感覚を保つためには、それが愛する人や母親の身体であり続けるためには、治療者は家族ではない方が良いのかもしれない。おそらくそこには、思い込みの部分がある。しかし、身体の異なるイメージのぶつかり合い、病む身体と愛される身体のぶつかり合いの中で、恐れや不安が愛されるべき身体を消し去ってしまうかもしれない。治療や世話の場面で近親の病人の裸体を見てまごついてしまう話は、数多く思い浮かべることができる。

もちろんこの点において、視点は常に極めて主観的なものである。病気で苦しむ人を安心させるような情緒的な関係の中でその人に寄り添うために最後まで世話をするか、すでにつらい思いをしている家族の手には負えなくなった時に専門家に治療の仕事を委ねるのか。その選択はそれぞれの思いの中で密かに下されている。しかも、そこで問われるのは、何を選ぶかであるというよりも、自分には何ができると感じているかである。この点に関して、小さな子どもの死という問題を取り上げたドキュメンタリー『ドゥードゥーは空へ行くの？』[51]は、医学的には類似した状況に対してさまざまな家族のふるまい方が根本から異なっていることを、手際よく、慎みをもって示している。小さな患児の最後の時間を親しい家族の中で過ごすのか、それとも、病院で、何か月もその子に寄り添い、この試練の中で家族を支えてきた医療スタッフとともに過ごすのか。

医療（soin médical）上の関係は、人の世話（soin）をする他の関係とは異なっている。心遣いや愛だけでは十分ではない。医療は苦しみを与える関わり（soin）でもあるからだ。二次的な苦痛から近親者を守るためには、治療という度を超した営みでもあるものから彼ら自身の身を守るためには、おそらく、情緒的で私的で家族的な領域の外にいる人間がこれを担う方が望ましい。実際のところ医療は、近親者に多少なりとも混乱をもたらすような、ある種の人間性喪失（aliénation）を生み出すことがある。特に、『夜はやさし』のディックの姿がそれを例示しているような、精神疾患の場合にそうなりやすい。彼自身が精神科医でありながら、妻の治療を拒否すること。それは、狂気の感染を逃れるということであり、最後には彼を押しつぶしてしまうであろう融合状態から抜け出すということである。治療することを拒むのは、しばしば自分自身を救うことでもある。[52] フィッツジェラルドが言うように、病者は私たちを「自分自身の根本から引き剝がし」、いっさいの土台を失わせる力を有している。

しかし、愛する人の治療をしたり世話をしたりすることは、病いに対する自らの無力感に少しでも打ち克つことでもある。それが必要であることは言うまでもない。自らの近親者に何らかの厳しい治療が課せられた時、夫や妻、あるいは子どもたちがそれを担うことを決断する。非常に明確な批判の意志をもってミヒャエル・ハネケは、その映画『愛、アムール』の中で、身体不随の妻の髪に櫛を入れるホームヘルパーのぞんざいで粗野なふるまいに敏感に反応する夫の行動を描き出している。そのホームヘルパーは、まるで妻の頭皮を剝ごうとするかのようであり、さらには、面変わりしてしまった姿を鏡に映してむりやり彼女に見せようとするのである。これほど極端な状況には到らなくとも、日々の日常的な世話が語り難い感情を表出する手段となることがあるのは言うまでもない。

しかし、病いが「感染してしまう」危険性もある。病いは病む人の世話をする家族を消耗させ、時には、そのような言い方がどれほど酷だとしても、病人は家族にとってただの重荷でしかないというところまで進んでしまう。『病い』の中で、アルベルト・バレラ・ティスカは、〔病人の〕世話を担う人の口から、シニカルで露骨な台詞を吐かせている。その言葉は、死を宣告された老病人をめぐって展開される考え方と計算の総体を集約している。

それがこの男の望みなんだ。［…］この悪夢が終わること。そして彼だけじゃなくて、家族も同じことを望んでいる。みんな疲れ切ってる。病人と同じくらい。彼の病気が感染して、家族の命を縮めている。みんなもう何年も前から限界に来ているんだ。［…］この男はもう何もできやしない。ほとんど目も見えない。重曹の臭いがする、機械みたいに。それに特別な薬が必要だ。［…］冷静かつ客観的に見て、この男が死んだ方がみんなが楽になる。言葉のあらゆる意味において、家族にとってね。でもそれだけじゃない。公衆衛生の機構、そのレヴェルで、社会もまたこの老いぼれエフランが死んでいくことに関心をもっている。(53)

この一節の暴力性は、このような黙して語られていないことに満ちている場面の暴力を映し出しているに過ぎない。この引用は、死にゆく者の枕元に結晶化するさまざまな暴力を凝縮させている。しかし、ここで私たちの注意を引きつけるのは、感染という観念である。介護者の心理的及び身体的状態の悪化は気の問題（une vue de l'esprit）ではなく、介護を担う人々の中に疾患が生じるリスクがかなり高いことが知られている。彼らは、治療や世話に埋没して、しばしば、自分自身の身を気遣うだけの時間をもてないのである。

消耗と躍動のあいだにある治療

治療者の消耗は治療の限界のひとつである。しかし、治療は消耗という様式の上にのみ受け止められるものではないように思われる。空虚のイメージに沿って考えるか、充実のイメージに沿って考えるかによって、二つのモデルが対置される。治療は、これに献身する者を枯渇させていく経験と見ることができるが、また別の見方からは、内的エネルギーの延長、さらにはおそらく、他者に向かい、他者を助けようとする性向の延長としてもまたとらえることができる。

哲学者シモーヌ・ヴェイユによれば、治療が私たちを枯渇させるのではなく、むしろ、きちんとした形で治療がなされるためには自分を空《から》にし、自分を手放し、自分を忘れて治療する相手にすべてをささげなければならないということが前提とされているのである。したがって、治療の障害となるものは、医療においても、またその他のどんな関係においても、他者からの要求をすべて受け入れようとするために自分を空にしなければならないことに、人々が感じる苦痛に由来している。苦しみの経験の極めて主観的な次元を測ることの難しさが、他者に対する関係の中で、意図せざる怠慢の原因となる。シモーヌ・ヴェイユにしたがえば、結局のところ、他者の不幸を本当に感じ取ることができるのはごく稀なことなのである。

不幸に対して注意を払う力は、とても稀な、とても難しいものである。それは奇跡と言ってもよいほどのものだ。この力を備えていると信じている者のほとんどは、それをもっていない。熱意、揺り動かされた心、憐憫の情だけでは十分ではない。しかし、それは不可欠なことである。そのためには、その人に向けて、ある種のまなざしを向けるだけでよい。そのまなざしは、まず何よりも、注意深く抑制されたものであり、魂がそれ自らの内にあるものを空《から》にし、自分自身の内に、あるがままの〔他者の〕存在を、その一切の真実において受け入れなければならない。(54)

他者への配慮とは態度ではなく、ひとつのまなざしである。ただしそれは、自己を投影することのないまなざし、他者がそこに投げ込んでくるものを受け止める一種の集積場となって、自分自身の苦痛を放棄するようなまなざしである。主体的な意図にもとづくわけではないこの他者に向かう心の動きは、消耗をもたらす苦行である。そのためには、自分自身を括弧に入れ、自分自身から身を引いて、他者の苦痛が押し入ってくるのに任せることが必要になるからである。それが、自己像を手放すこと、自分の信念や、自分の考えを決めている職業上または文化的な枠組みのような当然の前提《ア・プリオリ》を解除することを要求する。個々の疾患に結びついている基本状態がどのようなものであるにせよ、訴えの個別性に注意深くあるように努めなければならない。患者がその病いを生きている常に特異な形を理解すること。そして、病いがその患者の生活の中に及ぼす個々の影響を把握すること。こうした極端な視点に立つことは簡単に求められることではない。それは、治療者の感情が患者の苦しみの受容に対する一種の障害となるのだと言うようなものである。おそらく、自分自身の情動を全面的に括弧に入れてしまうことは期待されていない。しかし、それが患者の感じていることを共有する優れた手段となるように、自分の情動を調節しなければならない。ドナルド・ウィニコットは、治療を受ける人の身になって感じるこの力は治療者の基本的な資質であると論じている。

医学部の学生を選別する際には、確かに――それを試すことが可能であればということだが――、私が交叉同一化（identifications croisées）と呼ぶものに身を委ねる力を基準として採用することができなければならないだろう。それは、他人の身になって感じ、他人が感じるままにふるまうことを可能にする力である。(55)

おそらく、「他人の身になって感じる」ということは必要なことではない（しかもそれは、可能なことではない）のだが、交叉同一化について語ることでウィニコットが強調しているのは、治療する者と治療される者の各々が、相手が何を言っており、「どこから」それを言っているのかを聞き、理解することができてはじめて、治療はその意味と価値を得るという事実である。カンギレムは、「自分の患者の要領を得ない訴えを聞く」医者の力に言及し、次のように問う。

病院と大学における将来の医師の教育に、「打ち解けた」関わり合い方の授業を、したがってまた、人間的接触能力のテストや試験を導入するべきだろうか。(56)

こうした提案の現実離れした性格を自覚して彼自身が強調しているように、「人間的接触は、自律神経系の生理学のように教えたり学んだりできるものではない[57]」。しかし、哲学者セリーヌ・ルフェーヴが医学部生のもとで行った研究が示しているように、将来の医師に患者への感受性を呼び覚ましその経験に目覚めさせることは不可能ではない[58]。

しかしながら、治療において自分自身を顧みないことは、しばしば指摘されるように、病理的なリスクをともなう。一九世紀の末に、哲学者ジャン＝マリー・ギュイヨーが『義務も制裁もない道徳についての素描』において説明しているように、「あまりにも自分の身を顧みない母親は、その胸に抱いている子どもを、さらに病的で苦しみに満ちた状態に追いやってしまうことがある[59]」。ただし、この無私の状態そのものは、内面的な枯渇の結果としてではなく、過剰なエネルギーの、ここにおいては危険な表出であると、この哲学者は考えている。彼は、そのエネルギーの充溢は、治療や世話の起源にあるもの、少なくともその最初の躍動となるものであると見ている。彼によれば、自分の身を他者に向けるということは、自分自身の限界から生じる自然な動きなのである。

私たちは自分のために生きているだけでは十分ではない。私たちは、自分自身の苦しみのために必要な分よりも多くの涙を流すことができる。自分自身の幸福が求める以上の喜びを蓄えている。他者に向かい、思考と感情の共有によって自分自身を豊かなものにしなければならない。［…］人は個人存在としての覆いを引き裂きたいのだ。〔…〕いつでも自己の狭い外皮を破ることができる拡張の力。——しかし、ここでもまた、生命の行き過ぎた拡張、一種の感情の氾濫は避けなければならない。(60)

つまり、自らの小さな個人存在の枷に締めつけられている主体は、自分自身の内に感じ取る「生の横溢」あるいは「意志の肥沃」を分有するために、他者に対して開かれようとするのである。〔他者に〕配慮する人間の献身についての神秘的と言ってもよいようなとらえ直しの中でシモーヌ・ヴェイユが主題化した空虚のイメージに、ギュイヨーは、横溢と、あふれ出る豊かさと、拡張への欲求のイメージを対置させる。ではその時、治療の中での他者の迎え入れについてはどう理解すればよいのだろうか。共感的躍動であると同時に、敬意とともに安堵をもたらす迎え入れでもあるものを、どう両立させて考えればよいのだろう。他者を受容する行為をどのように主題化すればよいのだろう。

それはまさに、ミシェル・テレスチェンコが『人間性のかくも脆い外観、悪の凡庸性と善の凡庸性(61)』と題された著作において考えようとしている、治療者の位置の両義性に他ならない。「共振的で敏感な迎え入れの力」として定義される情動＝触発（affectivité）という概念に立脚して、彼は迎え入れと受動性の区別を強調する。迎え入れは、〔他者を〕迎え入れようとする者の側に何かを必要とする。迎え入れは、力動的な形で呼び起こし、請い求めるものである。

治療がもたらすもの。それは、私たちによる外的世界の迎え入れと、私たちの行為との内なる接合である。それは、直接的な接合として、いっさいの判断や価値づけを必要とせずに、対応する行為を導き始動させるような電子情報のようなものとして考えるべきだろうか。何かある特別なことが感受される、例えば他者の苦悩が感じ取られると、これに対応してひとつの運動が、特定の行為が起こるのだろうか。それとも、それはひとつの構成なのだろうか。またそうだとして、いったいどのような種類の構成だろうか。何らかの形で、私が他者について抱いている単純な知覚が、私をすでに呼び込んでいる。それは何らかの応答を要求する。それは私を導く。治療の問題は共感の問題に、他者の苦しみや痛みや努力を感じ取る力に接合する。私が他者の力の不足や欠落をほとんど身体的に知覚するがゆえに、私は自分自身の力をもってそれを代替することができる。「私の腕は、あなたの腕がもう届かないところにさしのべられる[62]」。

テレスチェンコによれば、他者を治療するということは、一切の義務の概念、一切の倫理的原理に先立って、共感にもとづく代替の論理にしたがって生じる。私は、感覚的な形で、その人に対してなすべきことを見積もり、それが自分にとってどれだけの努力を要するのかを測る。それは、「『自分に』十分な力が備わっている時に、ひとりの人が痛み弱っていることがもたらす試練[63]」である。その出発点には、他者への気遣い、配慮、さらにはテレスチェンコが一次的「注意深さ（attentivité）」と名づけるものがある。それは「自分の共感的感情に応じて行動する性向」として定義される。つまりそれは、他者に対する感受性に呼応して発達してきた行為様式なのである。テレスチェンコは、ヘクシス（*hexis*）という言葉のアリストテレス的な意味、すなわち「ひとつの性格を形成しうるほどに定常化した実践によって作られたひとつの傾向」という意味をそこに呼び戻しながら、これを第二の自然＝本性と規定する。これらの要素は、治療（soin）の再定義を可能にしてくれる。それは、自然に備わった傾向としてではなく、個別の感受性を備えた性格として形成された主体の、ある種の共感に対する反復的な能動的応答、ただし他者に対する個別の感受性、治療することへの、治療を担うことへの自然な躍動という外観を示すような応答として定義される。こうした視点に立つ時、共感的感情を延長させる行為を促進したり、あるいは抑制したりする枠組みの問題が重要なものに見えてくる。こうしたふるまいが、例えばあまり男らしくないというような形で否定的に取られてしまうと、反復されなくなり、「感受性が生かされない」[64]ままになってしまう。この感受性の本質を理解するために、テレスチェンコは、聖アウグスティヌスの「私の最も内なるものよりもさらに内（interior intimo meo）」、すなわち自分自身の内面の中で最も内密なものを再発見することを提案したり、さらにはそれを「ずっと変わることなく保存されている存在の密かな次元、暗然として表出され難い土台」と見なすことを提案したりしている。その密かな次元にあるものが「欲望を活性化する常に更新されていく源泉や資源、私たちを前に推し進めるエネルギー」にもなるのである。テレスチェンコの描く美しいイメージにしたがえば、この主体の情動性＝触発（affectivité）は「共振的で敏感な迎え入れの力」である。その固有の情動的な状態を示している、例えば苦悩の中にある他者の存在を感受することによって、私は行動することをうながされ、その呼びかけに応えることを求められるのである。この意味において、「迎え入れとはすでに行為であり、来るべき諸行為のすべてをその内にはらんでいる。それは、関与（engagement）である」[65]。この感受性は、内的で秘められたものでありながら、相互浸透的で、他者の感覚に開かれている。それは私を、他者たちとの深いつながりの中に位置づける。それは、いくつかの側面において、感覚的真実の自発的な把握という意味での、直感の観念を呼び戻す。それは、身体的感受性を越えた感受性である。他者が感じていることに開かれていくためには、その感受性が、私の感じうるものを超え出なければならないからである。

治療の問題は私たちをその起源の問題に、より一般的には、他者との関係における人間の自然な傾向に関するさまざまな表象に向き合うところへと導く。治療がその現れであるような道徳的感情を仮定することは、どちらかと言えば人間を性善的なものと見なす考え方の内にある。しかし、諸理論の中には、人間のもつ破壊の力や、他者の形象において人間性を無視することの容易さを強調し、治療を文化的構築物と見なすものもある。他者を治療しようとする私たちの躍動の自発性について、さまざまな分析が異なる意見を示している。職業的であるか否かを問わず、治療者の語りは、疲労や怒りや嫌悪を乗り越えるために、どれほどの努力が払われているのかをよく示している。彼らの中の一部の人々をその過剰な要求によって消耗させている一方で、治療は反対に、その他の人々を昂揚させ、その本来の働きを高めているように見える。おそらく、治療の普遍的に本質的な傾向は存在しない。私たちの誰もが子どもの時には弱く依存的な存在であったという事実は、必ずしも私たちを、治療的態度を自発的に再生産するような傾向を備えた存在にするわけではない。だからと言ってそれは、私たちがその態度を学び、少しずつそれを内面化していくことが不可能であるということを意味しているのではない。おそらく、人間存在の内に純粋に自然な治療が存在するわけではなく、むしろ、人に何かを請い求めたり、治療する力を発揮しようとしたりする各々の欲求や力には、さまざまな差異があるのだ。ところで、この治療への欲求は、それがどれほど強いものであれ、医療実践のひとつの極限的な状況において、根本的な試練にさらされる。それは、治癒が不可能になった時、避け難い生命の衰えに直面した時である。

第3章　治癒をもたらすことなく治療すること

治癒をもたらすことは、現代の医療にとっては何でもないことだ。あるいは、ほとんど。それ以外のところが難しいのだ。[1]
（フィリップ・フォレスト）

医療の暴力という問題に注意を払いながら考察を行う上で最も複雑な論点は、治癒を見込むことのできない治療に関するものである。フィリップ・フォレストが示しているように、病院における一定数の暴力は姿を消しつつある。それは、医者が特権的知識階級であった時代の習慣の名残りであって、若い世代の医師たちはそれを引き継ぐことを拒否している。痛みの問題に対する感受性は、この数十年間に大きく高まっている。こうした要素は治療関係の人間化という方向に進んでおり、それはとりわけ新生児科や小児科において顕著である。彼の分析によれば、今や問題は他のところにある。それは他のことに関わっている。治癒をもたらす力がそれにつまずき、医療システムが正面からぶつかる限界が問われているのだ。というのも、治癒をもたらすことは、現代の医療にとっては何でもないことだ。あるいは、ほとんど。それ以外のところが難しいのだ[2]。

実際のところ、西欧の医療のシステムは、この治癒という目標をめぐって構築されている。それは、医療の進歩ととりわけワクチンによる一定数の感染症の消滅[3]によって次第に達成しやすくなっていると同時に、ある種の布置の中では相変わらず到達不能な地平として逃れ続けているので、それだけますます、強迫観念的なものとなっている。この時、医療は、救済の力としてではなく、治療の実践として、病者に寄り添うこととして「のみ」自らをとらえることを受け入れなければならない。しかし、こうしたとらえ方は医療の領域では当たり前のものではない。多くの治療者たちは、死に対する戦いという観念をめぐって自らの職業イメージを構築している。西欧の医学にとっては、治療しながら治癒をもたらしえないということは、今もある種の失敗として受け取られる。しかし、この西欧医学の「未来」、それ自身の進歩の結果こそが、致死的疾患を慢性疾患に変え、治癒することはないがそれとともに生き、あるいはそれを生き延びるべきものにしているのである。その進歩は、あまりにも若くして生まれた者やあまりにも年老いた者たちをも、生者の世界に引きとどめている。したがって、「治癒せざるものの医療[4]（médecine de l'incurable）」は、医療の治療効果の避け難い帰結である。しかしながらそれは、非常に思考し難いもの、主題化し実践することの困難なものであり続けている。時として何十週目の〔新生児の〕命を支えたり、ほぼ完全に人為的な形で〔高齢者を〕延命したりといった、二局面での生命の限界の拡張によって、治療者たちは、難しい道徳的判断をともなう未知の場面に直面することになる。いかなる代償を払って、どのような条件のもとで、一部の患者の生命を維持するのか。人生の最後の時にどう寄り添えばよいのか。こうした問いは、医療の領域を超え、社会全体に問いを投げかける。しかし、この問題は、まず何より、特に一部の治療者たちによって反復される、その暴力の中で経験される。それによって問い直されるのは、治癒をもたらす力ではなく、治癒を断念する力である。ある種の状況では、それが患者への敬意に満ちた治療の唯一の条件になる。

治癒をもたらすこと、あるいはいかなる代償を払っても命を救うことを断念する治療者が逆説的であるのは、医療実践についての極めて理想化された、結局のところごく最近の考え方から見てのことにすぎない。長いあいだ、医療は、治癒をもたらすことを主張するのではなく、苦しみに相対する人にさまざまな形で力を与えることにとどまっていた。カンギレムがその『治癒の教え』において強調しているように、治療者も、また患者も、治癒するという考えを放棄することを学ばなければならないのである。医師や看護師がどのような矛盾に満ちた緊張にとらわれているのかは、すぐに理解することができるだろう。一方においては、彼らの内に治癒をもたらすことのできる人間を見ようとする社会の側からのある種の期待があり、他方においては、その能力に対する不信があり、人々はそこに度を超した潜在的可能性、強迫的な力を見てしまうのである。患者がさまざまな医療的処置による打撃を受けていることを忘れて、いかなる代償を払っても治癒をもたらそうとすること、何が何でも生命を維持しようとすること[5]。言うまでもなく、この緊張が最も劇的な形で現れてくるのは、生命の二つの極、すなわち誕生と臨終の場面においてである。

治療の無益さ、選択の重さ

治療者たちが被っているさまざまな制度的及び関係的な暴力に、しばしば道徳的〔＝精神的〕な暴力が加わり、これが耐え難いものになることがある。それは特に、生と死のあいだの浮標が絶えず揺れ動くようないくつかの医療分野に関わるものである。そこでの道徳的暴力は、自明性を失っている自らの実践の意味についての、明るい医学的見通しを欠いている中で無用に思える行為の必要性についての問いに結びついている。治療することが当たり前ではなくなった時、延命の問題が投げかけられた時、ある種の医学的検査や侵襲的な採取の正当性に関して疑念が忍び込む時。こうした状況は特に、新生児科の領域において、さらに特徴的な形では蘇生術に関わる治療者の前に頻出する[6]。疑念は、治療者を動揺させるものであるが、同時に、極めて問題のある行為でさえありふれたものにしてしまう日常的慣習から治療者を保護し、自らの実践に対する鋭敏な意識を確かなものにする。何百グラムかで生まれた乳児の生命を維持するべきだろうか。どれだけの後遺症を代償とすることが許されるだろうか。時に重篤な障害が課せられる脆弱な命を支えることは、家族にとってどれだけの重荷だろうか。時にそれは、家族がずっとその子の世話をする者となることを余儀なくさせるのではないか。こうした問いかけは、か弱い命を死の手から奪い取る極限的な治療には日常的につきまとうものである。非常に早い時期の早産の問題に光を当てたドキュメンタリー『早生児、命のための戦い[7]』において、制作者アンチェ・クリストは、二つの隣国、ドイツとオランダの治療政策の違いを示している。このルポルタージュは、〔両国の〕医師たちの考え方の違いを鮮明に示している。すなわち、ドイツにおいてそうであるように、非常に早い時期での早産によってどのような障害が生まれようとも（子どもたちはしばしば精神的または身体的な発達の遅れ、またはその双方を経験し、時としてそれは非常に重いものになる）生命の価値を尊重するか、それとも、オランダの治療者たちがそうであるように、家族の視点に立って、子どもが神経病理学的に、聴覚または視覚に重い障害を負うことによって時に生じる破局的状況を、両親や、場合によっては兄弟に押しつけるのではないかと考えるかが分かれるのである。例えば、ケルンの大学病院で二三週目に、四八〇グラムで生まれた小さなリナ[8]は、二五週を出生の限界に定めるスイスやオランダでは、おそらく命を保ちえなかったことであろう。

こうした、乳児の体重が数百グラムしかないような、極めて重篤なケースで、ドイツやフランスにおいてそうであるように、生命を維持するか否かの決定が医師の判断に委ねられると、それは家族にとってそうであるのはもちろんのことだが、医療スタッフにとってもまた、大きな暴力性をともなうものとなる。しばしばそれは、生と死のあいだの選択というよりも、乳児の生命の質に関する極めて困難な賭け、すなわち「死の確かさと、子供の将来の状態に関する不確かさのあいだ[9]」の選択となるのである。

新生児の蘇生治療に関するアンヌ＝ガエル・エキの研究が適切に示しているように、婉曲に言い表そうとする欲求が働いている（例えば、常識を超えた執着という言い方がなされたりする）にもかかわらず、その行為の、さらには医療的姿勢の暴力性が、いくつかの表現の中に露出している。[10] 延命措置（acharnement thérapeutique）という言葉は、暗黙の内に執着の過剰を示唆している。延命（acharnement）[1] は、語源的に、肉の味を覚え、殺すまで獲物に襲いかかるようにしつけられた猟犬の動物的な暴力性に通じている。私たちはここで、治癒をもたらすことへの執着の極めて分かりやすい限界に触れている。それは単なる観念ではなく、その暴力を訴えることのできない、傷つきやすい状態の患者に対して実践されている医療上の決定と行為の中に具現化されているものなのである。治癒をもたらすことの、あるいは生命を維持することの暴力は、どこまで治療者を盲目にさせうるのだろうか。まぎれもない撞着語法（oxymore）である延命措置という表現そのものが、こうした治療者たちがとらわれている道徳的緊張やジレンマの力を表している。

治療者が戦わなければならないのは、しばしば、自分自身に対して、全能感に対して、いかなる犠牲を払ってでも命を救いたいという非理性的な欲望に対してである。それゆえに、治療者がその何年間かの教育の中で自分自身の像を形成する上でのよりどころになる動機づけのあり方を反映するような誘惑に対しては、極端に慎重になる必要がある。その危険性は、乳児が、まぎれもない警戒信号をなすにはあまりにもありふれている限られた臨床上のサイン（泣き声、しかめ面、頻拍や徐脈）しか発することができないだけに、ますます大きなものになる。アンヌ＝ガエル・エキが極めて明確に述べているように、治療者は自分ひとりで評価することを任せられており、自らの行為に自ら限界を課さなければならない。

二次医療領域《パラメディカル》での専門職者である私に強く訴えかけるのは、子どもにとって重大な局面にある時期の、極めて侵襲的な治療の一面である。痛みや苦しみを引き起こす治療をためらいなく行い続けるのは決して容易なことではない。赤ん坊にはあれこれの処置をやめてほしいと頼むことができず、その良し悪しに関するまさに治療者自身の判断がそれを示さなければならないという点において、新生児科は相対的に倒錯的な一面をもちうるのだ(11)。

問題をはらんだ状況についてのより正確な視点を与えるために、彼女は、新生児蘇生における未熟児の治療の日常を構成するものは何であるのかを指し示す。いくつもの侵襲的治療。採血、気管内吸引、胃管、膀胱留置カテーテルの装着等。

この種の実践は、厳しい状態にある子どもを救うことが求められる時には当然なされてしかるべきものである。しかし、生命の予後が問われている時には、しばしばそれが、治療スタッフにとって耐え難い状況になる(12)。

言い換えれば、生命の予後が危うい状態に置かれているためにこの種の苦痛をもたらす行為が無意味に思われる時、その行為にともなう残酷な経験がどのような形を取るのかが問われるのである。ここでは、医療的処置は子どもにとって何の利益ももたらさないので、医学的な意味では無意味であると判断される。[13] 治療者たちは、死を宣告された乳児に対して行われる医療的検査が無益で暴力的であると感じられた場面についての、特に鮮明で苦痛な記憶を有している。時として延命治療に属するように思われるこうした行為を説明するために、アンヌ＝ガエル・エキに質問された治療者たちは、かなりはっきりと、治療を断念することの困難、小さな患者の運命を受け入れることの困難があると語っている。自分には治癒をもたらすことはできないと認めながらも、延命の可能性にしがみつき、それにともなって生じる影響の重さを考慮しないこと。それは、ひとりの治療者の言葉にしたがえば、ある種の臆病さであると同時に全能の幻想でもある。[14] 自分の限界を認識すること、失敗を受け入れることは、それが患者の死と家族の絶望を意味するのであれば、なおさら苦痛なものである。何人かの治療者が認識しているように、ただ単に傍に寄り添うのだと覚悟を決め、治癒をもたらそうとも生命を維持しようともしないのは難しいことである。[15] 治癒を視野に入れることのできない治療は、まるで価値を失ってしまったかのように見える。この種の問題の背景には、それぞれの専門性に関わりなく医療の世界に通底している抵抗の表現を見ることができる。それは、医療施設の中に緩和治療を位置づけようとする時に遭遇する困難を説明するものでもある。

他方で、自分に与えられようとしている治療を拒むように見える患者も存在する。治療は、それがなされるためにさまざまな形の強制をともなう時、暴力的なものになる。例えば、食べることを拒否する患者に、無理やり栄養物を摂取させなければならない時のように。ミヒャエル・ハネケの映画『愛、アムール』は、そのいくつかのかなり印象的な場面において、体が麻痺してしまった妻に食べさせようとしている夫の強い苛立ちと戸惑いを描き出している。彼女は、彼が飲ませようとする水を、頑として吐き出してしまう。治療は時として、このまま死んでいきたいと願う患者の意志に反してなされる。そのような極端な状況には必ずしも至らないとしても、治療の拒絶は、老人病院や医療介護施設のスタッフがたびたび直面しなければならない障害のひとつである。そのヒロインの名前をとって『マリエット』[16]と題されたドキュメンタリーにおいて、クリストフ・レイネルスは、観る者にとっては極めて暴力的だと思われる（何が何でも食べさせるという義務を果たそうとするスタッフによって、マリエットが食べ物を「詰め込まれている」）場面を撮っている。しかしそれは、当のスタッフにとってはごくありふれたものと思われており、この極めて緊迫した食事の時間でも自由に撮影することを許している。治療はどこまで患者の意志に反してなされうるのか。弱ってしまって、ひどく痩せてしまった高齢者をそのままにして、餓死させるべきなのだろうか。支援を受け入れること、必要な治療を受けることの困難は、必ずしも常に、高齢者の側が生きることを拒否しているということを意味するわけではない。ノルベルト・エリアスが説明しているように、より深層において、こうした抵抗の元となっているのは、自律と自立の観念を放棄しなければならないということなのである。

死にゆく者の孤独

社会学者ノルベルト・エリアスは、『死にゆく者の孤独』と題された一九八二年のエッセイにおいて、死にゆく者[17]への治療の困難を、西欧社会の固有の枠組みの中に位置づけつつ分析している。生きている者たちの側に死にゆく者の治療をすることへの抵抗があるとすれば、同様に死にゆく者の側にも生きている者たちに世話をされることへの抵抗があると彼は言う。治療に対するこの抵抗は、彼によれば、今日の西欧社会において個人を性格づける自己イメージによって説明される。ノルベルト・エリアスはそれを、ホモ・クラウスス（homo clausus）と名づける。文字通りには「閉ざされた」人間、他者から区別された人間、他者たちから離れて、独立したものとして自己をとらえる者を意味する。エリアスはライプニッツのモナド[18]のイメージを引いて、この近代的な、孤独な人間の姿を描き出す。

唯一の個人、孤立したモナド、完全に密封された「私」、〔…〕孤立した人間。[19]

現代の西欧社会における支配的モデルはこのようなものである。

発展した諸社会において、人々は一般に自分を、根本的に相互に自立した個人として、窓のないモナド、孤立した「主体」として見る。それに対して、世界全体が、したがってまた「外的世界」を構成するすべての他者もまた対置される。彼らの「内的世界」は見えない壁によってこの「外的世界」から、したがってすべての他者から切り離されているように思われる。[20]

孤独は老いや間近に迫った死の産物にとどまるものではない。それは構造的に、西欧の近代的主体が（それが幻想であるとしても）自分を考え、自分を見るやり方なのである。

人が自分自身について抱くこのような歪曲されたイメージ、絶対的に自律的な存在のイメージは、極めて具体的な孤独、感情的孤立の感覚を反映している。それはまさに、発展した社会の人間に固有の人格構造、とりわけその個人化に特徴的なものである。[21]

かくして、自立としてとらえられた孤独の周辺に自己は構成され、人生の終わりにいたって、その骨組みがあからさまな人為性の内に再浮上してくるのである。自己と他者のあいだに距離を置くこの習慣、「幽閉された個人」[22]の習慣は、生きるために他者の助けが必要な時には、苦痛なもの、しばしば乗り越え難いものになる。したがって、病いや衰えが人々のあいだの距離を生み出すばかりでなく、それまで人々がこれにもとづいて自分のことを考え、とらえてきたような幻想、すなわち自立性の幻想を解体させるがゆえに、それはおそらく残酷な形でその距離をあらわにするのである。病いや間近に迫った死が壁を作るのではなく、それを唐突に可視的なものにしてしまうのである。

したがって、死にゆく者の孤立を十分に把握するためには、生きている者たちの態度の中で何が死にゆく者を遠ざけようとするのかだけでなく、死にゆく者自身の人格構造の中で何がこの孤立を増幅させているのかを突き止めなければならない[23]。そのことが、治療との関わりにおいて含意することは何か。それを問うことによって、抵抗はどこから生まれているのか、死が近づく中で死にゆく者がしばしば成し遂げなければならない自分自身の像についての作業とはどのようなものなのかを理解することができる。エリアスによって採用されたイメージ、すなわち壁のイメージがここで力を発揮する。すでに弱っている死にゆく者が、その時倒さなければならないのはまさに「障壁[24]」、その人が一生をかけてずっと強固なものにしようと努め、その上に自分自身についてのイメージを置いてきた障壁である。したがって治療は、「節度をもって[25]（avec mesure）」、自分に課せられた人に対する関係の中で適切な距離を保ちながら、エリアスの用いたイメージを反復するならばモナド的自己像とは矛盾する関係に入りながら、とらえ直されねばならない。著者〔エリアス〕が適切に強調するように、治療の複雑な限界のひとつは、「過剰な共感の表明が、彼らにとっては、その逆の場合と同様に耐え難いものになりうる[26]」ということにもまた由来するのである。

治療の現実を検討していくと、それはいくつかの配置の中で、主体がその生涯をかけて形成してきた自己像の放棄を前提にしているように見える。この現実は、現代社会において支配的な思考の伝統が培ってきたイメージから主体を遠ざける。その伝統は、治療がなされる時期を乳児期のような本当に命の脆弱な期間に限定し、不安定な依存状態や身体的な衰えを考えることを難しくする。したがって、治療は、これに頼らざるをえない人々にとっては、屈辱的なものとして経験される。治療のイメージが、集合的な想像力《イマジネール》の中で、母性的な形象と親密に結びついている理由も容易に理解することができる。そこには、生命の開花を見守る治療という許容可能なイメージがある。終末期に目を向けると、治療される身になるということは、それがどれほど敬意と配慮をもってなされていたとしても、暗黙の内に、もう戻れない一線を越えるということ、漸進的な劣化という観念を受け入れることであり、一部の患者にとっては、自己を放棄することである。ある種の治療に対する抵抗は、経験によって強いられることがなければ、たとえ想像上においてでさえ、自分自身の値打ちを下げる場面を考えることが難しいということに由来する。いったいどのようにして、それに身を委ねることができるのだろうか。

治癒せざるものの医療

終末期に関する問いを呼び起こした場面、特に二〇一二年のシカール委員会（mission Sicard）〔2〕をめぐって、フランスにおいて生じた激しい緊張は、人生の行程の最後にある患者に対する医療、またさらに一般的には、治癒を見通すことのできない病者に対する医療の役割について、思考を深める必要があることを明らかにしている。(27) ここにはおそらく、治療や世話と医療実践の接合の中で、医療を再定義する必要性が示されている。病者に寄り添う治療、耐え難い身体的または心理的苦しみを取り除くために、終末期についての医学的知識を要求する治療があるのと同様に、寛解の希望ももてず、それでもとにかく生き続けたいという欲望に支えられている病者に配慮する、治癒せざるものの医療もまた存在する。

ジャン゠クリストフ・ミノ、マリー゠オディル・フラティニ、エマニュエル・フルニエが論文「治癒せざるものの医療のために[28]」において適切に分析したように、西欧の医療は闘争のモデルの上に構築されてきた[29]。「治癒をもたらす（guérir）」の語源は、多くの意味を含む戦争（guerre）の概念とのつながりを思い起こさせる。しかし、数多くの表現の内に透けて見えるこの戦争モデルは、現代社会における医療の役割を説明する上では十分ではない。しかし、このイメージは支配的なものとしてあり、治療のその他の形を覆い隠している。その他の形とは、寄り添う医療「でしかなく」、しばしば何もできない（par défaut）治療と考えられているがために、あまり名誉に思われない治療である。あたかも、治癒をもたらす力が欠けているところで治療するかのような。しかし、この論文の著者たちが強調しているように、病気を克服することを望むのでもなく、病気と闘うものとして自己規定するように患者をうながすのでもなく、病気とともに生きること、できるだけ良く生き続けること、別様の生き方を学び、病気が消え去らなくとも可能な限り苦痛ではない形で存在するような新しい生活を営むことを助けながら、生きていくことを可能にするような医療を、闇の中から引き出さなければならない。だが、その医療は「恥ずかしい医療」に近い。治癒の医療の理想化されたモデルに組み込まれないこの医療から、貼りつけられた負の烙印を剝すこと、つまり、おのずからそこに付与されてしまう非常に侮蔑的な受け止め方からこの名称を解放することを願いつつ、著者たちはこれを「治癒せざるものの医療」と名づける[30]。しかしながら、この「治癒せざるもの゠不治の病い（l'incurable）」という言葉が、それほど容易に非常にネガティヴな含意をふり払えるかどうかはよく分からない。私たちはむしろ、この医療は生きることへの支援であり、病者が医療的処置や、自分に寄り添う医師や治療者の助言に依存しているという意味において「添え木のような（tutrice）」医療であると言いたい。さまざまな医療専門職者やパラメディカルによるサポートによって多層的に担われるこの支援は、患者が可能な限り普通《ノーマル》に生きることを、時には病気が社会的に顕在化しない形で生きることを可能にするような、保護網を形成する。(31) 網《ネット》のイメージは、この医療が、病いの多様性に応じ、患者のその時々の弱さと、何らかの支援を得ながら疾患によって要求される努力を担う患者の力に合わせることのできる、しなやかで柔軟な寄り添い方を示すものであることを、私たちに理解させてくれる。有効な臨床実践によって性格づけられるこの医療は、患者が自分自身の病いをどうとらえているのかに注意を払う。それは、この患者の経験の尊重と、その個別の要求の考慮において、ある種の倫理的な位置取りを前提に置いている。それは、「病者がその病いや治療とともに生きるための本当の『苦労』に結びついている負担、身体的であると同時に、認知的で心理的な負担を軽減する」(32) ために、そのニーズに応えるサーヴィスを組織化することをともなう。この「治癒せざるものの医療」の固有性を問う中で、著者たちは、医療行為の延長による治療の領域の拡張を、どのような積極的な意味において解釈し直すことができるのかを示している。彼らが雄弁な事例を援用しながらはっきりと示しているように、患者の身体的生命の総体が考慮の対象となるのである。

症状のコントロールだけでなく、身体的不快と闘う治療チームの仕事は、さまざまな行為を結集して、痛みを予防し、あるいは積極的に軽減し、患者が過度に苦しまなくてもよいように努める。そこには、治療行為や運動機能訓練によって引き起こされる苦痛の予防、ある種の侵襲的行動の回避、ベッドやソファーの上での体の位置、クッションや特別なソファーや電動式ベッドの使用、規則的な体位交換、保湿やうがいなどが含まれる。病人の身体的生命の総体がこの仕事に関わりうるものとなる。例えば、アルツハイマー病の進行した段階においてそうであるように。姿勢、食事、衛生、呼吸、移動、睡眠等。こうした行為と並んで、体をより「快適」にして、身体的にも心理的にも「より良い状態」にもっていくためのその他の技術が存在する。看護、ほどよいお風呂の中で体を洗うこと、マッサージ、リラクゼーション、自律訓練法、「音楽療法」、「ソシオ－エステティック」と名づけられた美容的治療。医療と病院の視点から見れば、こうしたリストは驚くようなもので、さらには無益なものに見えるかもしれない。しかし、そうではなく、その身体に苦しみの源泉を負って、深く傷ついている人々にとっては、こうした行為が非常に有益であり、不可欠でさえあるのだ[33]。

私たちはここで、先に見てきたものとは大きく異なる意味での治療の「無益性」の観念に出会う。こうしたことはもはや医療の領域に属するものではないと考える人もおそらくいるだろう。しかし、私たちは逆に、患者に対するこうした全体的なアプローチの中で、医療は自らを再定義することができるし、するべきであると考える。それは、より野心的であると同時に、より慎ましい考え方に立つことである。

より野心的であると言うのは、それがすべての患者の苦痛を引き受け、単なる一時的現象ではない継続的な苦痛を和らげようとするからである。より慎ましいと言うのは、そのような医療が偉業によって、その卓越的な技術によって自己定義することをやめ、常にその価値を明示的に認めさせることなくさまざまな行動を取り、その実践の中に、病者への配慮、その快適さへの配慮、そして可能な限りそのより良い状態への配慮によって導かれるような行動を統合していこうとするからである。可能な限りと言うのは、願わくばそこに、病状の軽快した段階や時期を期待できない不治の病いが含まれるからである。治癒への執着から解放され、患者の快適さを気にかけるこの実践的医療は、必然的に病む人への配慮に基礎づけられ、病いについての患者の言葉、その主観的認識を考慮する。病む人はもはや病いの対象ではなく、病いによって混乱し、変容させられた生活の主体である。医療実践についてのこの更新された見方においては、患者は「スタッフ」の一員、治療チームの一員であると言ってもいいだろう。その意見が考慮され、その言葉が聞き届けられ、その行動が治療者の行動を完成させ、時には代替する。しかし、自分自身の治療があまりにも重荷になる時には、あらためて治療者たちにそれを委ねることもできるのである。(34)

最後まで治療を担う

しかしながら、この治療が限界に達する時に関して、より繊細な問題が提起される。終末期に関する議論によって、特にフランスでは終末期に関するシカール委員会〔の報告書〕をめぐって呼び起こされた緊張に立ち返ってみなければならない。その問題は、技術の位置、医療の役割、その実践の限界に関わるとともに、尊厳ある生命や、死の時期の選択にまで及ぶ患者の自由の定義についての、多様な道徳的、精神的、哲学的考え方のあいだの明確な対立を再浮上させたのであった。激しい議論の場において、医師は自分たちの実践に限界があること、患者の自殺的行為に寄り添ったり致死的な行為を管理したりするという発想が彼らにとってはどれほど暴力的なものとして現れるのかを強調していた。一部の医師たちにとっては、その発想は耐え難いものであり、その行為は認め難い深刻さをともなうものである。しかしながら、現実にこの種の行為は一部の医療専門領域ではむしろ日常的なものであり、それを名づける言葉を欠いているとしても、非常に衰弱した患者に強い鎮静剤を処方するような治療者の心の中には、常に死が意識されている。医療制度がこの点に関して積極的に語ろうとはしていないとしても、無益な苦しみを味わわせなくても済むように、患者の最期を早めるということは、ある領域の治療者にとっては日常の一部となっているのだ。

しかし、医療行為の一点集中、すなわち、生命の維持に医療の力をさし向けるべきだと主張する一部の医師たちの抵抗に立ち返ってみなければならない。私たちは、スピノザをもじって言えば、医療的「コナトス」、病者をその生存の内に保つことを可能にしようとする衝動について語ることもできるだろう。カンギレムが言うように、「医師は生命《いのち》の味方[35]」なのである。患者が自分の命を終わらせようとするのを助けるという考え方は、医療行為を司る力に反するものであり、医療という職務を動機づけている理想を放棄するひとつの形に他ならない。この行為が暴力的なものとして現れること、生命の価値に寄り添って自己認識し、自己形成し、行動している者には受け入れ難いものであることは言うまでもない。死を幇助すること、それはある意味で、普段使っているエネルギーに逆行すること、治療の理想に抵触することを意味する。したがって、治療者にとっては、このような形で寄り添うことの中になお治療が存在しうるとは、そこにおいてもなお可能な同じひとつの治療を見いだしうるとは考えにくいのである。しかし、おそらくは、治療の意味が反転するポイントが存在する。そこでは、生命を維持しようとする治療そのものが、耐え難い苦しみの源泉となる。こうした見え方の転換が、しばしば、不意に治療者をとらえる。それは文字通り破局《カタストロフ》であり、すべての基準が逆転し、すべての意味が変わる。自分の存在をある一点に賭けていたのに、それがひっくり返り、カンギレムの表現を借りれば、自分の存在への「関わり直し」をしたいと願うまでに至る。そのことを理解するためには、患者が患者自身の存在を生きている、その生き方を内面化しなければならない[36]。

社会学者であり、『生涯変わらず――安楽死、大いなる誤解[37]』の著者であるフィリップ・バタイユによれば、死の要求は、一部の医師たちからは拒絶の対象となっている。緩和治療を行うパリの医療施設での数年間にわたる観察にもとづいて、彼は、その要求をめぐって「合意」を形成する可能性についてではなく、その要求それ自体を「了解」する可能性について、直截的な形で問いを発している。逆説的にも、死が日常化している環境の中で、死期を早めたいという患者の意志を聞くことは、極限的状況に慣れている治療者たちにとってもやはり、常に困難なことなのである。患者の視点に立ち、患者が自分自身を自由にしてよいという権利を認めつつ、バタイユは、議論の障害となっている断定的で戯画的ないくつかの見方を解体しようと試みる。彼は、「積極的に死を幇助することと、死にゆく過程を医療が支えること」[38]の違いを強調し、医療をその複数の責任の前に呼び戻す。医療が伸長させている生命を「身体のぎりぎり限界の域まで治療し続けつつ」[39]、それが支えきれないものとなった時に、その命が消えてゆく過程を助けることが医療の務めではないだろうか。

終末期の問題について世論の内に喚起された関心は、尊厳の失墜もなく、苦痛もなく人生を終えるという夢がどれほど強く訴えるものであり続けているのかを示してもいる。おそらくここで想起しておかねばならないのは、仮にある種の臨終から耐え難い苦痛を取り除くことができるとしても、自殺幇助や自殺への寄り添いは、他の道徳的苦痛を呼び起こし、それもまた極めてつらいものであるということにある。身体的にも心理的にも苦しまずに死んでいくということ、それはやはり、安らかな死の幻想《イマジネール》に属しており、その幻想には抑制をかけねばならない。終末期の問題に関するディディエ・シカール教授の報告書作成に際して、フランスの諸都市で討論会が開かれ、数多くの治療者、患者、介護者、病人の家族の意見が聴取された[40]。彼らの証言はひとつの正当な欲望の所在を明らかにしている。それは、法的規制を遵守するために終末期の病者に課せられている、時として恐ろしい苦しみを回避することにある。しかし、その証言は同時に、安らかな死の理想化をもまた表している。それは言うまでもなく、ごく例外的な事例にとどまるものだ。「安らかな死（mort douce）」という言葉によって何が理解されているのだろうか。尊厳の失墜や恐ろしい苦しみを免れること。自分の家族に最期まで寄り添った人々の語りは、死んでいくのに任せる（laisser-mourir）ことの無益な暴力性を強調する。しかし、死が「技術的に」統制されたからと言って、暴力性が必ずしも軽減されるわけではない。ひとりの男性は、昏睡状態に陥っていて、最近亡くなった自分の兄弟の死について語っている。彼の証言は、医療的手順《プロトコール》によって死を調和的なものにすることの限界を示している。すでに脳死の場面において、それが示されているように。

それは技術的には完璧でした。でも、心理的には非常に強く暴力的でした。突然彼は死んでしまったことになっていたのです。私は、死が決められた手順や技術的な行為にしたがうことを望みませんね。

この語りは、患者の死を早める中で技術に頼るということが、言葉による説明をともなわなければ、死へと導く医療的手続きが明確な意味の中に位置づけられなければ、どれほど耐え難いものとなるのかをよく示している。こうしたすべての要素は、ひとつの物語の死に寄り添うこと、決定的な断絶がもたらす根源的暴力を和らげるために、何らかの語りの連続性の内にその死を位置づけることの重要性を強く表している。

シカール委員会によって集められた証言の中で、一人の女性がソクラテスの死に言及している。ソクラテスは、自分が間もなく死んでいくことを知り、最後の時間を友人たちとともに過ごす。それはおそらく「理想的」な死のイメージのひとつである。しかし、自分ならどう反応するだろうかと自問する人もいる。自分は最後まで、そのような「穏やかな勇気」を保ち続けられるだろうか。「安らかな死」を求める言葉の背後には、満たすことのできない要求が語られている。安らかなままで死んでいなくなっていくこと。奪い取られるのではなく、命が停止すること。意識が静穏の内に消えていくこと。死が、それを生きる者、その人に寄り添う者にとって、深い傷を残すものではなくなってほしいという願い。こうした議論の中には、おそらく、不可能な要求の潜在的表現がある。死にゆく人にとっても、その周囲の人にとっても、死を厳しくつらいものでなくしてほしいという要求。そこにはまた、最期の時の予見不可能性を解消し、自己の品格を損ないかねない最後の姿をさらすことを回避したいという欲望もまた存在する。死は、この点において出産と比較しうるのだが、おそらく相当の苦労（travail）によって成し遂げられるべきものである。[41] その苦労がどれだけ続くのか、どれほど暴力的なのか、どれほど容易なのかは、あらかじめ分かるものではないし、完全にコントロールできるものでもない。生きている者がしたがわねばならない掟の自分自身における最後の現れとしての死は、やはり、損なわれていく自分の身体にとっても、突然の、予見されざるものなのである。そしておそらく、自分自身の最後のイメージを考えることが、私たちを不安にさせ、怖がらせるのだ。

しかし、この人生の最期を考えようとすることはできるのだろうか。ポール・リクールの哲学は、病む人がもはやその苦しみに耐えるだけの勇気をもてなくなってしまい、その苦しみによって根源的に自分自身を奪われてしまったような、極限的な生存の状況を考える手助けをしてくれる。『苦しみは苦痛ではない』と題された著作の中の一文において、リクールは、一方における、「それにもかかわらず生きたいと願い、生存しようと努めている」患者、存在し続けたいという欲望に結びつく苦しみや忍耐の内にある患者と、他方における、「その苦しみを苦しみうるような人格的存在ではもはや[42]」なくなってしまった人、つまり、その生がもはや自分自身のものではなくなり、生がただ苦しみを被るだけのものになってしまった人との概念的な区別を提唱している。少しでも尊厳のある最期をと訴える人々の多くが懸念しているのは、このような形で駄目になっていくことなのである。彼らの言葉は次のような願いを明らかにしている。人を狂気の限界にまで導いたり、自殺に追いやったりするような「耐え難い苦しみ」を免れること。病む人がもはや叫びや「ひどい喘ぎ声」や「痙攣」でしかないような非人間的な苦しみの「恐怖」を免れること[43]。進行性の神経疾患に冒され障害を負ったある男性は、来たるべき自分自身の死について語っている。自分の意識を離れないのは、苦しみよりもむしろ、その病気がやがて自分を導くであろう何もできない状態であると。意思を伝えることもできなくなり、言葉も奪われる。そんな生は、自分には「受け入れ難いものになるだろう」。したがって基準は、すさまじい苦しみの状態にある最期の時間の非常に大きな暴力性だけにあるのでなく、何が生命をそれでもなお生きるに値するものにしているのかについての評価に置かれているのである。この時、それを生きるに値するものにしているのは、主体の最小限の持続そのもの、すなわち活動とやり取りと自己の表出の形が保たれることの内にあるだろう。完全に受動的な生命、言わんやその受動性が苦しみでしかない時の生命は、人間がそこから解放されるだけの理由がある責め苦に他ならない。非常につらい状態を生きながらもなお生き続けたいという欲望を支えるような治療の意味は理解することができる。これに対して、二番目の生存の形、すなわち人間性の限界にある単なる苦しみを生きているだけの状態は、倫理的思考にとって決定的に重要な問いを未解決のままにさし出している。

結論

人々はますます病んでいるのだろうか

私たちは、治癒をもたらすことがどれほど現代社会にとっての理想や強迫観念になってきたのか、そしてそれが医療の領域を大きく超え、労働と社会組織の分野にあふれ出て、健康であれというますます拘束的な命令に急き立てられた内密性の領域に、より深く浸透してきたのかを示そうとしてきた。もはや単に健康であり続けるだけでなく、次第に厳しいものとなっていく規範の中で「健康」な人間の像を定義することが求められている。病理名称の増殖が、健康に与えられる余地を縮小させている。柔軟で主観的な生命の規範としての健康――カンギレムが定義したような――は、次第に厳格な考え方に取って代わられている。生命の可塑的な力に結びついていた健康は、今や規範的言説に枠づけられている。

したがって、おそらく今日では他のどの時代にもまして、カンギレムが「強迫的健康病（maladie obsessionnelle de la santé）」と名づけたものの新たな顕在化が進んでいる。彼はそこで、「この形の病い」は、「それが自分にはふさわしいと思っているような健康が、実際の医療の実践様式を介して、自分からは奪われていると評価している」という事実の内にあると定義していた。この一文は、今ではまた別の意味を帯び始めている。医療と医療者たち（corps médical）に対する私たちの要求が増大し続けているからである。良い医療を受けるということはもはや、有効な処置を受けるということだけではなく、敬意をもって扱われるということでもある。人々はその期待を正当なものと見なし、治療の前提にある非対称な関係の中に、ある種の均衡を回復させることができる。しかし、患者の要求項目はこれにとどまらず、強迫的健康病は、誰にも保証することのできない健康への権利要求という形を取りつつある。死にゆく権利の周辺に累積される諸々のものだけでなく、治療を受ける権利と健康であることの権利のあいだに、子どもをもちたいという欲求と子どもをもつ権利のあいだに横滑りが生じているのを見ることができる。そこではあたかも、私たちが生命体として偶発性を条件づけられていることに由来する不公平や暴力が、医療によって修正されねばならないかのようである。こうした期待は、現代の表象システムの中で医療が象徴的に獲得した力のしるしであり、人生と生命の有限性に対する考え方に医療が及ぼす影響力の尺度である。

健康に対するこの強迫観念は、〔医学的〕知識の世俗化の進展とあいまって、医療をまったく別物に変えつつある。それは、もはや神聖視されることのないものであり、私たちはそれを簡単に手に入れることができると考えているのである。中には、自分のかかっている医師に対して、インターネット上の「聖書《バイブル》」にもとづいて、どんな風に自分を治療したらいいかアドヴァイスする人がいる。あるいは、自分のちょっとした経験の上に立って（言い換えれば、根本的に個別的で一般化するのが危険な経験の中で）にわか医者になり、怪しげな内容の情報サイト上でそれを読みたがる人々に助言をばらまく人もいる。誰もが自分で自分の世話をする＝自己治療する、けれども、本質的な知識に接することが可能だと主張するこの疑似医療のバイアスに不安を感じている。おそらく、医療〔的知識〕の普及が治療的措置や現実の医療実践の変質や障害の同義語にならないようにするためには、ヴァーチャルな世界の中には対抗言説《カウンター・ディスコース》があり、医療についての詳細な（しかし可能な限り親しみやすい）百科事典があるのだと考えておくことが必要である。患者がそれを誤って医者との「議論」の場であると考えてしまうような、しかし多くの場合には医者を苛立たせるだけに終わっているような、この治療の逆流運動にストップをかけるためには、診察時のこうした新たな行動が明らかにしている情報の不足を埋め、理解への欲求を満たすような、もっとアクセスしやすい知識を、患者の手元に準備することが必要であろう。医療者たちは、自らの知識と力を、かつまたその限界を、より一層明示することを考えなくてはならない。そのためには、排他的な知識の管理に結びつく形で権力を保っていた人々の側の、ちょっとした改革を想定しないわけにはいかない。患者の目線に立ち、謙虚さを示すこと。おそらくそこに、今日の医療にとっての新たな課題がある。

なぜ、これほどまでに治癒に執着するのか。私たちはますます病気になっているのではないか。病いに冒される以前に病いの観念にとらわれ、さらにはそれに取り憑かれることによって、私たちは別の形で病んでいる。私たちが以前にもまして病人であるわけではないのだが、私たちはさまざまなサインに適用させる言葉をより多くもつようになり、そのサインは症状と化し、より多くの処置を施し、予防的な治療を行うようになっている。こうして、逆説的なことに、病いは新たな可視性を獲得し、存在感を増している。現実には、病いは同時に潜在的なものになったのだ。苦しみを感じていることに対して治療するだけではなく、その他の将来に生じうる病理を予防することが求められている。病いは、経験以前に生じる配慮である。それは、個人の生活の中に具体的に現れる前からすでに、行為の対象、食事や衛生や技術に関わる特別な行動の対象となる。病いの観念がその現実それ自体に先行し、その想像《イマジネール》が私たちの行動を導く。病いは、そこに顕在化する以前に健康な身体に取り憑き、いずれ劣らず病因となるような過剰な恐怖心や現実否認をもたらす。それは、病気についてのさまざまな病気を生み出すのである。

かくして私たちは、その病いがもはや耐え難いほどの病人になってしまったのだろうか。そうではない。私たちは単に、健康が脆くはかない幸運であった時代、健康とは、高い幼児死亡率や戦場での殺戮や分娩時の危険を免れた者が、長年の労働によって酷使され、消耗し早々に老化することによって避け難いものとなる病いに陥るまでのあいだに経験する一時的状態であった時代の、運命論的考え方を抜け出しただけのことである。

私たちは以前にもまして病んでいるわけではない。しかし、病むことに耐えられなくなっているのである。私たちは、病いを前にして、諦めることをやめ、憤るようになってきた。病いは、耐え難い不正の残滓の形、根絶されるべき偶発性の横暴と見なされている。これまで以上に、私たちは自らの有限性に病んでいる。したがって、私たちの医療に対する新たな関係は、おそらく、パスカル的気晴らし[1]の現代的で逆説的な一形態に他ならない。私たちは、自分たちを揺るぎないものにしてくれるのだという医療の幻想のイメージに気を紛らわせているのであり、医療の内に生命の複雑性を前にして謙虚であり続けることを教える科学を見いだすかわりに、生命についての確かな知識を手にしていると思い込んでしまっているのだ。私たちのもとにはまだ学ぶべき多くのことが残されている。おそらく、まずは、治癒しないということを学ばなければならない。

訳者あとがき

本書は、Claire Marin, *L'Homme sans fièvre*, Armand Colin, 2013. の全訳である。

著者クレール・マランは、一九七四年にパリで生まれ、パリ第四大学（ソルボンヌ）で博士号を取得した哲学者であるが、自らが多発性の関節炎をともなう自己免疫疾患に苦しめられ、厳しい治療生活を送ってきた患者（当事者）でもある。その経験を起点として、彼女は「病い（maladie）」と「医療（médecine）」に関する哲学的な省察へと歩みを進め、精力的な著作活動を続けている。

病いの経験をめぐる思考の最初の成果は、二〇〇八年に二冊の書物となって現れる。一冊は、病む身体を生きることの本質をとらえようとした哲学書『病いの暴力、生の暴力』（*Violences de la maladie, violence de la vie*, Armand Colin）であり、もう一冊は自らの経験を小説として綴った作品『私の外で』（*Hors de moi*, Éditions ALLIA）である（後者については、ゆみる出版から拙訳が刊行されている。あわせてご一読いただければ幸いである）。

『病いの暴力、生の暴力』において試みられたのは、病いの現実がこれを生きる人の経験の位相においていかなる暴力性を帯びて現れてくるのかを、その内的な感覚に沿ってとらえ直し、概念化していくことであった。しかし、その考察は、単に疾患を生の全体性に対する脅威として位置づけるにとどまるのではなく、個体の「生」は生まれ落ちた瞬間からすでに漸進的な「解体」を余儀なくされているのであり、生きるということはそれ自体「生の暴力」にさらされ続けることなのだという視点を導き出すものであった。私たちはしばしば、「生」を「創造」や「生成」の過程としてイメージし、その対極に「衰弱」や「死」を位置づけている。したがって病いは、生命にとっては外敵であり、この敵の侵入を食い止め、生命を本来の状態に保つことが医療の役割であると考えている。しかし、マランは自らの経験を参照しながら、身体は個体の生の健やかな伸長を自ずから求めるものではなく、その時間の経過とともに相次いで破綻をきたし、「壊れていく」ものなのだと語る。したがって重要なことは、病いを取り除いて無傷の健康を回復することではなく、この「自己解体」の過程をいかに生きるかにある。衰退や苦しみを、消去されたり否認されたりするべきものとしてではなく、必然として受け止め直しながら、自己の生命の履歴を形作っていくこと。そこに、ひとつの倫理性が追求されねばならないのである。

この認識を踏まえて、「医療」、もしくは言葉の広い意味における「治療（soin）」はいかに病む人に関わるべきかを問い直しているのが、本書『熱のない人間』である。「医療」が主題化されるのは、これも彼女自身の闘病過程で、治療者たちとの関係がしばしば「暴力」として経験されてきたからに他ならない。『私の外で』には、その随所において、疾患がもたらす苦しみだけでなく、治療者のふるまいやまなざしが、どれほど彼女を傷つけ、痛みを与えていたのかが記されている。もちろん、その中には、個々の医師の人格性や治療者の技術的未熟さに由来するものもある。しかし、おそらくそうした個別的な要因を超えて、現代の「医療」全体を支える考え方やふるまい方の中に、その暴力の根源が見いだされる。マランはここから、「医療」あるいは「治療」そのものを問い直していく。現状において、医療システムを方向づけている力学とは何であり、その中で治療者はどのようにふるまっているのか。病む身体を生きる人に寄り添う営みとして、「治療」は何を前提に置き、いかなる「人間関係」を実現するべきなのか。その中で、どうしても避けることのできない侵襲性と、「寄生的」な形で生じている暴力とを、どのように区分することができるのか。本書は、一方において、近代医療を規定している「まなざしの構造」を析出しながら、他方では、生命倫理や医療倫理に関わる臨床的現実の諸問題に積極的な論究を加え、狭義の哲学的省察に限定されない幅広い問題の考察へと歩みを進めている。

その思考を導く基本的な問いは、冒頭の一節にすでに集約されている。「治癒を期待することなく治療することは可能だろうか」。一般的な通念として、「治療行為の目的」は「病いからの治癒」にあり、患者が医療者に求めるのは、「病気」によって損なわれてしまった「健康」を回復する術をもたらすことである。しかし、「治療は必ず治癒をもたらすものではないし、この願望だけにもとづいて治療を定義することは、すでにその本質を歪めることになる」とマランは言う。「治療は時に、治癒を断念し、それでもなお継続して、苦しむ人に寄り添い、その苦しみを和らげようとする勇気を必要とする」(本書一頁)のである。言うまでもなく、これは一切の疾患に対して治癒を断念することを訴えるものではない。この問いかけを介して、現代の医療がその中心的目標としている「治癒」の概念、さらにはその基底にある「健康」観、「生命」観を再点検し、治療の技術が病しようとしているのである。

む人の生に寄り添うものとなるために、何を考え、何を疑い、そしていかなる幻想を放棄すべきなのかを精査しようとしているのである。

この問題設定は、本書の中でもたびたび言及されているジョルジュ・カンギレムの思考を引き継ぐものだと言えるだろう。周知のようにカンギレムは、「科学認識論（エピステモロジー）」の領域において独自の視点を打ち立て、ミシェル・フーコーやピエール・ブルデューなどにも大きな影響を与えた科学史家であるが、自ら医学を学び、健康と病い、生命と医療の関わりに関する透徹した思考を展開した哲学者でもある。そのカンギレムは、「健康」を「有機体の危機を乗り越えて、古いものとは異なる新しい生理学的秩序を創設する」「一定の能力」（『生命の認識』杉山吉弘訳、法政大学出版局、二〇〇二年、一九七頁）と定義している。ここには、「健康」を安定的に維持された「良い状態」として、あるいは、器官の損傷や機能不全のない無傷の状態としてとらえる一般的な見方とは大きく異なる視点が提示されている。この定義の前提には、「生命」の「正常性」と「病理性」に関するカンギレムの基本的な考え方がある。それによれば、生命体は、所与の遺伝的で生理学的な条件（自己の身体）と環境との関係の中で、「正常なもの」と名づけることのできるような状態を設定し、身体の形や働きをこれに合わせて作り上げていくことができる。ここに、ひとつの「規範的状態」が生まれる。これを「規範的」と言うのは、それが科学的な観察から導き出される「客観的」な状態ではなく、個々の生命体が自己の身体と環境とを同時に「価値づける」形で「選択」されるものだからである。しかし、正の価値とともに受け止められるこの規範的状態は、それが安定的に機能している限りにおいては、当の主体によって意識されない。この意識されることなく生きられている安定的状態が、一般的な意味における「健康」である。ルリッシュの言葉、「健康は器官の沈黙における生活である」を引きながら、カンギレムは、「生物学的に正常」な状態は「規範への侵害によってのみ明るみに出され」(『正常と病理』滝沢武久訳、法政大学出版局、一九八七年、九七頁)るのだと述べる。この、生命の規範性を意識させるにいたるような負の価値を負った経験が「病い」である。したがって病いは、科学的客観性をもって観察される事実ではなく、その身体を生きる個人の「とらえ方」に依存して生まれるものである。ゴルトシュタインの言葉を引きながら、カンギレムは言う。「病気は、存在をゆりうごかすことであり、危険におかれることである。だから、病気の定義は、出発点として『個人の存在の観念』を必要とする」(同一六三頁)。

この考察は、本書との関係において、二つの重要な視点を含んでいる。ひとつは、病いとは「人間がその環境との全体的な関係でもつ経験の中」に見いだされるのだということ。個々の器官に生じる「異常」は、それ自体において「病気」であるわけではない。それが「病い」となるのは、「有機体」と「その環境」との全体的な関係の変質によって、個人の生がそれまでとはまったく異質な「歩み＝成り行き(allure)」の中に入り込んだと感じられる時点でのことである。そして第二に、何が病理的であるのかは、医療者の科学的な視点によってではなく、まず何よりその身体を生きる個人の視点によって判断されなければならないということ。「正常なものから病理的なものへのこの変換を判断するのは、個人である」(同一六〇頁)とカンギレムは断言する。「何よりもまず、人間が自分を病気だと感じるから、医学が存在する」(同二一一頁)のであり、「医学」がその経験をさしおいてある個人を「病人」と名づけるのは、本末転倒の事態なのである。

このように、ある一時点における「生物学的に安定した状態」の「危機的な動揺」の経験として「病い」を位置づけた上で、カンギレムは、ひとつの規範的状態から別の新しい規範的状態への移行の可能性を強調する。生命には「生理的革新ともいえる修復」（同一七五頁）の力がある。環境との関係の中で危機的な状態に陥った有機体は、新たな条件のもとで「生理的規範の安定した状態を取りもどす」（同二一〇頁）ことができる。この新たな「規範的状態」の構築が「治癒」あるいは「回復」と呼ばれる。

カンギレムによれば、有機体が環境とのあいだに打ち立てる「規範的関係」は固定的なものではなく、偶発的な条件に対する「開放性」を有しており、身体や環境の変化に応じて可変的なものである。したがって、ひとつの規範的状態（かつての健康な状態）の解体は、ただちに生命体と環境との関係の破綻につながるのではなく、新しい均衡状態の創出へと向かいうる。この意味において、所与の条件の変化（例えば疾患による器官の変質）を受け止め、あらたな「規範的状態」を再創出する（＝回復する）力をもっている。それが、先に述べた意味での「健康」である。「人間は、環境の変動に応じて規範を定めることができる限り、健康である」（同二一〇頁）。したがって、ここでカンギレムが言う意味での「健康」とは、「病気」の対立項ではなく、むしろ病む力、病みつつ生きる力の発現として理解される。「健康とは、病気になることができ、そこから回復するという贅沢である」（『生命の認識』一九七頁）とカンギレムは言っている。

ただし、ここでの「治癒」や「回復」は決して、過去の状態への回帰ではありえない。カンギレムにとって、生命過程は「非可逆的」なものであり、「回復」や「治癒」とは「生物学的に無垢の状態にもどること」（『正常と病理』二一〇頁）ではない。したがって、病いとは、その個人の「歴史」の上に生じるドラマなのであり、所与の条件の変質を受け止めながら、新たな「生活の形」を模索していく「履歴」の中に位置づけられなければならない。「治るということは、新しい生命規範を（…）手に入れること」であり、「そこには生物学的規範性の非可逆性が存在する」（同二一〇頁）。そして、この変化は「時には以前よりも高次の生命規範」（同二一〇頁）を獲得することがある。しかしながら、この非可逆的な過程の最後には必ず「死」が待ち受けている。したがって、「新しい規範への移行」は、常に成功するとは限らないばかりか、最終的にはその失敗を宿命づけられている。「病い」と「治癒」の試みの反復は、漸進的に「生命」の喪失へと向かう。その意味において、個人の生命はもとより「生命の力の縮小」なのであり、「治癒」に向けた努力が身体と環境の関係を制御しきる（永遠に健康である）ということは、本質的にありえない事態である。この「事実」を明晰に認識するところから、なお、それぞれの時点における「治癒」や「回復」の希望を断念しないこと。そこに、病む身体を生きる個人と、これに関わる医療者の務めがある。「治癒することを学ぶ。それはある時点での希望と、最終的な破綻とのあいだにある矛盾を知ることである」。それを知った上で、「ある一時点での希望にノンを言わないということ」（*Écrits sur la médecine*, 2002, p. 99）。カンギレムはそこに、人間の知性の発現を見いだそうとしていた。

ここに示されたカンギレムの思考は、マランが自らの病いの経験を受け止める上で大きな導きとなってきたし、また本書における考察の主題を設定する上でも重要な参照枠組みとなっている。しかし、いきなり「治癒をもたらすことなく治療することは可能か」と問いかけるマランが、単純に先達の考え方をなぞっているわけではないことも明らかである。「すべての生命は、言うまでもなく、崩壊の過程にある」（S・フィッツジェラルドからの引用）という視点を共有しながらも、カンギレムの場合には、その途上の一時点における「回復」の可能性は手放されておらず、病者がそれによってつらい思いをしても、なお「治癒」に向けて生きることをうながすこと——それが「治癒の教え」という言葉で示されている——が医療者の役割であると訴えられていた。これに対してマランは、「まずは、治癒しないということを学ばなければならない」(本書二七五頁)と言う。それによって彼女は、治癒の希望を一旦すべて括弧にくくった上で、治療の果たすべき役割を考えようとしている。

この小さからぬ態度変更には、二つの認識が関わっているように思われる。ひとつは、彼女自身が病いの経験の中で獲得した認識、あるいは実感である。『私の外で』においては、予見不可能な形で進行していく彼女の病いが、抗い難く衰弱をもたらし、「解体」を押し進めていく過程が描かれている。

> 私は私自身の解体に直面する。(…)それは身体の意識のひそかな瓦解である。意識は、そのあらがいがたい進行を確認することしかできない。(…)たえず自分自身を解体していくこと、どこにも支えをもたないということ。何一つ安定したものはなく、休みなく更新される疑念にさいなまれる。自分が何者であるのかが常に賭けの対象となる。解体されざるもの、永続するものの存在をひとつも信じられない。土台としての身体も、停泊すべき港も、支点もない。信用しないこと。とりわけ、自分自身を。
>
> (『私の外で』、鈴木智之訳、ゆみる出版、二〇一五年、一二頁)

この断続的な解体の過程の中に「安定はない。均衡状態はない」(同一三頁)と彼女は言う。病む身体は「誰かが主張するように新しい規範を内在化させるわけではない。病いは規範を作り出さない。それは規範を揺さぶり、覆し、私たちをそこから引き離す」(同二一頁)。このように訴える時、カンギレムの議論が念頭に置かれていたことは間違いないだろう。つまり、少なくとも一時期、病状が雪崩打つように進んでいく中で、カンギレムが言う意味での「治癒」の可能性を感じることのできない状態に彼女は置かれていた。この、暫定的な立て直し（新たな規範的状態の回復）の見通しすら得られない状況にある病者に対して、医療者が「治癒の教え」をたれても、「怒り」の源泉にこそなれ、「希望」をもたらすことにはならない。その時、治療者はどのような関係を患者とのあいだに結ぶべきなのか。問われるべきより重要な課題はそこに見いだされるのではないだろうか。

もうひとつは、現代社会において医療が果たしている役割とその中での治療者たちのふるまいについての認識である。カンギレムは、近代の医療が「疾患」を「病む人の経験」から切り離して観察し、これに対処する技術となってしまったことに強い警鐘を鳴らしていた。その問題意識は基本的にマランにも引き継がれているのだが、前者の場合には、医学的に語られた現実が病者によって生きられた現実から遊離していくことで、人々の医療に対する不信が高まり、医療的なケアや医学的な知識に依存しないで、私的に自己の健康を追求しようとする傾向――これを彼は「野生の健康（santé sauvage）」への回帰と呼んだ――が強まることが懸念されていた。しかし、本書において論じられているように、事態はまったく別の方向に進んでいる。すなわち、現代においてはむしろ、生活全域の医療化――「病理学化」ともマランは言う――が進行し、人々はますます医学的知識に依存して自分の健康を管理し、医療がすべてを治療し、治癒させてくれることへの期待を高めている。そして、医療システムは「完璧な健康」という幻想をふりまき、一切の身体的な苦しみから解放された社会という虚像の構築に貢献している。そしてそれゆえに、治療者たちもまた、それぞれの臨床の現場において、しばしば「治癒をもたらすことができない」現実を直視しきれずにいる。この状況の中で求められていることは、

「治療」と「治癒」とのあいだに想定された漠然とした結びつきを断ち切ることである。これはすでにカンギレムが指摘していたことでもあるが、二〇世紀の医療の技術的展開と公衆衛生の発展は、一部の重篤な疾患（例えば、肺結核）に対する治療実績を高め、平均寿命を格段に伸長させてきた。しかし、その結果として現れたのは、人々が皆（通俗的な意味で）健康に生きている社会ではなく、生命の内在的な脆弱性、つまりは、老い、衰え、病むという現実の遍在性であった。西欧医学の進歩は、例えば「致死的疾患を慢性疾患に変え、治癒することはないがそれとともに生き、あるいはそれを生き延びるべきものにしている」（本書二四七頁）。現代の医療が出発点に置かなければならないのは、どれほど技術的な能力が上がっても、そのあとに、またはその基底に厳然として残り続ける「治癒せざるもの（l'incurable）」としての身体である。この認識に立てば、今急いで追求されなければならないのは、「治癒すること」への希望ではなく、「治癒せざるもの」を生きていく術であり、同時に、その営みを支える「人間関係」としての「治療」の形である。

こうした発想に立って、本書は、かなり幅広い臨床上の問題に視野を広げ、批判的検討を展開している。そこでの考察は、時として、現状に対する強いアンチテーゼを提起しているように見える。しかし、つきつめてみるとマランの主張は、ごく当たり前の考え方に立った、至極まともな要求であることに気づく。つまり、治療とは、「生きて、そして死んでいく存在である私たちの傷つきやすさ」（本書六〇頁）に寄り添う「特別な人間関係」であるということ。この当たり前がうまく成り立たなくなっていることに、私たちはもっと驚くべきなのであろうし、このような時だからこそ、原理的な思考に支えられた「治療の哲学」が必要とされるのだとも言えるだろう。

ここで、本書の中心的な主題に置かれた「治療」という概念、及びその訳語の選択について、注記を加えておかなければならない。本文中において最も頻繁に用いられているこの言葉の原語は soin である。基本的には「治療」という訳語をあてたが、フランス語の soin、あるいは動詞としての soigner は、日本語の「治療」や「治療する」という言葉が想起させるものよりも、はるかに広い適用範囲をもっている。例えば、「庭の手入れをする（prendre soin du jardin）」のも「子どもたちの面倒を見る（soigner des enfants）」のも「身だしなみに気を配る（soigner sa mise）」のも、soin, soigner という言葉で言い表される。手持ちの辞書にしたがえば、soin には、「心配り」、「注意」、「世話」、「手入れ」、「処置」、「手当て」、「関心事」といった意味があり、その一部に「治療」や「看護」が含まれている。おそらく、これだけの広がりをすべて包接するような一語を日本語の語彙の中に見いだすことはできない。その外延において、最も近似的な言葉は「ケア（care）」ではないかと思われる。しかし本書では、特定の文脈を除いて「ケア」とは訳さなかった。その理由は、以下の二点にある。まず、本書の中では、英米圏において展開され、フランスに輸入されてきた「ケアの思想」が、それ自体において主題化され、英語の care がフランス語の soin とは射程を異にするものとして論じられているからである。第一部・第三章において示されたように、キャロル・ギリガンやジョアン・トロントが示した「ケアの思想」を、その核心的な部分において高く評価しながらも、マランはそこに乗り越えられるべき一定のバイアスがあることを指摘しており、同時にその思想がフランスの政治的言説の中で表層的に消費されてしまったことを残念に思っているようである。したがって、ケアの理論の中から正統に継承すべき要素を抽出しながら、これをより本質的な文脈の中で展開させていくことが求められている。おそらくそこに、フランス語圏で形をなしつつある「治療の哲学（philosophie de soin）」の領域が見通されている。こうした文脈の中で、care と soin との言葉としての区別は維持されなければならないだろう。

これに関連して第二に、英語圏における care という言葉は、病む人への関わりを示す時においても、例えばこれが cure との対照において使われる場合がそうであるように、狭義の医学的治療とは異なる種類の行為を指す傾向がある（同様に、日本語の「ケア」も、例えば、外科医による手術を指すものとして使われることは稀ではないだろうか）。しかし、soin という言葉は、少なくとも本書での使用法に即して見る限り、ハードな医療的行為を排除するものではないし、何よりここでは、「医学的治療（soin médical）」こそが考察の中心に置かれている。soin についての考察は、「キュア（cure）」も「ケア（care）」も含めた、広義の「治療」全体を射程に置いている。その点でも、「ケア」という訳語を与えることは、かなり強いバイアスをかけることになってしまうだろう。

とはいえ、soin という語が包摂している行為や関係の総体を「治療」の一語に代表させるのはいかにも無理がある。そこで本書では、原則としてこの訳語を採用しつつ、例えば家族介護や子どもの養育が主題化されている場面や、看護ケアが取り上げられている場面では、随時その文脈に沿った言葉（「世話」「配慮」「ケア」など）をあて、必要に応じて原語を括弧内に示すことにした。訳書としてはいささかうるさいほど（soin）、（soigner）という注記が挿入されているが、この点についてはご理解をいただきたい。同時に、「治療」という言葉が用いられている場合、その指示対象は、この日本語が想起させるであろう範囲を超えて、さまざまな「世話」や「配慮」や「ケア」の行為をも含みうるのだということを念頭に置いて読んでいただければ幸いである。このような願いを読者に向けるのは、訳者としての力不足をさらけ出すだけのことで、恥ずかしい限りなのだが、私としては他になすすべがない。ご寛容を願えればと思う。

最後に、本書のタイトルについて触れておこう。*L'Homme sans fièvre*――逐語的に「熱のない人間」と訳してみたが、小説のそれのような、どこか謎めいたタイトルである。この sans fièvre という表現は、人に対して用いられて「熱のこもっていない、醒めた」態度や動作を示したり、何らかの疾患について「発熱をともなわない」ような症状を指したりするようである。では、本書の表題としてそれは何を意味しているのだろうか。

この言葉は本文中では一度も使われておらず、特定の文脈に即して明確な意味を担っているわけではない。それはむしろ、著作全体の主題を暗示的に表すものとして掲げられているのであろう。したがって、その解釈は読み手の自由に委ねられていると言わねばならないが、前著『私の外で（*Hors de moi*）』がそうであったように、複数の異なる意味を集約させているように思われる。私（鈴木）なりには、三つぐらいのイメージをここに重ね合わせることができる。

第一に、「病いなき人間」のイメージ。「治癒」の理想、あるいは「治癒のユートピア」が想定する、完璧な健康を誇る人間の像である。美しく健やかな毎日を保証する現代医療は、熱を出して寝込んだりすることすらない人間という決してありえない現実を、どこか本気で達成しようとしている（あるいは、そのようにふるまっている）ところがある。カンギレムが『正常と病理』において定義した意味での「健康」とは「変化に耐える力、熱が出てもそれに耐え、またそこから戻ってくる力のことである」（本書三四頁）。これに対して、現代人は多様性も変化もない、恒常的な状態の維持を夢見ている。すなわち「熱も出さない人間」が新しい健康の理想となっているのである。

これと折り重なるようにして、第二に、「解剖学」的なまなざしが想定する人間（身体）像を連想することもできる。M・フーコーが『臨床医学の誕生』において論じたように、近代医療は「解剖」という手続きを介して、「病い」に対する固有の視点を獲得し、病む人自身の経験野には決して現出することのない身体をその「対象」にすえることで発展してきた。マランは、この認識を踏まえて、人体構造の学習に使われる「皮を剝がれた人体像」に、この医療的まなざしが想定する人間像の範列を見いだす。「体を切り開かれながら」も「冷静」であるかのように、「すくっと立った身構え」を崩さない、この「ありえない」姿こそ、医療が標的とする身体の理念型である（本書一五三頁）。「熱のない人間」とは、ここに表象される仮構の人間の別称であるのかもしれない。

そして、この「何ものとも識別することのできない」「肉体」としての人間と対をなす形で、病いの現実を病む人の経験から切り離して「処置」しようとする「冷血」な存在としての医師の姿が浮かび上がる。ここに「熱のない人間」の第三のイメージを読むことができる。もちろんそれは、一種のステレオタイプとして語られ続けてきた「医師」像に他ならない。しかし、病む人の苦しみに向き合うのではなく、その原因として把握された肉体的損傷や生理的機能不全を「治療」することが、「医師」にとってまず何より可能な行動であるとするならば、個々の人格的な人間性の問題とは別のレベルで、彼らは「冷たい」、「醒めた」人間であることを余儀なくされている。そうでなければ、「治療」という行為が、治療される者だけでなく治療者に対しても及ぼし続ける暴力を受け止めることはできない。その構造的な現実を正確にとらえることも、本書の目的のひとつであったように思われるのである。

また、この抽象的で謎めいたタイトルだけでは、本書の内容を示唆することができないと考え、副題（「治癒せざるものの治療のために」）を付したことをお断りしておく。

翻訳にあたっては、可能な限り日本語として読みやすい形に置き換え、同時に誤訳のないように努めたつもりであるが、力の及んでいない部分が残されているかもしれない。お気づきの点は、ご叱正いただければ幸いである。

訳出の過程で、今回も多くの方々に助けていただいた。特に、法政大学社会学部の同僚である高橋愛先生には、『私の外で』の時に引き続き原文の解釈にあたってアドヴァイスを頂戴した。首都大学東京の村上優子さんには、医療者の視点から訳文に目を通していただいた。そのほか、お名前をあげることはできないが、支援と助言をいただいたすべての方にあらためてお礼を申し上げたい。出版にあたっては、法政大学出版局の前田晃一さんに大変お世話になった。感謝の意を表したいと思う。

ありがとうございました。

二〇一五年一二月

鈴木智之

著　者

クレール・マラン（Claire Marin）

1974年、パリに生まれる。2003年にパリ第四大学（ソルボンヌ）で哲学の博士号を取得。現在は「現代フランス哲学研究国際センター」のメンバーを務めるとともに、高校の教員として哲学を教える。自らが多発性の関節炎をともなう自己免疫疾患に苦しめられ、厳しい治療生活を送ってきた患者（当事者）でもあり、その経験を起点として、「病い」と「医療」に関する哲学的な省察へと歩みを進め、精力的な著作活動を続けている。著書に、『病いの暴力、生の暴力』（*Violences de la maladie, violence de la vie*, Armand Colin, 2008）、『病い、内なる破局』（*La maladie, catastrophe intime,* PUF, 2014）、自らの経験を小説として綴った作品『私の外で』（鈴木智之訳、ゆみる出版、2015年）などがある。

訳　者

鈴木智之（すずき・ともゆき）

1962年生まれ。法政大学社会学部教授。著書に、『村上春樹と物語の条件――『ノルウェイの森』から『ねじまき鳥クロニクル』へ』（青弓社、2009年）、『眼の奥に突き立てられた言葉の銛――目取真俊の〈文学〉と沖縄戦の記憶』（晶文社、2013年）、『ケアとサポートの社会学』（共著、法政大学出版局、2007年）、『ケアのリアリティ――境界を問いなおす』（共著、法政大学出版局、2012年）。訳書に、J・デュボア『探偵小説あるいはモデルニテ』（法政大学出版局、1998年）、A・W・フランク『傷ついた物語の語り手――身体・病い・倫理』（ゆみる出版、2002年）、B・ライール『複数的人間――行為のさまざまな原動力』（法政大学出版局、2013年）などがある。

《叢書・ウニベルシタス　1036》
熱のない人間
治癒せざるものの治療のために

2016年2月22日　初版第1刷発行

クレール・マラン
鈴木智之 訳
発行所　一般財団法人　法政大学出版局
〒102-0071 東京都千代田区富士見 2-17-1
電話03(5214)5540 振替00160-6-95814
組版：HUP　印刷：三和印刷　製本：積信堂

Printed in Japan

ISBN978-4-588-01036-1

人名索引

ア行

アルペルン，カトリーヌ Halpern, Catherine (13)

アンジュー，ディディエ Anzieu, Didier 126, 148, (9)

アンダース，ギュンター Anders, Günther 22, (9), (20)

アンドリュー，ベルナール Andrieu, Bernard (9), (21)

イボ，キャロリーヌ Ibos, Caroline 24, 31, (13), (30)

イリイチ，イヴァン Illich, Ivan 60-2, 65, 69, (13), (26), (27), (50)

イルシュ，エマニュエル Hirsch, Emmanuel (10), (13)

ヴァイエ，エレーヌ Vaillé, Hélène 57, (18), (25)

ヴァレリー，ポール Valéry, Paul 49, 77, 150, 157, (18), (23), (27), (34), (35), (47)

ヴィガレロ，ジョルジュ Vigarello, Georges 44, (18), (22)

ウィニコット，ドナルド Winnicott, Donald 175, 201, 224, 239, (18), (36), (37), (40), (41)

ウィンクラー，マーティン Winckler, Martin 148, 182-3, (18), (37)

ヴェイユ，シモーヌ Weil, Simone 237, 241, (18), (41)

ヴェーバー，フローランス Weber, Florence 227, (18), (40)

ヴェサリウス Vésale 153, (51)

ウォルフ，クリスタ Wolf, Christa (18), (34)

ヴォルムス，フレデリック Worms, Frédéric (9), (10), (19), (20)

エキ，アンヌ＝ガエル Equis, Anne-Gaëlle 251, 253, (11), (41), (42)

エランベール，アラン Ehrenberg, Alain 62, (11), (25), (26), (48)

エリアス，ノルベルト Elias, Norbert 254-5, 257, (11), (32), (43)

エルノー，アニー Ernaux, Annie 177, (11), (36), (40)

オウィディウス Ovide 154, (35), (51)

オーディアール，ジャック Audiard, Jacques (9), (46)

オケ，ティエリ Hoquet, Thierry 24, (13), (20), (21)

オトレオ，パトリック Autréaux, Patrick 197, 222, (9), (37), (39),

カ行

ガイユ，マリー Gaille, Marie (31), (32), (36)

カイヨワ，ロジェ Caillois, Roger 153, (10), (34)

ガザレ，オリヴィア Gazalé, Olivia 39, (12), (22)

ガダマー，ハンス Gadamer, Hans 77, (12)

カンギレム，ジョルジュ Canguilhem, Georges 7, 29, 34-36, 61, 75-6, 80-82, 116, 239, 248, 263-4, 271-2, (10), (21), (22), (26)-(28), (41), (44), (49), (50)

ガンセル，ヤニス Gansel, Yannis 98, (31)

ギベール，エルヴェ Guibert, Hervé 158, 180, (12), (13), (35), (37)

ギュイヨー，ジャン＝マリー Guyau, Jean-Marie 240-1, (13), (41)
ギリガン，キャロル Gilligan, Carol 90-1, (12), (30), (50)
グジル，ファブリス Gzil, Fabrice 119-20, (13), (33),
クッツェー，J・M Coetzee, J. M. 26-7, 118, (11), (21), (33)
グラッサン，マルク Grassin, Marc (13), (41)
クリニョン＝デ・オリヴェイラ，クレール Crignon-De Oliveira, Claire (11), (25), (31), (36)
クレシー，エレーヌ・ド Crécy, Hélène de (11), (37)
コールバーグ，ローレンス Kohlberg, Lawrence 90-1, (14), (30)
ゴドー，エマニュエル Godeau, Emmanuel 214, (12), (38)
ゴフマン，アーヴィング Goffman, Erving 123, (12), (22), (33)
コマール，フィリップ Comar, Philippe (14), (34)

サ行

ザッカイ＝レイネルス，ナタリー Zaccaï-Reyners, Nathalie (10), (15), (20), (44)
ザリフィアン，エドゥアール Zarifian, Edouard 57, (25)
サルトル，ジャン＝ポール Sartre, Jean-Paul 33, 39, 46, 56, 162, (17), (22), (23), (28), (35), (47)
シクスー，エレーヌ Cixous, Hélène 228, 230, (10), (40)
シュワルツ，リザ Schwartz, Lisa (27)
ショーヴァン，ピエール Chauvin, Pierre (33)
ジョベール，アラン Jaubert, Alain 150, 152-3, (14), (34)
ジョリアン，アレクサンドル Jollien, Alexandre 201-2, (14), (37)
ジロー，エロイーズ Girault, Eloïse (13), (30)
スミス，リチャード Smith, Richard 64, (17), (26)
ゼーバルト，W・G Sebald, W. G. 49-52, (17), (23), (24)
セナンク，アントワーヌ Sénanque, Antoine 199, 209, 219-20, 223, (17), (37)-(39)
ソティエール，ジャーヌ Sautière, Jane 190, 192, (17), (37)
ゾルン，フリッツ Zorn, Fritz (19)
ソンタグ，スーザン Sontag, Susan 8, (17), (20), (34)

タ行

ダヌー，ジェラール Danou, Gérard (11), (36), (39)
ダ・ローサ，エミリオ Da Rosa, Emilio 68, (27)
ツジンスカ，アガタ Tuszynska, Agata 164, 188, 195, (18), (35), (37)
ティッチアーノ Titien 149, (34)
デカルト，ルネ Descartes, René 35, 45, (22), (46), (47)
テュルプ Tulp 49, (15), (23), (24)
テレスチェンコ，ミシェル Terestchenko, Michel 241-243, (17), (41)
ドゥヴィル，パトリック Deville, Patrick (11), (41)
ドゥヴルー，ジョルジュ Devereux, Georges 169-171, (11), (16), (36)
ドゥジュール，クリストフ Dejours, Christophe (11), (26)

ドゥルーズ，ジル Deleuze, Gilles 18, 69, (11), (20), (27), (34)
トロント，ジョアン Tronto, Joan 90, 92, 93, 95-6, 98-9, 102-3, 109-10, (13), (17), (30)-(32), (50)
トンディニ，ジル Tondini, Gilles 213, (18), (38)

ナ行

ナンシー，ジャン＝リュック Nancy, Jean-Luc 159, 161, (11), (16), (21), (35)
ヌービュルジェ，ロベール Neuburger, Robert (16), (36)
ノートルダム，シャルル＝エドゥアール Notredame, Charles-Edouard (37)

ハ行

バージャー，ジョン Berger, John 165, 168, 219, 221, (9), (35), (39)
バタイユ，ジョルジュ Bataille, Georges 40, (9), (22)
バタイユ，フィリップ Bataille, Philippe 264-5, (9), (44)
ハッキング，イアン Hacking, Ian 32, (13), (22)
パトチカ，ヤン Patočka, Jan (16)
ハネケ，ミヒャエル Haneke, Michael 235, 254, (13)
バレラ・ティスカ，アルベルト Barrera Tyszka, Alberto 142-3, 231, 233, 235, (9), (33), (34), (37), (38), (40)
ヒース，イオナ Heath, Iona 65, 68, 70, (13), (16), (26), (27)
ビジオー，フレデリック Bisiaux, Frédérique (10), (29)
ピストリウス，オスカー Pistorius, Oscar 23-4, (21)
ピニャール，フィリップ Pignarre, Philippe (27)
ビュルジュラン，J.-F Burgelin, J.-F. (10)
ファンザン，シルヴィー Fainzang, Sylvie 177, (11), (36)
フィッツジェラルド，フランシス・スコット Fitzgerald, Francis Scot 223, 235, (12), (39), (40)
フーコー，ミシェル Foucault, Michel 9, 11, 47, 72-3, 83, 131, 180, 211, (12), (16), (20), (21), (27), (46)
フォレスト，フィリップ Forest, Philippe 156, 168, 176, 187, 189, 219, 246, (12), (35)-(37), (39), (41)
フォンクラール，ギヨーム・ド Fonclare, Gillaume de 144, 186, (12), (34), (37)
ブノワ，ジョスラン Benoist, Jocelyn (9)
フラティニ，マリー＝オディール Frattini, Marie-Odile 259, (12), (41), (43), (44)
プラトン Platon 72, (16), (27)
ブリュジェール，ファビエンヌ Brugère, Fabienne (10), (29)
フルール，ニコラ Foureur, Nicolas (12), (37)
ブルガーコフ，ミハイル Boulgakov, Mikhaïl 218, (10), (39)
ブルデュー，ピエール Bourdieu, Pierre (10)
フルニエ，エマニュエル Fournier, Emmanuel 259, (12), (41), (43), (44)
ブレッヒ，ヨルグ Blech, Jörg (27)
ペイヤー，リン Payer, Lynn 65, 69, (16), (26), (27)
ベーコン，フランシス Bacon, Francis 151, (34)
ペータース，フレデリック Peeters, Frederik 198, (16), (37)

ペーパーマン, パトリシア Paperman, Patricia (14)
ベスニエ, ジャン＝マリー Besnier, Jean-Marie (10), (21)
ベトレミュー, ピエール Bétrémieux, Pierre (10), (31)
ベナロヨ, ラザール Benaroyo, Lazare (9)
ペラ, クリストバル Pera, Cristobal 143, (16), (34)
ヘルムリンガー, ローレンス Helmlinger, Laurence (13), (28)
ヘンリー, デイヴィッド Henry, David 65, 68, (16), (26)
ホネット, アクセル Honneth, Axel (13), (30)

マ行

マスクレ, アラン・シャルル Masquelet, Alain Charles (11), (15), (23)
マラブー, カトリーヌ Malabou, Catherine 120, (14), (33)
マルザノ, ミケラ Marzano, Michela 39, 44, 59, (11), (15), (22), (23), (25)
ミーダー, CK　Meador, CK (15)
ミショー, アンリ Michaux, Henri 77, 171, (15), (27), (36)
ミノ, ジャン＝クリストフ Mino, Jean-Christophe 259, (9), (12), (15), (41), (43), (44)
メルロ＝ポンティ, モーリス Merleau-Ponty, Maurice 48, 104, 159, (15), (23)
メンミ, ドミニク Memmi, Dominique 40, (15), (22)
モイニハン, レイ Moynihan, Ray 65, 68, (16), (17), (26)
モーア, ジャン Mohr, Jean 219, (9), (35)
モゼール, リアーヌ Mozère, Liane (16)
モリニエ, パスカル Molinier, Pascale 94, 215-6, (14), (16), (29), (30), (38)
モロン, アレックス Mauron, Alex (15), (42)

ラ行

リクール, ポール Ricœur, Paul 77-8, 103, 267, (15), (16), (20), (28), (31), (32), (44), (49)
ル・ゴッフ, アリス Le Goff, Alice (12)
ルジョワイユー, ミシェル Lejoyeux, Michel (27)
ルフェーヴ, セリーヌ Lefève, Céline 240, (9), (11), (14), (20), (35), (44)
ルブラン, ギヨーム Le Blanc, Gillaume (10), (29)
ル・ブルトン, ダヴィッド Le Breton, David 122, (14), (33)
ルベール, ギ Lebeer, Guy (14)
ル・ペン, クロード Le Pen, Claude 57, (25)
ルリッシュ Leriche 76, 81
レイネルス, クリストフ Reyners, Christophe 254, (10), (15), (20), (42), (44)
レクシン, ジョエル Lexchin, Joel (27)
レンブラント Rembrandt 49, 51-2, (23), (24)
ロージエ, サンドラ Laugier, Sandra (14), (29), (32)
ロス, フィリップ Roth, Philip 36, (17), (23)
ロッジ, ディヴィッド Lodge, David 25, (14), (21)
ロマン, ジュール Romains, Jules (26)

事項索引

ア行
アイデンティティ Identité 26, 98-9, 120 154, 166, 181, (33), (36) cf. 同一性, 自己同一性, 身分
アルツハイマー Alzheimer 119-21, 134, 227, 261,
アイロニー Ironie 54, 112, 147, 203, 215 cf. 皮肉
安楽死 Euthanasie 264
医学教育 Formation médicale 12, 141, 146, 203, 209
医学を学ぶ学生 Étudiants en médecine 12, 204-5, 207, 209, 212, 217, 239, 240 cf. 医学生, 医学部の学生, 医学部生
生きいきと（した） Vivant 14, 21, 31, 33-4, 76, 92, 153, 157, 255, 257 cf. 生きている
意識しない状態 Inconscience 80
移植 Greffe 23-6, 31, 159
一対一の対話 Colloque singulier 165, (28)
依存 Dépendance 42, 60, 72, 93, 101-6, 109, 113-5, 127, 218-9, 228, 257 cf. 依存性, 依存状態, 従属
意味 Sens / signification 2, 7, 10, 26, 44, 49, 56, 59, 75, 83, 88, 96, 107, 117, 120, 135-6, 140, 189, 264
医療化過剰 Surmédicalisation 56, 64, 70 cf. 過剰な医療化
医療教育 Études de médecine 204-5, 208 cf. 医療を学ぶということ
エイズ SIDA 180-1, 198-9
X線 Rayons 190, 194
延命治療 Acharnement thérapeutique 251-3
教え Pédagogie 12, 137, 248 cf. 教育
おぞましいもの Abject 40, 203, 209
恐ろしさ Effroi 31, 203, 233 cf. 恐怖, 恐れ

カ行
介護者 Aidants 113, 226, 231, 236, 265, (33)
解体 Destruction 22, 84, 142-3, 244 cf. 破壊
解剖 Anatomie 48-52, 144, 149-52, 208-11, (24), (34) cf. 解剖学
語り Narrative 266
皮を剥がれた Écorché 148-54, (34), (35) cf. 皮を剝がれた人体, 皮を剝がれたもの, 皮を剝がれた人体像, 皮を剝がれた人間
がん Cancer 79, 121
患者（良い, 悪い） Patient (bon ou mauvais) 179
感情の政治 Politique des affects 69
緩和（治療） Palliatif(s) (soins palliatifs) 11, 253, 264
機械 Machine 10-1, 23, 31, 35-6, 86, 161, 191, 236, (20) cf. 機構, 検査器
機械的 Mécanique 3, 24-6, 31, 35-6, 86, 161, 191 cf. 機械, 機械装置
危機的状態 Crise 112, (28)
義手・義足 Prothèse 23-6, 31, 161 cf. 義足, 人工器官
機制 Mécanisme 64, 161 cf. 仕掛け
傷つきやすさ Vulnérabilité 5, 11, 15, 21-

24, 60, 88, 92, 96-7, 102-8, 124, 133-4, 140, 148, 150, 165, 174-5, 201-3, 217, 222, 232, 251, (32)　cf. 弱さ, 脆弱, 傷つきやすい（状況）, 傷つきやすい状態にある人
規範性 Normativité 5, 30, 116
共感 Empathie 122, 162, 196, 242
cf. 優しさ
恐怖の市場化 Marketing de la peur 69
薬 Médicament 54-8, 61, 65-8, 70-1
cf. 医薬品, 薬物, 薬物治療
屈辱 Humiliation 37, 103, 155, 182
cf. 屈辱感, 侮辱
ケア Care 15, 88-110, 132, 216, (29)
ケアギヴァー Care-givers 94-102, 107
外科手術 Chirurgie 11, 26, 30, 37, 49-51, 76, 144-6, 151, 156-9, 177
cf. 手術, 外科治療, 外科的処置
嫌悪 Dégoût 39-41, 103, 137, 139, 203, 208, 215, 220　cf. 嫌悪感
健康探索 Parcours de santé 112
健康な身体 Corps sain 32-5, 38, 44, 73, 82, 274
健康への権利 Droit à la santé 85, 272
交叉同一化 Identifications croisées 239
孤独 Solitude 64, 95, 255　cf. 孤立
コルセット Corset 42

サ行

在宅治療 Hospitalisation à domicile 113-5
サイボーグ Cyborg 24,31,
サディズム Sadisme 148, 175, 193
cf. 嗜虐性
ざわめき Bruit 11, 25, 77-80, 105, 127, 158, 159, 205, 224　cf. 雑音, ノイズ, 喧騒, 音, 雑多な音
死 Mort 7, 23, 33, 50, 65, 108, 128, 137, 161, 164, 168, 189, 199, 205, 212, 219, 223, 232,249, 257, 263-7
cf. 死者, 死人
支援の要求 Demande d'aide 170, (36)
cf. 支援を求めること
磁気共鳴画像法（MRI）Imagerie par résonance magnétique (IRM) 158
自己 Soi 8, 22, 33, 40, 45-6, 56, 68, 73, 81, 87, 114, 117, 121, 154, 156, 165, 236, 240, 247, 253, 257, (22), (40)
cf. 自分自身, 自分, 自ら
自己治療 Cura sui (23)
自殺幇助 Suicide assisté 265
四肢の切断 Amputation 28, 59, 118
cf. 切断手術
姿勢 Postures 130, 146, 153, 182
疾患商人 Marchands de maladie 65
自分の健康を守る行為主体 Acteur de sa santé 112, 117
嗜癖 Addiction 9, 205, 217-9
cf. アディクション
羞恥心 Pudeur 36, 127, 163, 193, 233
cf. 恥じらい, 慎み
執着 Obstination 251
馴致 Domestication 53, 142-3
cf. 飼い慣らし
障害 Handicap 23, 121,123, 249
cf. ハンディキャップ
衝動 Pulsions 43, 214, 216
情熱 Passions 19, 47, 53
消耗 Épuisement 12, 219, 227, 237
cf. 参ってしまうこと
自律 Autonomie 12, 77, 93-7, 108-21, 131, 136, 254　cf. 自律性
しるし Stigmates 10, 18, 22, 123, 181, 219
cf. 傷跡、スティグマ
試練 Épreuve 14, 29, 41, 76, 112, 118, 122, 126, 129, 133, 137, 140-3, 146, 185, 206, 231, 234, 267

cf. 試されているもの, 試されている, つらいもの, きつさ, 試すもの, 不安
侵襲 Agression 28, 140-3, 145-6, 156, 170, 173-5, 190, 216 cf. 攻撃
侵襲性 Agressivité 147 cf. 攻撃性
新生児医療 Néonatologie 11, 246, 249, 252 cf. 新生児科
侵入 Intrusion 114, 140, 144, 155-7, 159, 168-9, (36) cf. 侵入者, 介入
生 Vie 5, 7, 9-13, 18, 21, 24-35, 41, 53, 56-63, 67-71, 76-86, 88, 91-7, 102, 109, 112-6, 120, 139, 142, 145, 155, 159-61, 165, 167, 175, 187,199, 205, 214, 219, 225-6, 229-30, 238, 241, 245, 248-53, 258-9, 262-5, 268, 271, 274-5
cf. 生命, 人生, 生活, 一生
正常な Normal 7, 19, 33-4, 57, 104, 121, (25) cf. 正常, 当たり前の
聖なる不在 Divine absence 80, (28)
背負い込む Prendre en charge / Prise en charge 61-396, 100, 105, 121, 126, 161, 168, 221, 227, 232, 255
cf. 引き受ける, 担う, 世話をする／背負い込むこと, 引き受けること, 受けること, 世話, 世話を担うこと, 世話を引き受けること, 担うべき仕事, 担い手
切開 Dissection 49-52, 208 cf. 解剖
戦争 Guerre 142, 144-8, 259, 274, (43)
cf. 戦場
戦闘 Combat 31, 143-4, 186, 247-50
cf. 試合, 戦い, 闘い
臓器の提供 Don(s) d'organe 25
相互依存性 Interdépendance 93, 105
早産 Prématurité
添え木(のような) Tuteur / tutrice 44, 57, 260 cf. お目付け役
即自 En-soi 33 cf. 即自性
尊厳ある Digne 129, 263, 268
cf. 尊厳のある, ふさわしい
存在論 Ontologie 120
存在論的 Ontologique 27, 102, 151

タ行

知の怪物 Hydre du savoir (32)
治癒 Guérison 1-5, 11-3, 60, 110
治癒せざるもの Incurable 3-4, 247, 259
cf. 不治のもの, 不治の病い
治癒をもたらす Guérir 1-2, 13, 85, 89, 108, 129, 246-8, 251, 253, 259, 271
cf. 治癒させる
沈黙 Silence 57, 76-80, 205, 223
cf. お静かに
継ぎ足された(人間) Augmenté (homme augmanté) 25, 26
追放 Exile 8 cf. 一人離れて暮らす
通俗化 Vulgarisation 6, 272 cf. 世俗化
疲れ Fatigue 10, 25, 35, 60, 101, 115, 126, 101, 160, 216, 226, 244 cf. 疲労, 疲労感, 疲弊
つらさ Amertume 219
手 Main 3-4, 23, 25, 49, 51, 157, 191, 196, 210
抵抗 Résistance 34, 108, 129, 163, 169-71, 185, 216, 224, 253-7, 263 cf. 抵抗力
デカルト的 Cartésien(ne) 22, 32, 36, 48, 50-1 cf. デカルト(思想), デカルト主義者
手際 Tact 234
統一性 Intégrité 27, 146, 149-50, 174, 195
cf. 人格的統一性、無傷、無傷な全体、無傷の状態、健全な状態
同情 Compassion 89, 121, 196-7, 215, (40)
cf. 共感
動物 Animal 6, 22, 25, 33, 38, 43, 151, 192, 251

ナ行

何の関係も生まれていないこと Non-relation 191
熱 Fièvre 34

ハ行

バーンアウト Burn-out 219
配慮 Souci 8, 15, 38, 44-5, 63, 73-5, 81, 89, 92, 96, 101, 116, 127, 133, 199, 242, 274 cf. 気遣い, 気づかうこと
白衣 Blouse 141, 167
剝奪 Dépossession 95, 112, 140, 154, 156, 169
蛮族の侵入 Invasions barbares 110
美 Beauté 38, 131 cf. 美しさ
否認 Déni 97, 103-4, 109, 216, 263, 274 cf. 拒絶, 現実否認
非－病 Non-maladie / non-disease 64, 68
病院 Hôpital 7, 13-5, 37, 113, 134-5, 142, 178, 186-9, 204-6, 213, 224, 234, 239, 246, 261, (20), (23), (37)
病理 Pathologie 54 cf. 病理学
病理学化する Pathologiser 6, 53-4
不安 Malaise 44, 62, 128 cf. 居心地の悪さ
不可能な健康 Santé impossible 53
不潔＝不適切 Impropre 33
不条理 Absurdité 186
不条理な Absurde 145, 169 cf. 馬鹿げた, 法外な
普通の Vulgaire 76, 80 cf. 普通のもの
ふるまい Gestes 4, 12, 51, 112, 115, 141, 145-6, 154, 179, 181, 213, 232, 243 cf. 身ぶり, 行動, 行為
触れる Toucher 128, 137, 201 cf. 触れること
崩壊 Effondrement 143, 219-20 cf. 意気消沈
放射線医師 Radiologue 47, 191-2
亡霊 Fantôme 26-737, 123 cf. 幽霊, 幻
保証 Assurance 37, 61, 84, 187, (28) cf. 保険機関, 保険

マ行

慢性（疾患） Chronique (maladie) (maladie chribique) 4, 75, 115, 161, 247
未熟児 Prématuré 3, 15, 250 cf. 早生児, 時期尚早な
無意味 Futile 253 cf. 無益な
無益さ Futilité 261 cf. 無益性
無頓着 Insouciance 78, 104, (32) cf. 無頓着さ
物 Chose 6, 28, 32-4, 59, 87, 101, 142, 155-6, 160, 220, 235-9, 241, 250-1, (21), (39) cf. こと
物語 Histoire 27, 44, 104, 167, 222, 228, 266 cf. 歴史

ヤ行

野生の健康 Santé sauvage 61, 82
用語 Vocable 8, 113, 192 cf. 語彙
抑圧する Refouler 141
よそよそしさ Etrangeté 31, 41, 157-8, 161 cf. 奇妙な感じ
ユーモア Humour 153, 215

ラ行

倫理 Éthique 39, 70, 88-96, 102, 173, 242, 260, 269 cf. 倫理的
労働 Travail 19, 62, 75, 83, 93-5, 117, 130, 139, 198, 271, 215, 223, 260, 271, 274 cf. 仕事, 作業, 働きかけ, 苦労, 研究

ワ行

枠組み Paradigme 9, 36, 72, 76, 78, 86, 108, 132, 207 cf. 認識枠組み, パラダイム

参考文献

Héctor Abad, *L'oubli que nous serons*, Paris, Gallimard, 2010.

Günther Anders, *L'obsolescence de l'homme, Sur l'âme à l'époque de la deuxième révolution industrielle*, Ivrea, 2002.〔G・アンダース『時代おくれの人間』(上・下)、青木隆嘉訳、法政大学出版局、1994年〕

Bernard Andrieu, « Corps », *Encyclopedia Universalis*, 2008.

Didier Anzieu, *Le moi-peau*, Paris, Dunod, 1995.〔D・アンジュー『皮膚－自我』、福田素子訳、1996年、言叢社〕

Jacques Audiard, *De rouille et d'os*, Why not productions, 2012.〔J・オーディアール『君と歩く世界』〕

Patrick Autréaux, *Dans la vallée des larmes*, Paris, Gallimard, 2009.

— *Soigner*, Paris, Gallimard, 2010.

— *Se survivre*, Lagrasse, Verdier, 2013.

Georges Bataille, *La Somme athéologique*, Paris, Gallimard, 1973.〔G・バタイユ『内的体験——無神学大全』、出口裕弘訳、平凡社ライブラリー、1998年〕

Philippe Bataille, *À la vie, à la mort, le grand malentendu*, Paris, Autrement, 2012.

— « Les malades sont culpabilisés de vouloir hâter leur propre mort », *Le Monde*, 20 septembre 2012, p. 2.

Alberto Barrera Tyszka, *La maladie*, Paris, Gallimard, 2010.

Roland Barthes, *Journal de deuil*, Paris, Seuil, 2009.〔R・バルト『喪の日記』、石川美子訳、みすず書房、2009年〕

Lazare Benaroyo, Céline Lefève, Jean-Christophe Mino, Frédéric Worms, *La philosophie du soin. Éthique, médecine et société*, Paris, PUF, 2010.

Jocelyn Benoist, « Corps objet/corps sujet », *Dictionnaire du corps*, Paris, PUF, 2007, p. 244-248.

John Berger, Jean Mohr, *Un métier idéal, Histoire d'un médecin de campagne*, 1967 (révisé par les auteurs en 1997), Éditions de l'Olivier, 2009.

Henri Bergson, *Les deux sources de la morale et de la religion*, Paris, PUF, 1995.〔H・ベルクソン『道徳と宗教の二つの源泉』、合田正人・小野浩太郎訳、ちくま学芸文庫、2015年〕

— *Le Rire*, Paris, PUF, coll. « Quadrige », 2012.〔H・ベルクソン『笑い——喜劇

的なものが指し示すものについての試論』、竹内信夫訳、白水社〕
Mikhaïl Boulgakov, *Morphine* in *Écrits autobiographiques*, Arles, Actes Sud, coll. « Babel », 2004.〔M・A・ブルガーコフ『モルヒネ　ブルガーコフ短篇集』、町田清朗訳、未知谷、2005年〕
Pierre Bourdieu, « Remarques provisoires sur la perception sociale du corps », in *Actes de la recherche en sciences sociales*, n° 14, volume 14, 1997.
Pierre Bétrémieux, « Les figures de la vulnérabilité » in Emmanuel Hirsch (dir.); *Traité de bioéthique I,* Paris, Eres, 2010, p. 77 sq.
Jean-Marie Besnier, « Vers un homme augmenté », in *La Santé, un enjeu de Société,* Paris, Sciences Humaines Éditions, 2010, p. 317 sq.
Frédérique Bisiaux, *Le soin maternel*, Paris, PUF, 2013.
Fabienne Brugère, *Le sexe de la sollicitude*, Paris, Seuil, 2008.
— *L'éthique du « care »,* Paris, PUF, coll. « Que sais-je ? », 2011.
— « L'éthique du *care* : entre sollicitude et soin, dispositions et pratiques », *La philosophie du soin, op. cit.* p. 69-86.
Fabienne Brugère, Guillaume Le Blanc, Frédéric Worms et Nathalie Zaccaï-Reyners, *Esprit, N° 321, Janvier 2006 : Les nouvelles figures du soin.*
J.-F. Burgelin, *La judiciarisation de la médecine*, mars 2003 :
http://infodoc.inserm.fr/ethique/Ethique.nsf/0/b0cf353d60846663c1256d03004d7df5? OpenDocument
Claude Bursztejn et al. « Ne bourrez pas les enfants de psychotropes ! », *Enfances & Psy* 1/2004 (n° 25), p. 42-45, URL : www.cairn.info/revue-enfances- et-psy-2004-1-page-42.htm.
Roger Caillois, *L'homme et le sacré, Philosophie du soin*, Paris, Gallimard, 1950.〔R・カイヨワ『人間と聖なるもの』、塚原史（他）訳、せりか書房、1994年〕
Georges Canguilhem, *Le normal et le pathologique*, Paris, PUF, coll. « Quadrige », 1999.〔G・カンギレム『正常と病理』、滝沢武久訳、法政大学出版局、1987年〕
— *Écrits sur la médecine*, Paris, Seuil, 2002.
Antonino Cartabellota (dir.) Marco Cambielli, Maurizio Mancuso, Valeria Valoni, « The non-disease, Le implicazioni sanitarie, etiche, sociali, medico-legali et economiche dell eccesso di medicalizzazione », GIMBE (Gruppo italiano per la Medicina Basata sulle Evidence) Evidence-based medicine, Le opportunità de un linguaggio comune 2e ed. Como 21-22 maggio 2004 :
http://www.gimbe.org/report/snamid_2004/The%20non%20diseases.pdf
Emmanuel Carrère, *D'autres vies que la mienne*, Paris, POL, 2009.
Lee Chang-Dong, *Poetry*, 2010.〔L・チャンドン『ポエトリー　アグネスの詩』〕
Hélène Cixous, *Revirements dans l'antarctique du cœur,* Paris, Galilée, 2011.

J. M. Coetzee, *L'homme ralenti,* Paris, Seuil, coll. « Points », 2007.〔J・M・クッツェー『遅い男』、鴻巣友季子訳、早川書房、2011 年〕

Victor Cohen Hadria, *Les trois saisons de la rage,* Paris, Albin Michel, 2010.

Hélène de Crécy, *La consultation*, MK2 docs société, 2008.

Antje Christ, *Prématurés, le combat pour la vie,* ZDF, 2012.

Claire Crignon-De Oliveira, « Qu'est-ce que « bien vieillir » ? » in *Soin et subjectivité*, Paris, PUF, 2011.

Michèle et Bernard Dal Molin, *Est-ce que les doudous vont au ciel ?,* Advita productions-Riphop, 2011.

Cristophe Dejours, « Violence », *Dictionnaire du corp*, dir. Michela Marzano, Paris, PUF, 2007, p. 963.

Gilles Deleuze, *Francis Bacon, La logique des sensations*, Paris, Seuil, 2002.〔G・ドゥルーズ『感覚の論理――画家フランシス・ベーコン論』、山形照訳、法政大学出版局、2004 年〕

Jacques Derrida, *Le toucher,* Paris, Galilée, 2000.〔J・デリダ『触覚――ジャン゠リュック・ナンシーに触れる』、松葉祥一・榊原達哉（他）訳、青土社、2006 年〕

Georges Devereux, *La renonciation à l'identité, défense contre l'anéantissement*, Paris, Payot & Rivages, 2009.

Patrick Deville, *La peste et le choléra,* Paris, Seuil, 2012.〔P・ドゥヴィル『ペスト&コレラ』、辻由美訳、みすず書房、2014 年〕

Claude-Olivier Doron, Céline Lefève, Alain-Charles Masquelet, *Soin et subjectivité*, Paris, PUF, 2011.

Anne-Gaëlle Equis, « À partir de quand les soins deviennent-ils déraisonnables en réanimation néonatale ? », Diplôme Inter-Universitaire Éthique en Santé, « Réflexion éthique et philosophique pour le soin, l'enseignement et la recherche en santé », Université Joseph Fourier, Université Claude Bernard Lyon 1, Université Jean Monnet Saint Étienne, 2010.

Norbert Elias, *La solitude des mourants*, Paris, Christian Bourgois, 2012.〔N・エリアス『死にゆく者の孤独』、中居実訳、法政大学出版局、2010 年〕

Alain Ehrenberg, *La fatigue d'être soi, Dépression et société,* Paris, 1998, Odile Jacob ; *La société du malaise*, Paris, Odile Jacob, 2010.

Annie Ernaux, *L'événement,* in *Écrire la vie*, Paris, Gallimard, coll. « Quarto », 2011.

Anne Fagot-Largeault, *Médecine et philosophie,* Paris, PUF, 2010.

Sylvie Fainzang, « Maux dits et mal-entendus, les revers de la communication entre médecins et malades », *Peser les mots,* Gérard Danou (éd.), Actes du colloque « Littérature et médecine », Université de Cergy-Pontoise, 26 et 27 avril

2007, p. 67-80.

Francis Scott Fitzgerald, *Tendre est la nuit,* Paris, Livre de Poche, 2008.〔S・フィッツジェラルド『夜はやさし』、谷口隆男訳、角川文庫、2008年〕

Guillaume de Fonclare, *Dans ma peau*, Paris, Stock, 2010.

Philippe Forest, *Tous les enfants sauf un*, Paris, Gallimard, 2007.

— *L'enfant éternel*, Paris, Gallimard, 1997.〔Ph・フォレスト『永遠の子ども』、堀内ゆかり訳、集英社、2005年〕

Michel Foucault, *Histoire de la sexualité, Usage des plaisirs* (tome 2), Paris, Gallimard, 1984.〔M・フーコー『性の歴史II　快楽の活用』、田村俶訳、新潮社、1986年〕

— *Dits et Écrits*, tome 1, 1954-1975, Paris, Gallimard, coll. « Quarto », 2001.

— *Dits et Écrits*, tome 2, 1976-1988, Paris, Gallimard, coll. « Quarto », 2001.〔M・フーコー『ミシェル・フーコー思考集成（1)–(10)』、蓮實重彥・渡辺守章（監修)、小林康夫・石田英敬・松浦寿輝（編)、筑摩書房、1998–2002年〕

Nicolas Foureur, « La médecine face aux pratique sexuelles à risque », *Qu'est-ce qu' un bon patient, qu'est-ce qu'un bon médecin*, Paris, Seli Arslan, 2010, p. 182, sq.

Marie-Odile Frattini, Emmanuel Fournier, Jean-Christophe Mino, « pour une médecine de l'incurable », *Études*, juin, 2008, p. 753-764.

Hans Gadamer, *Philosophie de la santé*, Paris, Grasset-Mollat, 1998.〔H.-G・ガダマー『健康の神秘——人間存在の根源現象としての解釈学的考察』、三浦國泰訳、法政大学出版局、2006年〕

Marie Garraeu, Alice Le Goff (dir.), *Care, justice, dépendance, introduction aux théories du care*, coll. « Philosophies », Paris, PUF, 2010.

Olivia Gazalé, « le corps était presque parfait », *Philosophie magazine,* n° 3, août-septembre 2006.

Carole Gilligan, *Une voix différente pour une éthique du care*, Paris, Champs-Flammarion, 2008.〔C・ギリガン『もうひとつの声——男女の道徳観のちがいと女性のアイデンティティ』、岩男寿美子監訳、川島書店、1986年〕

Valentine Goby, *Qui touche à mon corps je le tue*, Paris, Gallimard, coll. « Folio », 2008.

Emmanuelle Godeau, « Les fresques de salle de garde », *Société et représentations*, n° 28, septembre 2009. *Le médecin prescripteur d'images,* p. 15-30.

Erving Goffman, *Stigmate, Les usages sociaux des handicaps*, Paris, Minuit, 1977.〔E・ゴッフマン『スティグマの社会学——烙印を押されたアイデンティティ』、石黒毅訳、せりか書房、2001年〕

Hervé Guibert, *À l'ami qui ne m'a pas sauvé la vie,* Paris, Gallimard, 1990.〔H・ギベール『ぼくの命を救ってくれなかった友へ』、佐宗鈴夫訳、集英社文庫、1998年〕

— *Le mausolée des amants*, Paris, Gallimard, coll. « Folio », 2001.
— *Le protocole compassionnel*, Paris, Gallimard, 1991.〔H・ギベール『憐みの処方箋』、菊池有子訳、集英社、1992 年〕
— *Cytomégalovirus*, Paris, Gallimard, 1991.〔H・ギベール『サイトメガロウィルス——入院日記』、黒木実訳、松籟社、1999 年〕
Eloïse Girault, « Un monde vulnérable. Pour une politique du care, de Joan Tronto », *Société et jeunesses en difficultés*, n° 9, printemps 2010.
Jean-Marie Guyau, *Esquisse d'une morale sans obligation ni sanction*, Paris, Allia, 2008.
Marc Grassin, *Le nouveau-né entre la vie et la mort, Éthique et réanimation*, Paris, Desclée de Brouwer, 2001.
Fabrice Gzil, « La maladie d'Alzheimer au prisme de la philosophie », in *La Santé, un enjeu de société*, Sciences Humaines Éditions, 2010, p. 311-316.
— *La maladie du temps, sur la maladie d'Alzheimer*, Paris, PUF, 2014.
Ian Hacking, *Philosophie et histoire des concepts scientifiques,* Cours de l'année 2003-2004, Annuaire du Collège de France, 2005, p. 593 sq.
Catherine Halpern, « L'ère du care », *Sciences humaines*, n° 200, janvier 2009.
Catherine Halpern (dir.), *La santé, un enjeu de société*, Sciences Humaines Éditions, 2010.
Michael Haneke, *Amour*, Les films du losange, 2012.〔M・ハネケ『愛、アムール』〕
Masato Harada, *Chronicle of my mother,* Shochiku, 2012.〔原田眞人『わが母の記』、松竹、2012 年〕
Iona Heath, « There must be limits to the medicalisation of human distress », BMJ 1999; 318: 439-440.
Laurence Helmlinger et Dominique Martin, « La judiciarisation de la médecine, mythe et réalité », *Les Tribunes de la santé*, 2004/4 n° 5, p. 39-46. DOI: 10.3917/seve.005.46.
Emmanuel Hirsch (dir.), *Traité de bioéthique*, Paris, Eres, 2010 (I-Fondements, principes, repères; II-Soigner la personne, évolutions, innovations thérapeutiques; III-Handicaps, vulnérabilités, situations extrêmes).
Axel Honneth, *La société du mépris*, Paris, La Découverte, Poche, 2008.
Thierry Hoquet, *Cyborg philosophie, Penser contre les dualismes*, Paris, Seuil, coll. « L'ordre philosophique », 2011.
Carole Ibos, *Qui gardera nos enfants ?*, Paris, Flammarion, 2012.
Ivan Illich, *Némésis médicale, L'expropriation de la santé*, Paris, Seuil, 1975.〔I・イリイチ『脱病院化社会——医療の限界』、金子嗣郎訳、晶文社、1979 年〕

— *Limits to medicine*, London, Penguin, 1990.

Alain Jaubert, « Noblesse de l'écorché », in *Figures du corps, une leçon d'anatomie à l'École des Beaux-Arts*, dir. Philippe Comar, Beaux-Arts de Paris les éditions, 2009.

Alexandre Jollien, *Le philosophe nu,* Seuil, 2008.

Patrice Josset, *La Salle de garde, Histoire et signification des rituels des salles de garde de médecine, chirurgie et pharmacie du Moyen Âge à nos jours*, Éditions le Léopard d'Or, 1996.

Yuki Kawamura, *Senko*, *Grandmother,* 2011.〔河村勇樹『閃光』、『グラン・マザー』〕

Lawrence Kohlberg, *Essays on moral development*, New York, Harper and Row, 1981-1984.

Simone Korff-Sausse, « Aux sources de l'éthique, les enjeux psychique de la relation de soin », *La philosophie du soin, op. cit.*, p. 58.

Sandra Laugier, Pascale Molinier, Patricia Paperman (éds.), *Qu'est-ce que le* care *? Souci des autres, sensibilité, responsabilité*, Paris, Payot, 2009.

Sandra Laugier, *Le care: éthique, genre et société*, conférence à l'université de Bordeaux Segalen, 2010.
http://www.canal-u.tv/video/universite_bordeaux_segalen_dcam/le_care_ethique_genre_et_societe.5874.

Guy Lebeer, « La violence thérapeutique », *Sciences Sociales et Santé,* 1997, 15 (2), p. 69-97.

David Le Breton, *Expériences de la douleur,* Paris, Métaillé, 2010.

— *Anthropologie de la douleur,* Paris, Métaillé, 2006.

— « Handicap d'apparence, le regard des autres », *Ethnologie française*, nouvelle série, T.21e, No.3e, violence, brutalité, barbarie (Juillet-Septembre 1991), pp. 323-330 *Ethnologie française*, PUF, 1991.

Céline Lefève, « La philosophie du soin », *La Matière et l'esprit*, nº 4: «Médecine et philosophie » (dir. D. Lecourt), Université de Mons-Hainaut, avril 2006, p. 25-34.
http://www.rehseis,cnrs.fr/IMG/pdf/CelineLefeveLaphilosophiedesoin.pdf

— *Devenir médecin*, Paris, PUF, coll. « Questions de soin », 2012.

Céline Lefève, Jean-Marc Mouillie, *Manuel pour les études médicales*, Paris, Belles-Lettres, 2007.

David Lodge, *La vie en sourdine*, Paris, Rivages, 2008.

Catherine Malabou, *Les nouveaux blessés, De Freud à la neurologie, penser les traumatismes contemporains*, Paris, Bayard, 2007.

— *Ontologie de l'accident*, Paris, Léo Scheer, 2009.

— *La Chambre du milieu*, Paris, Hermann, 2009.
Claire Margat, « Dégoût » in *Dictionnaire du corps, op. cit.*, p. 285 sq.
Claire Marin, Natahlie Zaccaï-Reyners (dir.) « La souffrance n'est pas la douleur » in *Souffrance et douleur, autour de Paul Ricœur*, PUF, 2013.
Claire Marin, *Violences de la maladie, violence de la vie*, Paris, Armand Colin, 2008.
— *Hors de moi*, Paris, Allia, 2008.〔C・マラン『私の外で――自己免疫疾患を生きる』、鈴木智之訳、ゆみる出版、2015 年〕
Michela Marzano, « Le corps », *Dictionnaire d'éthique et de philosophie morale*, Monique Canto-Sperber dir., Paris, PUF, coll. « Quadrige », 2004, t.1, p. 415-422.
Alain Charles Masquelet, « Chronique historique, la leçon d'Anatomie du docteur Tulp », *Bulletin de l'Académie Nationale de Médecine*, 2011, 195, 103, p. 773-783.
Alex Mauron, « Futilité », Glossaire d'Éthique Biomédicale, Université de Genève, 2004:
http://www.unige.ch/medecine/ib/ethiqueBiomedicale/enseignement/glossaire/Futilite.pdf
CK Meador, « the art and science of non-disease », *New England Journal of Medicine*, 1965; 272, p. 92-95.
Dominique Memmi, « Du gouvernement des corps par la parole », in *La Santé, un enjeu de société, op. cit.*, p. 162 sq.
Maurice Merleau-Ponty, « L'homme et l'adversité », in *Signes*, Paris, Gallimard, coll. « Folio Essais », 1960.〔M・メルロ＝ポンティ『シーニュ』、竹内芳郎訳、みすず書房、1969–70 年〕
— *Phénoménologie de la perception*, Paris, Gallimard, 1945.〔M・メルロ＝ポンティ『知覚の現象学 1–2』、竹内芳郎訳、みすず書房、1967–74 年〕
Henri Michaux, *Épreuves, exorcismes, 1940-1944,* Paris, Gallimard, NRF, 1999.〔H・ミショー『試練・悪魔祓い』、小島俊明訳、思潮社、1964 年〕
— *Les Grandes épreuves de l'esprit et les innombrables petites*, Paris, Gallimard, 1966.
Jean-Christophe Mino, *Soins intensifs*, Paris, PUF, coll. « Questions de soin », 2012.
— « Maladie d'Alzheimer : une logique de soin spécifique pour le temps long du terme de la vie ? »
http://www.espace-ethique-alzheimer.org/bibliotheque_rte/pdf/JC._Mino_-MA_logique_de_soin_specifique_pour_le_temps_long_du_terme_de_la_vie.pdf

Pascale Molinier, « L'ambivalence du travail de soin », in *La santé, un enjeu de société, op. cit.*, p. 163-164.

Montaigne, *Essais*, Paris, Gallimard, « Bibliothèque de la Pléiade », 1962.〔モンテーニュ『エセー 1–6』、宮下志郎訳、白水社、2005–14 年〕

Ray Moynihan, Iona Heath, David Henry, *Selling sickness : the pharmaceutical industry and disease mongering* : http://www.charlatans.info/marchands-de-maladies21.php

Ray Moynihan, *Too much medicine ?,* Sydney, ABC Books, 1998.

Liane Mozère, « Le « souci de soi » chez Foucault et le souci dans une éthique politique du *care* », *Le Portique* [En ligne], 13-14 / 2004, http://leportique,revues.org/index623.html

Jean-Luc Nancy, *L'intrus*, Paris, Galilée, 2000.〔J.-L・ナンシー『侵入者——いま〈生命〉はどこに？』、西谷修訳、以文社、2000 年〕

Robert Neuburger, Préface à Georges Devereux, *La renonciation à l'identité, défense contre l'anéantissement,* Paris, Payot & Rivages, 2009.

Pierre Pachet, *Devant ma mère,* Paris, Gallimard, 2007.

Jan Patočka, *Essais hérétique, Sur la philosophie de l'histoire,* préface de Paul Ricœur, Paris, Verdier, 1981.〔ヤン・パトチカ『歴史哲学についての異端的論考』、石川達夫訳、みすず書房、2007 年〕

Lynn Payer, *Disease-mongers*, New York, John Wiley, 1992.

Frederik Peeters, *Pilules bleues,* Atrabile, 2001.〔F・ペータース『青い薬』、原正人訳、青土社、2013 年〕

Christian Petzhold, *Barbara*, 2012.〔CH・ペツォールト『東ベルリンから来た女』〕

Christobal Pera, *El cuerpo herido, un diccionario filosofico de la cirugia*, Masson, Universitat de Barcelona, 2000.

Platon, *La République*, Paris, Flammarion, 1966.〔プラトン『国家（上・下)』、藤沢令夫訳、岩波文庫、1974–79 年〕

Vincent Pointillart, *Le médecin, son malade et la maladie*, conférence à l'université de Bordeaux Segalen, 2010 :
http://www.canal-u.tv/video/universite_bordeaux_segalen_dcam/le_medecin_son_malade_et_la_maladie.5899

Paul Ricœur, *Philosophie de la volonté, Le volontaire et l'involontaire* (tome.2), Paris, Aubier, 1988.〔P・リクール『意志的なものと非意志的なもの (1)–(3)』、滝浦静雄訳、紀伊国屋書店、1993–95 年〕

— *Vivant jusqu'à la mort*, Paris, Seuil, 2007.〔P・リクール『死まで生きいきと——死と復活についての省察と断章』、久米博訳、新教出版社、2010 年〕

Michel Rostaing, *Le fils*, Oh! éditions, 2011.

Philip Roth, *Exit le fantôme*, Paris, Gallimard, 2010.

W. G. Sebald, *Les anneaux de Saturne*, Paris, Gallimard, coll. « Folio », 2003.〔W・G・ゼーバルト『土星の環――イギリス行脚』、鈴木仁子訳、白水社、2007 年〕

Jean-Paul Sartre, *La nausée*, Paris, Gallimard, coll. « Tel », 1972.〔J.-P・サルトル『嘔吐』、白井浩司訳、人文書院、1994 年〕

— *L'Être et le Néant*, Paris, Gallimard, coll. « Tel », 1994.〔J.-P・サルトル『存在と無（I)–(III)』、松浪信三郎訳、人文書院、1956–60 年〕

Jane Sautière, *Nullipare*, Paris, Verticales, 2008.

Antoine Sénanque, *Blouses*, Paris, Grasset, 2004.

— *La grand garde*, Paris, Le livre de Poche, 2007.

Didier Sicard, « Corps et images du corps », in *L'hôpital à vif*, Série Mutations n° 109, septembre 1989, p. 37-40.

François Sicot et Véronique Feyfant, « Prendre soin : le care, entre éthique, politique et pratique médicale », *EspacesTemps. net*, Livres. 07.05.2012 http://www.espacestemps.net/articles/prendre-soin-le-care-entre-ethique-politique-et-pratique-medicale/

Peter Sloterdijk, *Règles pour le parc humain*, Paris, Mille et Une nuits, 2000. http://multitudes.samizdat.net/Regles-pour-le-Parc-humain.〔P・スローターダイク『「人間園」の規則――ハイデッガーの『ヒューマニズム書簡』に対する返書』、仲正昌樹編訳、御茶の水書房、2000 年〕

Richard Smith, « In search of "non-disease" », *British Medical Journal*, 13 April 2002, 324, p. 883-885.

Richard Smith and Ray Moynihan, « Too much medicine ? almost certainly ! », *British Medical Journal*, 13 April 2002, 324, p. 859-885

Susan Sontag, *La maladie comme métaphore*, Paris, Christian Bourgois, 2009.〔S・ソンタグ『隠喩としての病い　エイズとその隠喩』、富山太佳夫訳、みすず書房、2012 年〕

Anselm C. Strauss et Juliet M. Corbin, *Unending wotk and care, Managing chronic illness at home*, San Francisco, Jossey-Bass Publishers, 1988.

Sophocle, *Philoctète*, Paris, GF Flammarion, 1994.〔ソフォクレス『ピロクテテス』、久保正彰訳、『ギリシア悲劇全集（2)』、人文書院、1960 年〕

Gonçalo M. Tavarès, *Apprendre à prier à l'ère de la technique*, Paris, Viviane Hamy, 2010.

Michel Terestchenko, *Un si fragile vernis d'humanité, banalité du mal, banalité du bien*, Paris, La Découverte/Poche, 2007.

Joan Tronto, *Un monde vulnérable, Pour une politique du care*, Paris, La Décou-

verte, 2009.
— *Caring democracy, Market, Equality, and Justice*, New York, London, New York University Press, 2013.

Gilles Tondini, *L'image obscène, (The obscene image), Parisian hospital break room Graffitti*, New York et Londres, Mark Batty publisher et Thames & Hudson, 2010.

Agatha Tuszynska, *Exercices de la perte*, Paris, Grasset, 2010.

Hélène Vaillé, « Antidépresseurs, un choix collectif ? », in Hors Série Sciences Humaines; *France 2005, Portrait d'une société.*

Paul Valéry, *Discours aux chirurgiens, Œuvres I*, Paris, Gallimard, « Bibliothèque de la Pléiade », 1957.〔P・ヴァレリー「外科学会での演説」、佐藤正彰訳、『ヴァレリー全集 9』、1967 年、筑摩書房〕
— *L'Idée fixe, Œuvres II,* Paris, Gallimard, « Bibliothèque de la Pléiade », 1960.〔P・ヴァレリー「固定観念」、菅野昭正・清水徹訳、『ヴァレリー全集 3』、筑摩書房、1967 年〕
— *Mauvaises pensées et autres*, Paris, Gallimard, 1942.〔P・ヴァレリー「邪念その他」、清水徹訳、『ヴァレリー全集 4』、筑摩書房、1977 年〕

Georges Vigarello, *Aux origines de la médecine*, Paris, Fayard, 2011.
— *Le corps redressé, histoire d'un pouvoir pédagogique*, Paris, Armand Colin, 2004.
— *Histoire de la beauté, corps et embellissement de la Renaissance à nos jours*, Paris, Le Seuil, 2004.〔G・ヴィガレロ『美人の歴史』、後平澪子訳、藤原書店、2012 年〕

Florence Weber, « Les aidants familiaux : une réalité contrastée », in *La santé, un enjeu de société, op. cit.*

Simone Weil, *Attente de Dieu*, Paris, Fayard, 1966.〔S・ヴェイユ『神を待ちのぞむ』、田辺保訳、勁草書房、1987 年〕
— *L'amour de Dieu et le malheur* in *Œuvres*, Paris, Gallimard, coll. « Quarto », 1999.

Martin Winckler, *Le Chœur des femmes*, Paris, POL, 2009.

Donald W. Winnicott, *Conversations ordinaires*, (1986), Paris, Gallimard, coll. « Folio Essais », 2006.〔D・ウィニコット『家庭から社会へ　ウィニコット著作集 3』、牛島定信監修、井原成男・上別府圭子・斉藤和恵訳、岩崎学術出版社、1999 年〕
— « L'agressivité et ses rapports avec le développement affectif » (1950-1955) in *De la pédiatrie à la psychanalyse*, Paris, Payot, 1971.〔D・ウィニコット『小児医学から精神分析へ　ウィニコット臨床論文集』、北山修監訳、岩崎学術出版社、2005 年〕

Christa Wolf, *Le corps même,* Paris, Fayard, 2003.

Frédéric Worms, *La philosophie en France au XXe siècle, Moments,* Gallimard, « Folio Essais », 2009.
— *Le moment du soin*, Paris, PUF, 2010.
— *Revivre*, Paris, Gallimard, 2012.
— *Soin et politique*, Paris, PUF, 2012.
Fritz Zorn, *Mars*, Paris, Gallimard, 2008.

雑誌、資料、特集号（Revues, dossiers, numéros spéciaux）

Cahiers philosophiques, « Être patient, être malade », n° 125, 2e trimestre 2011, Sceren, Cndp-Crdp.
Esprit, « Les nouvelles figures du soin », 2006.
M.A.U.S.S, 2008, n° 32.
Multitudes n° 37, 38 « Politique du *care* », automne 2009.
Nonfiction, «Do you care ? », 26/05/2010 :
http://www.nonfiction.fr/article-3452-do_you_care_.htm
Philosophie magazine, « Les femmes sont-elles plus morales que les hommes ? », mai 2012.
Revue française de socio-économie, n° 2, 2008.
Sciences humaines, « Pensées pour demain », « Penser le souci des autres », n° 200, janvier 2009.
Der Spiegel, « Überdosis medizin », n° 33, 2011.
Time magazine, « Understanding pain », special double health issue, 7 mars 2011.

原注

前言

(1) Nancy Kentish-Barnes, *Mourir à l'hôpital,* Paris, Seuil, 2008, p. 7：「フランスにおいては、人口の 70％以上が病院で亡くなっている。[…] 私たちは自分がそこでどのように死んでいくのか分かっていない」。

(2) Susan Sontag, *La maladie comme métaphore*, Paris, Christian Bourgois, 2009.

(3) Michel Foucault, *Dits et écrits*, Paris, Gallimard, 2001, vol. 3, p. 26：「病院は『治癒をもたらす機械』として機能しなければならない。すなわち『医療的処置の場』として」。p. 508：「医療の道具としての病院は [⋯] 病人を治癒させるための道具でなければならないだろう」。「いつから人々は病院を医療の道具として、すなわち、病いに介入するための道具として、それ自体において、またその効果において病人を治療することのできる道具として考え始めたのだろう」。

(4) この点については、セリーヌ・ルフェーヴ（Céline Lefève）の素晴らしい著作『医者になるということ（*Devenir médecin*）』（Paris, PUF, 2012）を参照。

(5) ポール・リクール（Paul Ricœur）が「苦しみは苦痛ではない（La sou-ffrance n'est pas la douleur）」（in C. Marin, N. Zaccaï-Reyners, *Souffrance et douleur, autour de Paul Ricœur*, Paris, PUF, 2013)」において特に展開したように。

(6) フレデリック・ヴォルムス（Frédéric Worms）が、『治療の時（*Le moment du soin*)』（Paris, PUF, 2010）において分析しているように。

第Ⅰ部

第 1 章

(1) Gilles Deleuze & Claire Parnet, *Dialogues*, Paris, Éditions Flammarion, 1977, p. 11.

(2) 私の著作、『病いの暴力、生の暴力（*Violences de la maladie, violence de la vie*)』（Paris, Armand Colin, 2009）参照。

(3) Günther Anders, *L'obsolescence de l'homme, Sur l'âme à l'époque de la deuxième révolution industrielle*, Ivrea, 2002.

(4) 両脛骨をカーボン板につけかえた南アフリカのスポーツ選手。

(5) この課題については、ティエリ・オケ（Thierry Hoquet）の研究を見よ。*Cyborg philosophie, Penser contre les dualismes,* Paris, Seuil, coll. « L'ordre philosophique », 2011.

(6) ティエリ・オケ：「かつての義足は最後の手段だった。しかし、今それは望ましい付属物となりつつある。カーボン板によって『生身』の肉体よりも速く走れるようになる。それは利点となるのだ。ピストリウスはライヴァルを生み出すだろうか。未来のアスリートは、有機体としての身体を手放すだろうか。ホルモン剤の投与で健康を損なっている自転車競技選手はすでにその道を開いている」。(http://actuphilo.com/2011/11/01/la-culture-contemporaine-hantee-par-cyborg/)

(7) ピストリウスが自らのイメージを提供した、香水アマン・ド・ティエリー・ミュグレの広告がこの未来派的表象を描き出している。

(8)「人間、スーパーマン、ガンマン（Man, superman, gunman)」と題された、2013年3月11日の『タイム・マガジン（*Time magazine*)』の表紙を参照。それは、機械が非人間的なものへと向かっていく可能性をよく表している。

(9) 美しい前腕と手の義手には約15000ユーロかかる。

(10) J.-M. Besnier, « Vers un homme augmenté », *La Santé, un enjeu de société*, Sciences Humaines Éditions, 2010, p. 317-325.

(11) ジャン=リュック・ナンシー（Jean-Luc Nancy）の物語『侵入者（*L'intrus*)』(Paris, Galilée, 2000）がそれを証言しているように。

(12) David Lodge, *La vie en sourdine*, Paris, Rivages, 2008.

(13) この継ぎ足された人間というテーマに関する諸論文参照。例えば、Will Oremus, « L'ère de l'humain amélioré. La technologie commence à nous doter de pouvoirs autrefois uniquement réservés aux super-héros. », in http://www.slate.fr/story/69557/humain-ameliore. さらには、Wikipédiaの記事、« Human enhancement » in http://en.wikipedia.org/wiki/Human_enhancement.

(14) J. M. Coetzee, *L'homme ralenti*, Paris, Seuil, coll. « Points », 2007, p. 43.

(15) *Ibid.*, p. 44-45.

(16) *Ibid.*, p. 17.

(17) *Ibid.*, この引用及び以下の引用は、35ページから。

(18) *Ibid.*, p. 25.

(19) Georges Canguilhem, *Le normal et le pathologique*, Paris, PUF, coll. « Quadrige », 1999.

(20) Bernard Andrieu, « Corps », *Encyclopedia Universalis*, 2008. カンギレムは健康を、自分自身の規範を創出または再創出する力として定義づけていた。

(21) Bergson, *Les deux sources de la morale et de la religion*, Paris, PUF, coll. « Quadrige », 1995, p. 330.「しかし、この並はずれて大きくなった身体の中で、魂はかつてのまま、いまだにその身体を満たすには小さすぎ、その身体を導くには弱すぎる。[…] 大きくなった身体は魂の補充を待ち受けている」。

(22) Bergson, *Le Rire*, Paris, PUF, coll. « Quadrige », 2012.

(23) Ian Hacking, *Philosophie et histoire des concepts scientifiques,* Cours de l'année 2003-2004, Annuaire du Collège de France, 2005, p. 593. *Dictionnaire du corps,* (Paris, PUF, coll. « Quadrige », 2007) の項目 « Chirurgie » (p. 191) に引用。

(24) サルトルはこの言葉によって、自己に対する差異のない生活様式を指している。即自（en-soi）は、物のその概念に対する一致である。言い換えれば、自由も選択もない存在。しかしまた、自らのありようと完全に対応している存在でもある。それは、自分自身に対して潜在的に常に異なっている人間存在にとっては、ある種の誘惑を生み出す。この差異が、自由として、また責任として現れるのであるが、それは人間にとって重荷となりうるものである。この時、完全に出来上がった定義によってすべてが描き出される生が、実存の不確定性よりも、人間にとって好ましいものに見えることもある。

(25) Canguilhem, *Le normal et le pathologique, op. cit.*, p. 130.

(26) *Id.*

(27) Canguilhem, *Écrits sur la médecine*, Paris, Seuil, 2002. « Une pédagogie de la guérison est-elle possible ? » p. 99：「健康とは定常的な満足ではなく、危険な状況を制御する力の先験性である。この力は、継起的な脅威を制御するために使われる」。

(28) Canguilhem, *Écrits sur la médecine*, « La santé : concept vulgaire et question philosophique », *op. cit.*, p. 61.

(29) Descartes, Lettre au Marquis de Newcastle du 23 novembre 1646.

(30) Georges Canguilhem, *Écrits sur la médecine*, « La santé », *op. cit.,* p. 58.

(31) Philip Roth, *Exit le fantôme*, Paris, Gallimard, 2009, p. 14-15.

(32) Sartre, *La nausée*, Paris, Gallimard, coll. « Folio », 1972, p. 144.

(33) Michela Marzano, « Corps », *Dictionnaire d'éthique et de philosophie morale,* Paris, PUF, coll. « Quadrige », 2004, tome 1, p. 419.

(34) Olivia Gazalé, « Le corps était presque parfait », *Philosophie magazine*, n° 3, août-septembre 2006.

(35) Georges Bataille, *La somme athéologique,* Paris, Gallimard, 1973. « Dégoût » de Claire Margat in *Dictionnaire du corps, op. cit.*, p. 285. に引用。

(36) Dominique Memmi, « Du gouvernement des corps par la parole », in *La santé , un enjeu de société, op. cit.,* p. 262.

(37) *Ibid.*

(38) Georges Vigarello, *Le corps redressé, histoire d'un pouvoir pédagogique*, Paris, Armand Colin, 2004. *Histoire de la beauté, corps et embellissement de la Renaissance à nos jours,* Paris, Le Seuil, 2004 も見よ。

(39)『日常生活の自己呈示（*La mise en scène de la vie quotidienne*)』（*op. cit.*, : Paris, Minuit, 1973）における、アーヴィング・ゴフマン（Erving Goffman）による

この表現についての分析を参照。

(40) Michela Marzano, « Corps », *Dictionnaire d'éthique et de philosophie morale, op. cit.*, tome 1, p. 419：「それ〔身体〕は、ありとあらゆる手だて、それに固有の発達と維持と提示の規範によって押しつけられる社会的判断の対象である。しかし、身体の構築は外的な構築にとどまるものではない。各個人は、苦痛や喜びといった極めて内密的な身体的反応をコントロールするものと見なされ、したがって身体はよりよく社会化されるためにますますその自然を歪められるのである」。

(41) *Id.*

(42) 自己への配慮は、自己についての、自分の限界についての認識に、また自己に対する関係における一種の禁欲に帰着する。この自己への注意は、身体の手入れ（soin）、衛生、食事、運動、性的行為、さまざまな身体の使い方を包摂する。それらは、「自己治療（cura sui）」、すなわちそれもまた自己への配慮である治療＝手入れの一部なのである。『性の歴史、第二巻　快楽の活用（*Histoire de la sexualité II, L'usage des plaisirs*）』（Paris, Gallimard, 1984）におけるフーコーの分析を見よ。

(43) Sartre, *L'Être et le Néant*, Paris, Gallimard, coll. « Tel », 1994, p. 350-351.

(44) *Id.*, p. 351.

(45) *Id.*, p. 350-351.

(46) Foucault, *Surveiller et punir*, Paris, Gallimard, coll. « Tel », 1993, p. 234.

(47) Merleau-Ponty, *Phénoménologie de la perception*, Paris, Gallimard, coll. « Tel », 1992, p. 230-231.

(48) *Ibid.*, p. 231.

(49) Rembrandt, *La Leçon d'anatomie du professeur Tulp*, 1632, 油絵 162 × 216, Mauritshuis, La Haye.

(50) それはまた、クリスチャン・ペトゾルト（Christian Petzold）が、1980年に東ドイツの田舎の病院に送られた二人の医師について撮った映画『バルバラ（*Barbara*）』に登場する外科医アンドレによって取り上げ直される分析でもある。

(51) Paul Valéry, *Discours aux chirurgiens*, in *Œuvres I*, Paris, Gallimard, « Bibliothèque de la Pléiade », 1957.

(52) W. G. Sebald, *Les Anneaux de Saturne*, Paris, Gallimard, 2003, coll. « Folio », p. 27.

(53) Alain Charles Masquelet, « Chronique historique, La leçon d'Anatomie du Docteur Tulp », *Bulletin de l'Académie Nationale de Médecine*, *195*, n° 3, 2011,p. 773-783, séance du 29 mars 2011.

(54) W. G. Sebald, *Les Anneaux de Saturne, op. cit.*, p. 27.

(55) アラン・シャルル・マスクレ（Alain Charles Masquelet）によれば、アリ

ス・キントの右手は、この時代の泥棒たちになされていたのと同様に確かに切られており、それは、画布に対するX線を用いた研究からも確認されている。その研究は、もともと右手のあった場所に切り落とされたものが残されていたことを明らかにしている。レンブラントが描こうとして選んだ手は、アリス・キントのものではありえなかったことになる。そこから両者の違いが生じている。« Chronique historique, La leçon d'Anatomie du Docteur Tulp », *Bulletin de l'Académie Nationale de Médecine,* 2011, *195*, n° 3, p. 773-783, séance du 29 mars 2011. séance du 29 mars 2011, 特に p. 778. したがって、レンブラントが右手を想像してみなければならなかったとしても、いかなる理由で彼が左手と同じ大きさで右手を描くのがよいとは考えなかったのかが依然問題である。この問いが私たちを、ゼーバルトの仮説、解剖された手を意図的に大きく描いているという仮説へと連れ戻すことになる。

(56) この絵についての分析に関しては、Muriel Pic, « Leçons d'anatomie, pour une histoire naturelle chez Walter Benjamin », *Images Re-vues* も見よ。[En ligne], hors série 2 | 2010, mis en ligne le 01 janvier 2010, http://imagesrevues.revues.org/409

第2章

(1)〔語源〕pati は、苦しむ（souffrir）を意味する。

(2) 例えば、『1984年』においてウィンストンを、『時計仕掛けのオレンジ』においてアレックスを治療しなければならないということ。それは、（精神科医の言葉にしたがえば）「自然状態から文明へと移行させる」ということである。

(3) 否定的で批判的なユートピア。

(4) 例えば、多動症や注意欠陥障害に対して用いられる向精神薬であるリタリンやメチルフェニデートを考えることができる。商品名である「リタリン」は、分子を合成した化学者レアンドロ・パニッツオンの妻の名であるリタから来ている。彼女がその名を献じられたことを喜んだかどうか、歴史は伝えていない。

(5) Claude Bursztejn et al. « Ne bourrez pas les enfants de psychotropes ! », *Enfances & Psy* 1/2004 (n° 25), p. 42-45.

(6)『ル・モンド』紙、2013年5月15日（p. 5）のインタヴューにおいて、疫学精神医学者ヴィヴィアン・コヴェス＝マスフェティ（Viviane Kovess-Masfety）は、秩序を乱す行動に対するこうした医療化は今やそれ自体において極めて規範的な社会的期待となっているという事実を強調している。「今日学校や幼稚園において起こっているように、ほんのちょっとした逸脱行動に対しても、親たちの私的な役割を、彼らがそれを望んでいないにもかかわらず問題視してしまうという事実があります。それは、見過ごされがちな暴力となっ

ています」。

(7) エピソードとして、キケロ(Cicéron)が、病いの場面での支援に関する怠惰な議論を例示しているのを想い起こすことができる。「もし君の運命が、この病いから治癒することにあるのだとしたら、君が医者を呼ぼうと呼ぶまいと君は治癒することになる。同様に、もし君の運命が治癒しないことにあるのだとしたら、医者を呼ぼうと呼ぶまいと君は治癒しない。君の運命はそのどちらかだ。だったら、医者は呼ばない方がいい」(Cicéron, *Traité du destin*, XIII, in *les Stoïciens*, Paris, Gallimard, « Bibliothèque de la Pléiade », 1962, p. 484.)。今日、医師は、運命の形象を一身に背負い、病気だと見なされた人に治癒をもたらしたり死を宣告したりすることができる唯一の存在であるように見える。

(8) Hélène Vaillé, *Antidépresseurs, un choix collectif ?, Hors série Sciences Humaines, France 2005, Portrait d'une société*, http://www.scienceshumaines.com/antidepresseurs-un-choix-collectif_fr_14006.html.(2012年9月7日閲覧)

(9) アラン・エランベールの表現による。Alain Ehrenberg, *La fatigue d'être soi, Dépression et société*, Paris, Odile Jacob, 1998.

(10) Edouard Zarifian, *Le Prix du bien-être, Psychotropes et société*, Paris, Odile Jacob, 1996 参照。「正常なものと病理的なもののあいだの敷居が下がることによって、薬の処方に対する新たな市場が開かれているのであるが、(精神医学の世界における)世論のリーダーたちは沈黙を守っている。それによって、身体医学モデルを精神医学にとっての唯一のモデルとして参照する傾向を助長するのに貢献している」。Hélène Vaillé, *Antidépresseurs, un choix collectif ?, Hors série Sciences Humaines, France 2005, Portrait d'une société* に引用(http://www.scienceshumaines.com/antidepresseurs-un-choix-collectif_fr_14006.html)。

(11) Hélène Vaillé, *op. cit.*

(12) Claude Le Pen, « Pourquoi les Français aiment tant les antidépresseurs », *Le Monde 2*, 11 décembre 2004.

(13) Hélène Vaillé, *op. cit.*

(14) *Le Monde*, 15 mai 2013, p. 4.

(15) 行動の医療化がますます進んでいくことによって呼び起こされた議論のひとつは、一部の個人が広めてしまいかねない、あるいは自分自身の身に引き起こしかねない潜在的リスクに関するものである。ここでもまた、そのリスクの論理はいくつかのちょっとした調整点と折り合いをつけなければならない。若い時から向精神薬にもとづくセラピーを続けることの長期的な帰結を、距離をおいて見るような視点を取ることができないからである。

(16) Michela Marzano, *Penser le corps*, Paris, PUF, 2002, p. 48. Claire Crignon-De Oliveira, « Qu'est-ce que « bien vieillir » ? » in *Soin et Subjectivité*, Paris, PUF, 2011, p. 184

に引用。

（17） Cf. *Esprit*, juillet 2010, « La vie dans le grand âge » 参照。

（18） Ivan Illich, *Le renoncement à la santé*, 1995 : http://agora.qc.ca/Documents/Autonomie--Le_renoncement_a_la_sante_par_Ivan_Illich

（19） Canguilhem, *Écrits sur la médecine,* « La Santé : concept vulgaire et question philosophique », *op. cit.*, p. 67.

（20） *Id.* 治療における人間を価値づけるイリイチの結論もまた参照のこと。「私は各人の個人的経験、専門職者の診断や決定との対比における一般の人々の感受性に訴えたい。私は、進歩の幻想との対比における民衆的記憶に訴えたい。『ヘルスケア（Soin de santé）』の供給の質ではなく、私たちの家族集団や共同体の中での生活の条件を考慮しよう。健康は流通する商品ではないし、治療＝ケアはシステムによって与えられるものではない。そう、私たちは苦しみを覚え、病気になり、死んでいく。しかし、私たちはまた希望をもち、笑い、祝福する。私たちは互いに治療しケアしあうことの喜びを知っている。しばしば私たちは、さまざまな方法で立ち直り、治癒する。私たちは、私たちの生活を画一化し凡庸化する一本の道にしたがっているわけではない」。

（21） Alain Ehrenberg, *La société du malaise*, Paris, Odile Jacob, 2010. A. Ehrenberg, *La fatigue d'être soi, Dépression et société*, Paris, Odile Jacob, 1998 ; Christophe Dejours, *Souffrance en France*, Paris, Le Seuil, 1998 ; Emmanuel Renaut, « Mépris social et souffrance psychique » in C. Thiry-Bour, A. Pidolle (dir.), *Droit d'être soigné, droits des soignants*, Paris, Erès, 2003, pp. 41-52 も参照のこと。

（22） Jules Romains, *Knock ou le triomphe de la médecine*, Paris, Gallimard, coll. « Folio », 1993.

（23） Richard Smith, « In Search of "non-disease" », *British Medical Journal*, 2002, 324 : 883.1.
その後の論争については、http://www.ncbi.nlm.nih.gov/pmc/articles/PMC1122847/

（24） Richard Smith, « In Search of "non-disease" », *British Medical Journal*, 2002, 324 (7342), p. 85.

（25） Ray Moynihan, Richard Smith, « Too much medicine », *British Medical Journal*, *op. cit.*

（26） Lynn Payer, *Disease-mongers*, New York, John Wiley, 1992.

（27） Ivan Illich, *Limits to medicine*, London, Penguin, 1990.

（28） Ray Moynihan, Iona Heath et David Henry, « Selling sickness : the pharmaceutical industry and disease mongering », *British Medical Journal*, 2002, 324.

（29） 例えば、アメリカでは、ジプレクサ（Zyprexa）やリスパーダル（Ris-perdal）といった薬が、２歳からの子どもの治療のために提供されている。Cf. David Healy (Université du Pays de Galles), http://www.diseasemongering.org/

（30）Steven Woloshin et Lisa Schwartz (Dartmouth Medical School), http://www.diseasemongering.org/
（31）http://www.diseasemongering.org/
（32）Cf. Joel Lexchin (Université de Toronto), http://www.diseasemongering.org/
（33）ヴァイアグラ（Viagra）や類似の薬品（シアリス (Cilalis))、レヴィトラ(Levitra)）の場合には、基本的に心臓血管に関するリスク（心筋梗塞、心臓に起因する突然死、脳血管疾患）が、より劇的でない形では、高血圧や低血圧が問題になる。
（34）Dr Emilio Da Rosa, *Les vendeurs de maladies. Comment l'industrie pharmaceutique prospère en nous manipulant*, Paris, Fayard, 2011.
（35）Cf. Jörg Blech, *Les inventeurs de maladies : manœuvres et manipulations de l'industrie pharmaceutique*, Arles, Actes Sud, 2008. Stéphane Horel, *Les médica-menteurs : labos, médecins, pouvoirs publics, enquête sur des liaisons dangereuses*, Éditions du Montparnasse, 2011. Philippe Pignarre, *Le grand secret de l'industrie pharmaceutique*, La Découverte, 2004. Michel Lejoyeux, *Le nouveau malade imaginaire, l'utopie du bonheur parfait*, Paris, Hachette, 2004.
（36）Ivan Illich, *Limits to medicine,* London, Penguin, 1990 et Lynn Payer, *Disease-mongers*, New York, John Wiley, 1992.
（37）『疾患商人（*Disease-mongers*）』におけるリン・ペイヤー（Lynn Payer）の表現による。
（38）Gilles Deleuze et Claire Parnet, *Dialogues*, Paris, Flammarion, coll. « Champs », 1996, p. 75-76.
（39）Iona Heath, « There must be limits to the medicalisation of human distress », *British Medical Journal,* 1999; 318 : p. 39-440.
（40）Platon, *La République,* III 406a-407b.
（41）Foucault, *Histoire de la sexualité II, L'usage des plaisirs, op. cit.*, p. 138.
（42）*Id.*
（43）*Id.*
（44）*Id.* フーコーはここでプラトンの『国家』（*La République*, III 407 c-e）を引いている。
（45）Georges Canguilhem, « La santé : concept vulgaire et question philosophique », *op. cit.*
（46）*Ibid.*, p. 52.
（47）Georges Canguilhem, *Le normal et le pathologique, op. cit.,* p. 131：「生命体の生は、たとえそれがアメーバのそれであっても、健康と病いのカテゴリーを経験の地平の上にのみ認識する。それはまず、言葉の情動的な意味におけるつらさなのであり、科学の地平の上に認識されるものではない」。
（48）Paul Valéry, *Mauvaises pensées et autres*, Paris, Gallimard, 1942.
（49）Henri Michaux, *Les grandes épreuves de l'esprit et les innombrables petites,* Paris, Gallimard,

1966.

(50) フランス語訳 « Philosophie de la santé », Paris, Grasset-Mollat, 1998.

(51) Paul Ricœur, *Philosophie de la volonté, le volontaire et l'involontaire*, Paris, Aubier, 1988, p. 441.

(52) *Ibid.*, p. 393：「生命が私の中で私なしに機能していること、科学が明らかにしているホルモンの多様な均衡が私の中で、絶え間なく、私のあずかり知らぬところで保たれ続けているというのは、素晴らしいことだ」。

(53) *Ibid.*, p. 388. 次の複数の引用は同じ節からのもの。

(54) さらに、ある種のシステム化された検診に結びついた誤診のリスクに警鐘を鳴らす人もいる。それは特に、乳がんの検診をめぐる近年の論争の対象となっている。2012 年 10 月に、「執拗に罪悪感を植えつけるような指示と、財政的な関心に動かされている医師たち」を激しく非難した、団体 *UFC-Que choisir* が投げかけた論争を見よ。Cf. *Le Monde*, 3 octobre 2012, p. 29.

(55) Canguilhem, *Écrits sur la médecine,* « La santé », *op. cit.*, p. 64：「感じられるがままの喜びや苦痛に対する有機的生命の参照を組み入れた健康の定義は、医療言説が三人称で記述できると考えている状態の定義の内に、主観的身体の概念を密かに呼び込むことになる」。

(56) Sartre, *L'Être et le Néant,* Paris, Gallimard, 1976, p. 95：「私の身体と、私の行為に対しては常に不在である私は、私自身でありながら、ヴァレリーの語る『聖なる不在』である」。

(57) Canguilhem, *Le normal et le pathologique*, *op. cit.*, p. 53.

(58) 医師や医療制度に対して申し立てられた不満の増加の実態については、ローレンス・ヘルムリンガー（Laurence Helmlinger）とドミニク・マルタン（Dominique Martin）の研究を見よ。*Judiciarisation de la médecine, Mythe et réalité* (http://www.cairn.info/revue-les-tribunes-de-la-sante-2004-4-page-39.htm). この研究は、メディアを介して強いインパクトを与えるような法廷に訴えられた一部の医師たちのケースを明確に区分している。そのインパクトは、それほど度を超して増えているわけではない法廷への申し立てや追及の実数に照らしてみて、バランスを欠いたものになっている。この感情はしかし、供給されている医療の質からは完全に独立なもうひとつの現象によって養われるものでもある。その現象とは、保険証書の増加、特に外科医や麻酔医や産科医のような特にデリケートな専門職におけるそれである。しかし、この増加は、危機的状態にある国際的な財政的局面状況に依存する保険の危機に結びついているものであり、患者と医師の現実の関係状況に関わるものではない。

(59) 特にカンギレムがくり返して使っていた「一対一の対話（colloque singulier)」は、患者と医師の関係を指し示すものである。

第３章

(1) この問題については、フレデリック・ビジオー（Frédérique Bisiaux）の著作を参照。*Le soin maternel*, Paris, PUF, 2013.

(2) この問題について特集を組んだ雑誌についての簡潔な一覧表を作成してみれば、現代の思想の全景の中で、ケアという概念がどれほど広く行き亘っているのかを見積もることができる。*Esprit*, Les nouvelles figures du soin, 2006; *Sciences humaines*, Le souci des autres, n° 177, décembre 2006; *Revue française de socio-économie,* 2008, n° 2; M.A.U.S.S, 2008, n° 32; *Philosophie magazine*, Les femmes sont-elles plus morales que les hommes ?, n° 59, mai 2012. この用語が最近になって使われるようになったとしても、フランソワ・シコ（François Sicot）とヴェロニク・フェイファン（Véronique Feyfant）がその論文の中で論じているように、この問題に対する社会学的、心理学的、哲学的研究は1980年代に遡ることができる。« Prendre soin: le care, entre éthique, politique et pratique médicale », *EspacesTemps.net*, Livres, 07.05.2012 http://www.espacestemps.net/articles/prendre-soin-le-care-entre-ethique-politique-et-pratique-medicale/

(3) 特に、2010年４月のマルティーヌ・オブリー（Martine Aubry）による。例えば、サイト「メディアパート（Mediapart）」での４月２日の最初のインタビューにおいて、彼女は次のように主張している。「幸福な（du bien-être）社会とは、諸個人相互の関係の発展を経験するものでもあります。個人主義的社会から『ケア』にもとづく社会に移行しなければなりません。この英語は、『相互的な配慮と世話（Soin mutuel）』と訳すことができるでしょう。社会があなたに配慮し、世話をする。しかしあなたもまた、他の人々や社会に配慮し世話をしなければなりません。課題は明確に定められています。『どうすれば、個人主義に代わって、他者の世話をしたいという欲求を生み出すことができるのか』ということです」。Cf. http://www.mediapart.fr/journal/france/020410/la-gauche-que-veut-martine-aubry

(4) 2010年５月13日の『ル・モンド』の論説において、副大臣ナタリー・コシウスコ＝モリゼ（Nathalie Kosciusko-Morizet）は、「善意（bons sentiments）の勝利」に厳しい評価を向けている。「新しいものは何もありません。社会的支援と善意の言説への回帰以外の何ものでもないでしょう。そして私は、それが女性たちに公正をもたらすかどうか疑っています」。彼女はこの概念が時代遅れだと評価する。「それは、女性と政治的思考を、社会的苦しみへの考慮の内にのみ閉じ込めることになる」からである。ファビアンヌ・ブリュジェール（Fabienne Brugère）とギヨーム・ルブラン（Guillaume Le Blanc）の応答を見よう。「『ケア』はコミュニタリアンのものではありません。治療と世話は、左派共和派の美徳なのです」（*Le Monde*, 25 mai 2010）。議論の続きに関しては、サンドラ・ロージエ（Sandra Laugier）とパスカル・モリニエ

(Pascale Molinier）による、社会党の政治的言説がこれについて示した単純化された物の見方についての分析がある。http://blogs.mediapart.fr./blog/sandra-laugier/210410/politique-du-care-contre-societe-du-soin. さらに、2010年5月26日のサイト「ノンフィクション（*non fiction*)」における、このテーマに関する文書も参照。http://www.nonfiction.fr/article-3452-do_you_care_.htm

（5）Carol Gilligan, *In a different voice*, Harvard UP, 1982, フランス語訳は、*Une voix différente. Pour une éthique du care* (Paris, Flammarion, 2008) と題された。

（6）Lawrence Kohlberg, *Essays on moral development,* New York, Harper and Rose, 1981-1984, p. 229：「道徳的という言葉のもうひとつの意味が存在する。それは、ギリガンが気遣いと責任＝応答可能性という要素に強調を置いたことによって浮かび上がってきたものであり、家族や友人たちに対する個別の義務が存在するような関係の中で最も明確に現れてくるものである」。エロイーズ・ジロー（Eloïse Girault）による引用。« Un monde vulnérable. Pour une politique du care, de Joan Tronto », *Sociétés et jeunesses en difficulté,* [En ligne], n° 9 | Printemps 2010, http://sejed.revues.org/index6724.html

（7）もともとは以下のタイトルで刊行されていた。*Moral boundaries. A political argument for an ethic of care* (New York – Londres, Routledge, 1993).

（8）Joan Tronto, *Un monde vulnérable,* Paris, La Découverte, 2009, p. 13. 複数の前提に立脚するこの定義については、少し時間を取って詳細を検討することもできる。一方において、生命は支えられなければならないものである。このことは直ちに、おそらくこの生命についてのより明確な定義を要求する。生命は、人による支えを必要とし、同時に、その人を支えるのである。他方において、人が創り出す紐帯についての考え方がある。それは、この紐帯が一切の人間的な意図に先立って存在し、さらにはその意志からは独立にその人に課せられるような時でさえもおそらく、人がそれを結び直そうとするような要素である。人が生み出すこうした紐帯とはどのようなものか、とりわけ、どのようなタイプのものか。

（9）Pascale Molinier, « Un modèle alternatif au discours de la droite », http://www.raison-publique.fr/article321.html.

（10）労働についてのヘーゲルの分析、また承認の問題についてのアクセル・ホネットの考察と関係づけること。Cf. Axel Honneth, *La société du mépris,* Paris, La Découverte, Poche, 2008.

（11）Joan Tronto, *Un monde vulnérable, op. cit.,* p. 223.

（12）*Ibid.*,

（13）雇い主側の冷笑的態度については、社会学者カロリーヌ・イボによる、パリの夫婦の子どもの面倒を見るためにやってくるアフリカ系の乳母たちに対する調査を見よ。Cf. Caroline Ibos, *Qui gardera nos enfants ?* Paris, Flammarion,

2012.

(14) 例えば、ポール・リクールが『他者のような自分自身（*Soi-même comme un autre*）』（Seuil, coll. « Points Essais », 1996, p. 202）において定義した意味での「小倫理学（petite éthique）」が提起しているように。Cf. Pierre Bétrémieux, « Les figures de la vulnérabilité » in Emmanuel Hirsch (dir.), *Traité de bioéthique*, I, Paris, Eres, 2010, p. 77.

(15) こうした理由から、ジョアン・トロントは現在、傷つきやすさの概念よりも、相互依存性の概念を強調するようになっている。それによって彼女は、日常生活の最も基本的な相互依存の諸形態を認識するところから始めて、そのようにして諸個人を結びつけている多数の紐帯を意識化することを提案しているのである。この、近年のアプローチについては以下の著作を参照。J. Tronto, 2013, *Caring democracy; Markets, Equality and Justice,* New-York-London, New York University Press.

(16) Joan Tronto, *Un monde vulnérable, op. cit.*, p. 159. トロントによって分析されているこの他の例外は、高級レストランの料理人や給仕頭である。*op. cit.*, p. 160.

(17) B. Ashforth, G. Kreiner, « How can you do it ? Dirty work and the challenge of constructing a positive identity », *The Academy of Management Review*, n° 24 (3), 1999, p. 413-434. 以下の論文に引用。Yannis Gansel, « Les bed blockers sont-ils les bons patients de la médecine d'urgence ? », in Claire Crignon-de Oliveira, Marie Gaille (dir.), *Qu'est-ce qu'un bon patient ? qu'est-ce qu'un bon médecin ?*, Paris, Seli Arslan.

(18) Yannis Gansel, « Les bed blockers sont-ils les bons patients de la médecine d'urgence ? », *Qu'est-ce qu'un bon patient ? qu'est-ce qu'un bon médecin ? , op. cit.,* p. 198-199.

(19) Joan Tronto, *Un monde vulnérable, op. cit.*, p. 168.

(20) 障害者に対する性的支援の例をあげることができる。情動的及び性的生活への援護は 1980 年以来オランダに存在し、現在はドイツ、デンマーク、スイスでも行われている。障害の種類に応じた、この援護の実態と複雑性については、ミシェル・メルシエの論文を見よ。Michel Mercier, « Différencier les handicaps en matière de vie affective et sexuelle, un enjeu de politique de santé », *Reliance* 4/2005 (n° 18), p. 39-42, www.cairn.info/revue-reliance-2005-4-page-39.htm.

(21) Joan Tronto, *Un monde vulnérable, op. cit.*, p. 15.

(22) *Ibid.*, p. 212.

(23) *Ibid.*, p. 213.

(24) *Soi-même comme un autre, op. cit.* または *Parcours de la reconnaissance*, Paris, Stock, coll. « Essais », 2004 を参照。

(25) この点については、ベトレミュー（Bétrémieux, p. 183）の分析を反復している。

(26)『死まで生き生きと（*Vivant jusqu'à la mort*）』において、ポール・リクール

は生きることへの欲求に固有の「無頓着さ（insouciance）」に言及しており、それは健康にも結びつけることのできるものである。その対極において、彼は、「苦しみの経験がどれほど、傷つくことなく生きようとする欲求の傲慢さを侮辱する」のかを示している。おそらく、いくつかの観念、例えば、自分自身の傷つきやすさの観念は、健康な状態にあることの陽気さ、快活さを損ない、したがって拒絶されるのである。Cf. Paul Ricœur, *Vivant jusqu'à la mort,* Paris, Seuil, 2007, p. 39.

（27）Marie Gaille, Sandra Laugier, « La grammaire des vulnérabilités », http://www.raison-publique.fr./article435.html, p. 5.

（28）マリー・ガイユとサンドラ・ロージエ（Marie Gaille et Sandra Laugier, *op. cit.*）の表現による。

（29）この点については、ノルベルト・エリアス（Norbert Elias）『死にゆく者の孤独（*La solitude des mourants*）』（Paris, Christian Bourgois, 2012）参照。

（30）Layla Raïd, « Care et politique chez Joan Tronto », in *Qu'est-ce que le care ?*, p. 86.

（31）*Ibid.*, p. 85.

（32）Joan Tronto, *Moral Boundaries, A Political Argument for an Ethic of Care*, New York, Routledge, 1993, p. 181. Layla Raïd, *op. cit.*, p. 81. に引用。

（33）Layla Raïd, *op. cit.,* p. 83.

（34）厚生省（ministère de la Santé）によって推進されたキャンペーン「自らの健康の主体であること、さらにその先へ」と題された「患者とその権利年、2011」を参照。またしばしば、患者の地位の現代における変化が強調されている。患者は、ますます自らの疾患について情報を得、治療の当事者となり、医療過程の中で行為主体となりつつある。確かに、医療情報への接近はさまざまな知の発展によって容易になっている。しかし、そこから何を理解することができるだろうか。しばしば技術的なこの情報の内のどの部分が実際に一般の患者にとって接近可能なものとなっているだろうか。よく口にされる医療知識の世俗化は、「健康」に関すると称しているフォーラムが伝えている、しばしば怪しげな似非知識の内容まで考慮に含んでいるだろうか。〔情報の〕質の通俗化に関して言えば、どれだけの数のインチキくさいサイトや、自称医師や、疑わしい、さらには危険な助言が存在するだろうか。患者が十分に情報を得ているということ、より正確に言えば、自分が読んでいることを理解し、それをシステム全体の中に位置づけ、時には極めて不安な情報を相対化し、自分自身の個別的ケースのレヴェルに位置づけ直すことができるかどうかは、不確定である。確かに医療情報への新たな接近は起こりうる。しかし、その手なずけがたい知の怪物（ヒドラ）は、おそらく、何かをはっきりさせてくれるという以上に、不安を誘うものである。おそらくそれは、治療関係の促進を助けるのと同じだけ、誤解の原因となる。それは、医

療実践のある種の容易さについての幻想を維持し、治療関係の中での個別的で個人的なものの重要性を忘れさせる。しかし、それはまた同時に、これがおそらく医療情報において考慮されるべきポイントなのであるが、一部の患者がフォーラムの席上で自分が理解したと思ったことを語り伝え、翻訳に助けを求める時に、理解の及ばない範囲がどの程度のものなのか、かつまた、診察の場では言及することの難しい、または不可能なタイプの問題（しばしば性的な事や排泄や性器に関わるような）とはどのようなものなのかを示している。

（35）Isabelle Parizot et Pierre Chauvin, « La souffrance des aidants », in *La santé, un enjeu de société, op. cit.*, p. 186 を参照。「家族の中に病人がいれば、関係の再配置が生じる――それは、健康に関する行動に影響を与えずにはいない。多くの研究が、『介護者（aidants)』の苦しみ、あるいは少なくとも、病気になった近親者の日々を支えることが示す肉体的、感情的、情動的な負担を強調している。[…] 確認されているのは、何らかの形で健康を害している人と一緒に暮らしていると、自分自身のための治療や配慮を求めることができないというリスクが高まるということである。したがって、自分の周りにいる近親者自身が治療やケアを必要としている時には、自分の健康に関わる、自分自身を気遣うための資源（心理的、社会的、財政的）は縮小しかねないのである」。

（36）Philippe Barrier, « Le soin comme accompagnement et facilitation de l'individuation avec la maladie chronique », in *La philosophie du soin,* PUF, 2010, p. 164.

（37）Jonathan Coetzee, *L'homme ralenti, op. cit.*, p. 24.

（38）Fabrice Gzil, « La maladie d'Alzheimer au prisme de la philosophie », in *La santé, un enjeu de société,* Sciences Humaines Éditions, 2010, p. 311-316（ここでは、p. 312-313).

（39）*Id.* p. 312.

（40）Chatherine Malabou, *Ontologie de l'accident*, Paris, Léo Scheer, 2009.

（41）この病いとアイデンティティの関係については、私の著書『病い、内なる破局（*La maladie, catastrophe intime*)』(Paris, PUF, 2014）を見よ。

（42）David Le Breton, « Handicap d'apparence, le regard des autres », *Ethnologie française,* nouvelle série, T. 21e, No. 3e, violence, brutalité, barbarie (Juillet-Septembre 1991), pp. 323-330, *Ethnologie française*, Paris, PUF, 1991（ここでは p. 323).

（43）Erving Goffman, *Stigmate, Les usages sociaux des handicaps*, Paris, Minuit, 1977, p. 139.

第II部

第1章

（1）Alberto Barrera Tyszka, *La maladie,* Paris, Gallimard, 2010, p. 126.

(2) Cristóbal Pera, *El cuerpo herido, Un diccionario filosófico de la cirugia*, Universitat de Barcelona, Masson, 2000.

(3) Cristóbal Pera, *El cuerpo herido, op. cit.*, Alberto Barrera Tyszka, *La maladie, op. cit.*, p. 117 に引用。

(4) Guillaume de Fonclare, *Dans ma peau,* Paris, Stock, 2010, p. 15.

(5)〔語源〕Guérir : de *warjan* : protéger, garder.

(6) Christa Wolf, *Le corps même*, Paris, Fayard, 2003. Alberto Barrera Tyszka, *La maladie, op. cit.*, p. 126 に引用。

(7) 同様に、スーザン・ソンタグ(Susan Sontag)が『隠喩としての病い(*La maladie comme métaphore*)』(Paris, Christian Bourgois, 2009, p. 87.)において見事に分析したように。

(8) Titien, *Le Supplice de Marsyas*, 1576.

(9) Alain Jaubert, « Noblesse de l'écorché », in *Figures du corps, une leçon d'anatomie à l'École des Beaux-Arts*, dir. Philippe Comar, Beaux-Arts de Paris les éditions, 2009, p. 103.

(10) Paul Valéry, *L'Idée fixe, Œuvres II*, Paris, Gallimard, « Bibliothèque de la Pléiade », 1960, p. 215:「人間において最も深いもの、それは皮膚である」。

(11) Gilles Deleuze, *Francis Bacon, La logique des sensations*, Paris, Seuil, 2002, p. 30. ベーコンの言葉からの引用:「私はいつも屠殺と肉に関わるイメージに強く触発されてきました。私にとって、それはキリストの磔刑に密接に結びついているものです。間違いなく、私たちは肉であり、潜在的には死体です。肉屋に行くと、私はいつも、自分がそこに動物のかわりに並んでいないことを、驚くべきことだと思うのです」。

(12) Alain Jaubert, « Nobless de l'écorché », in *Figures du corps, une leçon d'anatomie à l'École des Beaux-Arts, op. cit.*, p. 104.

(13) *Ibid.*, p. 103.

(14) *Ibid.*, p. 104.

(15) *Ibid.*, p. 104.

(16) *Ibid.*, p. 105. Roger Caillois, *L'homme et le sacré,* Paris, Gallimard, 1950, Alain Jaubert, *op. cit.*, p. 105. に引用。

(17)『フランシス・ベーコン　感覚の論理(*Francis Bacon, La logique de la sensation*)』(Paris, Seuil, 2002, p. 28.)におけるドゥルーズの表現による。

(18) Gilles Deleuze, *Francis Bacon, La logique de la sensation, op. cit.*, p. 30.

(19) Alain Jaubert, *op. cit.*, p. 104:「皮を剝がれた人間とはひとつのフロンティアである。皮膚の後ろ側で、筋肉束の光り輝く層の後ろ側で、解剖学者はあまり絵にはなりにくい領域、そしてしばしばほとんど食欲をそそらない領域に入り込んでいく。波打つ繊維のカーテンを開けると、解剖学者はさらに、ひと時のあいだ、オート・クチュールの見事な手並みを味わうことができる。

ひだべり、丸ひだ、ギャザー、ダーツ、ラシャ仕上げ、プリーツ、折り返し、継ぎ目、ポケット、くぼみ［…］。そして、おそらくその先にはさらに、探求すべき究極の深層があるだろう。体液、汁、泡、澱、糞便の層。この人間の煮詰めたもの（ピューレ）が、私たちを満たし、心臓の最後の鼓動の時まで私たちの中で脈動する。この忌まわしい内臓こそが、かなりの数の医者や解剖学者の資質を、しばしば卵の段階で殺してしまったのである」。

（20）Ovide, *Métamorphoses*, VI, v. 400 sq.（Joseph Chamonard 訳、Édition Garnier Flammarion）：「『どうして私を、私自身から引き剝がすのですか』と彼は言う。『ああ、どれほど悔やまれることか。ああ、たった一本の笛でこんな代償を払うなんて』と彼は叫んでいた。彼が叫んでいるあいだに、人々は彼の四肢の皮を剝いでいった。彼の体はもはやひとつの傷口でしかなかった。血がいたる所から流れ出ていた。筋肉が剝き出しになって見えている。血液が脈打っている血管が見える。それは、まったく皮膚によって覆われていない。ぴくぴくふるえる。彼の内臓の痙攣を数えることができるほどだ。そして、彼の胸の中には、たくさんの筋が透けて見えている」。

（21）癌に冒された男の最期を描いたドゥニ・アルカン（Denys Arcand, 2003）の映画のタイトルを引くとすれば。

（22）強調は筆者。

（23）Philippe Forest, *Tous les enfants sauf un*, Paris, Gallimard, 2007.

（24）Paul Valéry, *Discours aux chirurgiens*, *op. cit.*

（25）Hervé Guibert, *Le mausolée des amants*, Paris, Gallimard, 2001, p. 523.

（26）Jean-Luc Nancy, *L'intrus*, Paris, Galilée, p. 40.

（27）Jean-Luc Nancy, *op. cit.*, Paris, p. 43.

（28）Sartre, *L'Être et le Néant*, Gallimard, coll. « Tel », 1994, p. 92.

（29）*Ibid.*

（30）Sylvie Arnaud-Lesot, « La mauvaise malade selon les spécialistes des maladies des femmes au XIXe siècle, en France », *Qu'est-ce qu'un bon patient ? Qu'est-ce qu'un bon médecin ?*, *op. cit.*, p. 147.

（31）この点に関して、医師たちは声をそろえて、女性は自らの疾患に由来する道徳的欠陥を隠そうとする傾向があると言う。Cf. Sylvie Arnaud-Lesot, *op. cit.*, p. 150-151.

（32）Agata Tuszynska, *Exercices de la perte*, Paris, Grasset, 2009, p. 102.

（33）*Ibid.*

（34）治療の中での友愛的関係というこの問題については、セリーヌ・ルフェーヴ（Céline Lefève）による非常に見事な報告を見よ。« La relation de soin doit-elle être une relation d'amitié ? », in *La philosophie du soin, op. cit.*, p. 107 sq.

（35）John Berger, Jean Mohr, *Un métier idéal, Histoire d'un médecin de campagne*, 1967

(révisé par les auteurs en 1997), Paris, Éditions de l'Olivier, 2009, p. 66.

(36) *Ibid.*

(37) Philippe Forest, *Tous les enfants sauf un, op. cit.*, p. 43-44.

(38) Georges Devereux, *La renonciation à l'identité, défense contre l'anéantissement*, Paris, Payot & Rivages, 2009.

(39) Robert Neuburger, Préface à Georges Devereux, *La renonciation à l'identité, défense contre l'anéantissement, op. cit.*, p. 15.

(40) *Id.*, p. 17：「医師にとっては、患者の防衛を打ち負かすことではなく、それを尊重することが大事なのである。その防衛は正当なものだ。経験的に、患者たちは自己の内への、アイデンティティへの侵入はしばしば、必ずしも患者自身のものではない基準にしたがってそれを正常化する目的を有していることを知っているのである」。

(41) *Id.* p. 16：ドゥヴルー（Devereux）によれば「これが支援を求めることの逆説である」：「私の苦しみが医療者による介入を要求する。しかし同時に、医療者が私の求めを理解すると、その時にはもう私は存在しない。医療者は私のアイデンティティの中に入り込み、私の内密な領域に不法侵入し、私に対する支配力を及ぼすからである。だから、私は抵抗しなければならない」。

(42) Henri Michaux, *Épreuves, exorcismes, 1940-1944*, Paris, Gallimard, 1999.

(43) とりわけこれは、『病いの暴力、生の暴力（*Violences de la maladie, violence de la vie*）』（Paris, Armand Colin, 2008）における私たちの分析の対象であった。

(44) Simone Korff-Sausse, « Aux sources de l'éthique, les enjeux psychiques de la relation de soin », in *La philosophie du soin, op. cit.*, p. 58.

(45) *Ibid.*, p. 59.

(46) *Ibid.*

(47) Donald W. Winnicott, « L'agressivité et ses rapports avec le développement affectif » (1950-1955), in *De la pédiatrie à la psychanalyse*, Paris, Payot, 1971, p. 150. Simone Korff-Sausse, *op. cit.*, p. 58 に引用。

(48) Philippe Forest, *Tous les enfants sauf un, op. cit.*, p. 31.

(49) Sylvie Fainzang, « Maux dits et mal-entendus, les revers de la communication entre médecins et malades », *Peser les mots*, Gérard Danou (éd.), Actes du colloque « Littérature et médecine », Université de Cergy-Pontoise, 26 et 27 avrile 2007, p. 67-80.（ここでは、p. 78-80.）

(50) Annie Ernaux, *L'Événement* (1997), in *Écrire la vie*, Paris, Gallimard, coll. « Quarto », 2011, p. 312.

(51) *Ibid.* p. 315.

(52) この問いについては、Claire Crignon-De Oliveira, Marie Gaille, *Qu'est-ce qu'un bon patient ? Qu'est-ce qu'un bon médecin ?, op. cit.*

(53) Cf. le credo de *Dr House*：「みんな嘘つきだ」。第一シリーズの案内人の言葉。ほとんどのシリーズでくり返されている。

(54) Hervé Guibert, *À l'ami qui ne m'a pas sauvé la vie,* Paris, Gallimard, 1990, p. 108.

(55) Martin Winckler, *Le Chœur des femmes*, POL, 2009.

(56) Hélène de Crécy, *La consultation*, Ad Vitam, 2005.

(57) Nicolas Foureur, « La médecine face aux pratiques sexuelles à risque », *Qu'est-ce qu'un bon patient ? Qu'est-ce qu'un bon médecin ?, op. cit.,* p. 183 sq.

(58) Guillaume de Fonclare, *Dans ma peau*, Paris, Gallimard, 2011, p. 99.

(59) Philippe Forest, *Tous les enfants sauf un, op. cit.*, p. 56-57.

(60) Agata Tuszynska, *Exercices de la perte, op. cit.*, p. 297.

(61) Philippe Forest, *Tous les enfants sauf un, op. cit.*, p. 55. p. 54 も見よ。

(62) Jane Sautière, *Nullipare*, Paris, Verticales, 2008, p. 11.

(63) *Ibid.*

(64) Alberto Barrera Tyszka, *La maladie, op. cit.*, p. 116.

(65) Agata Tuszynska, *Exercices de la perte, op. cit.*, p. 227.

(66) Patrick Autréaux, *Soigner*, Gallimard, coll. « L'un et l'autre », 2010, p. 22.

(67) Frederik Peeters, *Pilules bleues,* Atrabile, 2001.

(68) Antoine Sénanque, *La Grande Garde,* Paris, Livre de Poche, 2008, p. 28.

第２章

(1) Donald W. Winnicott, *Conversations ordinaires*, Paris, Gallimard, coll. « Folio Essais », 2006, p. 167.

(2) Alexandre Jollien, *Le philosophe nu*, Paris, Seuil, 2010.

(3) Charles-Edouard Notredame, *Étudiant en violence, la réalité des études médicales,* mémoire de master en éthique médicale, Université de Lille, 2010.

(4) PCEM1 ou P1：医学部教育の前期課程の第１学年

(5) Charles-Edouard Notredame, *Étudiant en violence, la réalité des études médicales, op. cit.*,p. 3.

(6) *Ibid.*, p. 4：「(病院の) 壁の中に見られることは、外の世界に置き換えてみれば、著しくバランスを欠いており、粗暴さと本質的な暴力性を負っている。壁の中では (*Intra muros*)、先人たちの習慣がそれを極端なまでに慣習化し、その輪郭をぼやかしている。私は、自分の最初の実習の時に、亡くなった方の処置をした時のことを覚えている。看護師がその方の背中を拭いているあいだ、体をねじって起こしながら、危うく気分が悪くなりそうだった。看護師の手つきは機械的で、私の手は震えていた。私はそのことを彼に言い出せなかったし、彼は死体がこれほどまでに困惑させるということに気づきうるように見えなかった。私にはこういう現実に直面する準備ができていなかっ

た。私はそれを予期していなかった。そして、あと少しの冷静さをもってこれに向き合うほど自分は成熟していなかったと思う。当時私は19歳で、まだ青春期を抜け出したばかりだった」。

（7）*Ibid.*

（8）http://www.remede.org./documents/article726.html.

（9）*Ibid.*

（10）Antoine Sénanque, *La Grande Garde, op. cit.*, p. 18-19.

（11）*Ibid.* p. 61

（12）Cf. Alberto Barrera Tyszka, *La maladie, op. cit.*, p. 9：「医者たちはほとんどまったく形容詞を使わない。彼らにはそれは必要ないのだ」。

（13）Gilles Tondini, *L'image obscène (The obscene image), Parisian hospital break room Graffitti,* New York et Londres, Mark Batty publisher et Thames & Hudson, 2010.

（14）Patrice Josset, *La Salle de garde, Histoire et signification des rituels des salles de garde de médecine, chirurgie et pharmacie du Moyen Âge à nos jours,* Éditions le Léopard d'Or, 1996.

（15）http://www.leplaisirdesdieux.fr/LePlaisirDesDieux/LesSallesDeGarde/FresqueSDG/fresques.html も見よ。

（16）Eric Favereau, « Fesses en fresques », *Libération*, 24 novembre 2010, p. 30-31 http://www/liberation.fr/societe/01012304040-hopital-fessesenfresques. による引用。

（17）http://www.leplaisirdesdieux.fr/LePlaisirDesDieux/Histoire/BIBLIO/Revues/DS/DS_Sept_2007.pdf. Patrick Balloul, *La salle de garde, d'hier à aujourd'hui*, Éditions de l'Âtre, 2006.

（18）http://www.leplaisirdesdieux.fr/LePlaisirDesDieux/Histoire/BIBLIO/Revues/DS/DS_Sept_2007.pdf.

（19）Emmanuelle Godeau, « Les fresques de sale de garde », *Société et représentations,* n° 28, septembre 2009, *Le médecin prescripteur d'images*, p. 15 à 30（ここでは、p. 30）：「壁の落書きは、身体をめぐる医者たちの修養についてのより広範な分析の中に組み入れてはじめて本当にその全面的な意味を示すものである。それはまた、夜勤室において共有されたその他の仕切り方（しばしば身ぶりつきの卑猥な歌、祭りの時の尻や胸の露出、歓迎会や新人のしごきの時に課せられる性的な罰ゲーム、ジョーク、身体と裸体に集中するさまざまな神話と物語など）をも考慮に入れなければならないし、特に、はけ口として、代償と凡庸化の手段としてこれを考察しなければならない」。

（20）*Ibid.*

（21）Pascale Molinier, « L'ambivalence du travail de soin », in *La santé, un enjeu de société, op. cit.*, p. 163-164.

（22）*Id.*, p. 164.

(23) *Ibid.*

(24) F. Bonnet, L. Beaujouan, M. Chandon, J-L. Pourriat, « Conduites addictives chez le médecin anesthésiste », *Conférences d'actualisation 2002*, p. 25-30, Éditions scientifiques et médicales Elsevier SAS, et Sfar, 2002. http://www.sfar.org/acta/dossier/archives/ca02/html/ca02_02/ca02_02.htm.「麻酔と蘇生は、拘束とストレスをともなう、多くの点で困難な仕事である。こうした特徴は、他の多くの健康衛生に関わる専門職によって共有されている。しかし、麻酔の領域においては、嗜癖性の高い向精神薬が職業的使用のために治療者の手元にある。こうした薬剤を容易に入手し使用することができることが、麻酔の世界で働く専門職者、医師や看護師に固有のリスクを生み出しており、彼らは薬物依存を発展させかねない状態にある。嗜癖性のある物質に日々さらされるということは、また、薬物依存が明らかになり治療を受けた時の職場復帰に関して難しい問題を提起することになる」。

(25) Roger S. Cicala, « Substance among physicians », *Hospital Physician*, July 2003, p. 39-46, http://seminmedpract,com/pdf/hp_ju103_know.pdf.

(26) *Ibid.*, p. 34.

(27) Mikhaïl Boulgakov, *Morphine* in *Écrits autobiographiques,* Arles, Actes Sud, coll. « Babel », 2004.

(28) Gérard Danou, *Morphine, une nouvelle de Mikhail Boulgakov.* http://www.rvh-synergie.org/prises-en-charge-des-addictions/penser-ensemble-les-prises-en-charge/produits-et-usages/opiaces-morphine-heroine/144-qmorphineq-une-nouvelle-de-mikhail-boulgakov.html.

(29) F. Bonnet, L. Beaujouan, M. Chandon, J-L. Pourriat, « Conduites addictives chez le médecin anesthésiste », *op. cit.*, p. 25.

(30) Antoine Sénanque, *La Grande garde*, *op. cit.*, p. 29.

(31) Philippe Forest, *Tous les enfants sauf un*, *op. cit.*, p. 38.

(32) Antoine Sénanque, *Blouse*, Grasset, 2004.

(33) John Berger, *Un métier idéal, Histoire d'un médecin de campagne,* Éditions de l'Olivier, 2009, p. 77.

(34) Patrick Autréaux, *Soigner, op. cit.*, p. 37：「自分の仕事を通じて何かを修復すること」。

(35) *Ibid.*, p. 18.

(36) *Ibid.*, p. 12-13.

(37) Francis Scott Fitzgerald, *Tendre est la nuit*, Livre de Poche, 2008, p. 189.

(38) Antoine Sénanque, *La Grande Garde*, *op. cit.*, p. 28.

(39) *Ibid.*

(40) *Ibid.*

(41) Simone Korff-Sauss, « Aux sources de l'éthique, les enjeux psychiques de la relation de soin », in *La philosophie du soin, op. cit.*, p. 64 も見よ：「医療者が、患者を支える者でありうるだけでなく、自分の患者によって支えられる者でもあるということ。そこには確かに、確信と良識を揺さぶる認識がある。誰が誰に支えられるのか。治療する者なのか、治療される者なのか。治療して治す医療者は、他者を支えることによって自らを支える者ではないのか」。

(42) Donald W. Winnicott, « Cure » in *Conversations ordinaires*, Gallimard, coll. « Folio Essais », 2006, p. 168.

(43) *Ibid.*, p. 167.

(44) Florence Weber, « Les aidants familiaux : une réalité contrastée », in *La santé, un enjeu de société, op. cit.*, p. 145-146：「家族介護は、良き夫、良き息子や娘、良き姉妹、良き甥等としての自己評価と自らが担う役割とに強く結びついている。時には、他のメンバーよりもさらに多くのことをやろうとして競合し、それがエスカレートしてぶつかり合うことさえある。ソーシャルワーカーや医師は、この行動を詐取として、言い換えれば、高齢者の金銭を独占しようとするひとつのやり方だと解釈する傾向にある。そして、実は重要なものである情動的な賭け金を見ようとしない」。

(45) *Ibid.*, p. 143.

(46) この点については以下のテクストを見よ。Annie Ernaux, *Je ne suis pas sortie de ma nuit,* Paris, Gallimard, coll. « Quarto », 2011. 及び、Pierre Pachet, *Devant ma mère,* Galli-mard, 2007.

(47) Hélène Cixous, *Revirements dans l'antarctique du cœur*, Galilée, 2011, p. 20-21.

(48) Hélène Cixous, *op. cit.*, p. 21-22.

(49) *Ibid.*, p. 125.

(50) Alberto Barrera Tyszka, *La maladie, op. cit.,* p. 114.

(51) Michèle et Bernard Dal Molin, *Est-ce que les doudous vont au ciel ?*, Advita Productions, 2011.

(52) Francis Scott Fitzgerald, *Tendre est la nuit, op. cit.*, p. 259：「ディックとニコルはもはや二つの対極的な、補完的な存在ではなかった。二人は同等で、切り離せなかった。ニコルはディックだった。彼女は彼の骨の髄だった。彼は、自分自身を破滅させることなしには、彼女の破滅を見ることはできなかった。彼女についての彼の直観は、やさしさと共感へと変わっていった。彼には、近代的な方法に訴えて、第三者を介在させることしかできなかった。――チューリッヒの看護婦が夜のあいだ彼女の面倒を見なければならなかった。――あなたは助けてくれるわね。それは、甘やかに彼にとりついて、根こそぎだめにしようとするかのようだった」。

(53) Alberto Barrera Tyszka, *La maladie, op. cit.*, p. 35-36.

(54) Simone Weil, *L'attente de Dieu*, Paris, Fayard, 1964, p. 74.
(55) D. W. Winnicott, « Cure », *op. cit.*, p. 170.
(56) Canguilhem, « Une pédagogie de la guérison est-elle possible ? », *op. cit.*, p. 96.
(57) *Id.*, p. 97.
(58) Cf. *Devenir médecin, op. cit.*, p. 45-51.
(59) Jean-Marie Guyau, *Esquisse d'une morale sans obligation ni sanction*, Paris, Allia, 2008, p. 83 sq.
(60) *Ibid.*,
(61) Michel Terestchenko, *Un si fragile vernis d'humanité, banalité du mal, banalité du bien*, Paris, La Découverte/Poche, 2007, p. 263.
(62) *Id.*, p. 262. 以下の引用は同じページからのもの。
(63) *Id.*, p. 262.
(64) *Id.*, p. 263.
(65) *Id.*, p. 264.

第３章

(1) Philippe Forest, *Tous les enfants sauf un, op. cit.*, p. 54.
(2) *Id.*
(3) 医療の実質的な登場としてのワクチンの発見については、パトリック・ドゥヴィル（Patrick Deville）の小説を見よ。*La peste et le choléra*, Paris, Seuil, 2012.
(4) マリー＝オディル・フラティニ（Marie-Odile Frattini）、エマニュエル・フルニエ（Emmanuel Fournier）、ジャン＝クリストフ・ミノ（Jean-Christophe Mino）の表現による。« Pour une médecine de l'incurable », Paris, *Études*, juin, 2008, p. 753-764.
(5) Marc Grassin, *Le nouveau-né entre la vie et la mort, Éthique et réanimation*, Paris, Desclée de Brouwer, 2001, p. 26-27：「医療に対して絶えず限界を押し上げるようにという社会的要求がまぎれもなく存在する一方で、[…] 社会団体は医療団体が自己抑制できなくなっていることを告発したり、嫌疑をかけたりしている」。
(6) *Id.*, p. 25：「蘇生術のような高度の医療化が進められる文脈において、状況の心理的な暴力性や苦しみや心の動揺は、家族の中にも、医療チームの中にも両義的な態度をもたらしている」。マルク・グラッサン（Marc Grassin）からのこの二つの引用は、アンヌ＝ガエル・エキ（Anne-Gaëlle Equis）の研究によって教えられたものである。彼女の研究に私たちの分析は多くを負っている。A.-G. Equis, « À partir de quand les soins deviennent-ils déraisonnables en réanimation néonatale ? », Diplôme Inter-Universitaire Éthique en Santé, « Réflexion

éthique et philosophique pour le soin, l'enseignement et la recherche en santé », Université Joseph Fourier, Université Claude Bernard Lyon 1, Université Jean Monnet Saint Etienne, 2010.

(7) Antje Christ, *Prématurés, le combat pour la vie*, ZDF, 2012. 初回放送は、Arte, 2013年2月19日。

(8) 妊娠の理論上の期間は、月経のない41週間と考えられている。

(9) 2000年9月14日の、生命と健康の科学のための倫理に関する国民諮問委員会の、意見65番。この回のテーマは、新生児の蘇生をめぐる倫理的考察。

(10) *Anne-Gaëlle Equis, op. cit.*, p. 8.

(11) *Ibid.*, p. 12.

(12) *Ibid.*, p. 11.

(13) 無益性の概念については以下の文献を参照。Alex Mauron, « Futilité », Glossaire d'Éthique Biomédicale, Université de Genève, 2004 : http://www.unige.ch/medecine/ib/ethiqueBiomedicale/enseignement/glossaire/Futilite.pdf

(14) アンヌ＝ガエル・エキ（Anne-Gaëlle Equis, *op. cit.*, p. 18）による引用：「子どもの苦しみとその将来の生を考慮することなく重篤で侵襲的な治療を維持し続けること。それは、死に向き合うことを拒否するということである。それは一種の怠惰であると同時に、全能性でもある」。治療継続への執着（obstination thérapeutique）に関する、以下のまた別の定義も参照。「治療者が治療を提供することへの積極的な意志の内に閉じこもり、その人が不治の病いに苦しみ、近い将来の死が見通されているにもかかわらず、生命維持のためにすべてをやり尽くそうとするような状況。ひとつの考え方への固執の結果という以上に、こうした態度決定はしばしば、治療者が治癒をもたらす上での自分の無力さと患者の死の不可避性を認めることの困難に結びついているのではないかと私は思う」。

(15) アンヌ＝ガエル・エキ（*op. cit.*, p. 24）による引用：「その個人の予後が明らかであるにもかかわらず、ある種の治療はしばしば無益な形で維持されていく。治療者や医療関係者たちは、単純に寄り添うことに苦痛を感じるのである」。

(16) Christophe Reyners , *Mariette*, Cerisy, *Le moment du soin,* août 2012 において放映されたドキュメンタリー。

(17) 私たちは、「終末期の人」という慣用的な婉曲表現によって置き換えることをせず、この表現を用いる。

(18)「モナド（monade）」という言葉は、ギリシャ語の μονάς, *monas* から来ている。それは「単位（unité）」を意味する。ライプニッツは『モナドロジー（*Monadologie*）』において独自の定義を与えている。「私たちがここで論じているモナドは、単純な実体に他ならない。［…］モナドは、それを通じて何

かが入ったり出たりすることのできるような［外部からの作用がそれを変化させうるような］窓を一切もたない」。

(19) Norbert Elias, *La solitude des mourants,* Paris, Christian Bourgois, 2012, p. 73.

(20) *Ibid.*, p. 71.

(21) *Ibid.*, p. 76.

(22) *Ibid.*, p. 76.

(23) *Ibid.*, p. 77.

(24) *Ibid.*, p. 78.

(25) *Id.*

(26) *Id.*

(27) Mission Sicard, fin 2012.

(28) J.-C. Mino, M.-O. Frattini, E. Fournier, « Pour une médecine de l'incurable », Paris, *Études*, juin 2008, p. 753-764. ジャン゠クリストフ・ミノは、医師、研究者であり、フランスにおける緩和治療組織の実践的、倫理的、政策的課題について探求している。エマニュエル・フルニエは、私たちが行う調査の中での言語の位置について複数の哲学的著作を著している。この論文は、彼らの共著『終末治療の言葉（*Les mots des derniers soins*）』(Éditions Les Belles Lettres, 2008)にもとづいており、この著作で「治癒せざるものの医療」がはじめて提起された。マリー゠オディール・フラティニは、公衆衛生医で、特に慢性疾患と障害に関する医療の発展について研究している。

(29) *Ibid.*, p. 753：「戦後の医療革新とその時代の一群の『奇跡の薬』以来、現代医療は何よりもまず、『治癒をもたらす（curative）』活動として自己呈示しており、病気を全面的かつ決定的に消失させること、あるいは部分的かつ／または一時的な有効性をもって病理過程に挑むことを課題にしている。病気に『抗して』行動するという考え方が、その論理を支配している。同様に『闘病』や『病気に打ち勝たねばならない』といった原型的表現が示しているように、現代の医療行動には広く戦争のイメージが浸透している。こうした枠組みの中で、患者への関わり方において医師に求められる作業は、基本的に、患者の治療的処置への参加、『(医師による指示の）遵守』を目標とするものとなり、もはや治癒の希望がない時においてさえも『良好なモラル』を保つことが求められたのである」。

(30) *Id.*：「戦争のメタファーはまた、人々は自分の病いに『抗して』戦うだけでは済まないということを忘れている。何よりもまず、人々は〔病いと〕『共に生きている』。医療はそこにまた別の役割を見いだす。それは、〔病いと共に〕よりよく生きる、または少しでもつらくなく生きることを可能にするように手助けするという役割である。そこでは、病む人々がその病気に、ただ『立ち向かう』だけでなく、これと『向き合う』または『付き合う』の

を助けることが求められる。私たちが『治癒せざるものの医療』と呼んでいるこうした医療はすでに存在するし、非常に多くの専門職者がこれを日々、それぞれの現場で実践している。しかし、それは、隠された形で、時にはほとんど恥ずべきもののように実践されており、公式の、アカデミックな医療からは認知されていない。これに名前を与え、『治癒せざるもの（不治の病い)』という烙印を、医療として有効で、社会的に有益で、病む人とその近親者にとって欠かすことのできない実践に置き換えることによって、私たちはこの反省的であると同時に未来志向的な論文において、治療のもうひとつの『モデル』に関心を向けることを求めるものである」。

（31）特に、看護ケア、食事療法、運動療法、作業療法を考えることができる。

（32）J.-C. Mino, M.-O. Frattini, E. Fournier, « Pour une médecine de l'incurable », *op. cit.*, p. 754.

（33）*Ibid.*, p. 357.

（34）*Ibid.*, p. 359.

（35）Canguilhem, *Essai sur quelques problèmes concernant le normal et le pathologique*, *op. cit.*, p. 153, Céline Lefève, « Le droit à la mort peut-il être reconnu par la médecine ? », in *Soin et subjectivité*, Paris, PUF, 2011, p. 41 に引用。

（36）Cf. Céline Lefève, *ibid.*, p. 41：「医師は次のことを忘れるべきではない。死が確実で身体的および／または心理的苦しみに対処する術がないような極限的状況において、もしも患者が死ぬのを助けてほしいと頼んできたとしたら、この固有の生者の生に奉仕することは、一般的な意味での生への奉仕とも、生命を維持することへの奉仕とも矛盾するものでありうるのだ」。

（37）Philippe Bataille, *À la vie, à la mort, Euthanasie, le grand malentendu*, Paris, Autrement, 2012.

（38）*Ibid.*, p. 121.

（39）*Ibid.*, p. 122.

（40）2500 人が参加した終末期に関するこの議論の一部は、2012 年 12 月 19 日の『ル・モンド』、p. 4 に掲載された。以下の引用はすべてここからのものである。

（41）私たちはこの考え方を、ジャン＝クリストフ・ミノとの議論に負っている。

（42）Claire Marin, Nathalie Zaccaï-Reyners, *Souffrance et douleur, autour de Paul Ricœur*, 2013, Paris, PUF, p. 33.

（43）2012 年 12 月 19 日の『ル・モンド』から選ばれた新たな抜粋。

訳注

前言

〔1〕「体液＝気質（humeurs）」：「体にはいくつかの基本体液があ」り、「ふだんはそれらが量、または質の点で調和を保っているが、その調和が崩れると病気になる」（梶田昭『医学の歴史』講談社学術文庫、2003年、51頁）。この体液病理説は、古代のインドやギリシアの時代に生まれた。古代ギリシアの医師ヒポクラテスは、「四つの体液（血液、粘液、黄胆汁、黒胆汁）が正当な組み合わせ、力、量の関係にある時に完全に健康である」が、「これらの要素のひとつの量でも不足したり過剰だったりする時、あるいはそれだけが離れて他の要素と結合しない場合に病気となる」（L・ステルペローネ『医学の歴史』、小川熙訳、原書房、2009年、70頁）と考えた。この「四体液説」は、人間の気質の説明にも用いられ、血液が優勢なら陽気で快活な「多血質」、胆汁が優勢なら短気で興奮しやすい「胆汁質」、黒胆汁が優勢ならば陰気で憂鬱な「黒胆汁質」、粘液が優勢なら鈍感で冷血な「粘液気質」になると信じられた。今日の視点からは、こうした考え方は科学的根拠のないものと思われるが、「ルネサンス期を経て、近代医学の成立する19世紀まで受け継がれ」「クレッチマーの気質論」にまで影響を及ぼしたと言われる（宮本忠雄「気質」、『世界大百科事典6』、平凡社、1988年参照）。

〔2〕『1984年』：ジョージ・オーウェルの『1984年』（1949年）は、全体主義的管理社会を描くSF小説である。ここに登場する「ニュースピーク」は、大国「オセアニア」が制定する新しい公式言語で、国民の語彙や思考を制限し、国家の秩序に反する思想をもちえないようにするイデオロギー装置として機能している。

〔3〕モンテーニュ：モンテーニュの思想的営みは、『エセー』の序文「読者へ」に記されているように、「わたし自身」を主題化するものであった。既成の理論にも外的な権威にもおもねることなく、自分で自分をとらえ返す作業としての学問。その試みの前提には、「他人」と「自分」とが決定的に異質なものであるという認識があった。「世間の人は、自分という存在にしたがって、他人に判断をくだすけれど、わたしはこうしたまちがいはしない。他人については、自分とは異なることがずいぶんあるんだなと思ってしまうのだ」（『エセー』宮下志朗訳、2007年、第2巻、116頁）。だからこそ、「わたし自身」による「わたし自身」についての学的探究がなされなければならな

い。「この世でもっとも大事なのは、自分が自分のものであるすべを心得ることなのだ」(『エセー』第2巻、140頁)、あるいは「わたしはあらゆる面で、自分の主人でありたいのだ」(『エセー』宮下志朗訳、2014年、第6巻、118頁)とモンテーニュは言う。しかし、この「わたし自身」をめぐる知は自己をコントロールして、より価値の高いものに改変していくことを目指すものではない。むしろそれは、自分自身の卑小さやうぬぼれを自覚し、等身大の自分を知り尽くすことに重きを置いている。決して驕ることなく身の程をわきまえた、節度ある生き方をすること。その意味での中庸の美徳の条件として、「汝自身を知れ」という古代からの教えが生きているのである。

〔4〕「治癒をもたらす機械 (machine à guérir)」:M・フーコーは、「18世紀における健康の政治」(1979年)において、「救貧」の場としての「施療院」から「治療」の場としての「病院」への転換を、18世紀における「健康保全の政治」の成立過程の中に位置づけている。すなわち、「健康」を規範として置き、個人的な事柄ではなく集合体全体に関わる事実として対象化し、治療的な干渉とともに、経済的、政治的な管理の標的にすえるような「まなざし」が形作られていく中で、「古くさい構造」に立脚した「死の温床」としての「施療院」に代わって、有効な「治療作業の場」としての「病院」が誕生する。それは「人口」全体を統治する「技術」の配置の中で理解されるべき出来事である。« machine à guérir » は、「治療機械」と訳されることが一般的だが、「治療 (soin)」と「治癒 (guérison)」を区分する本書の文脈にそって「治癒をもたらす機械」とする。(M. Foucault « La politique de la santé au XVIIIe siècle », in M. Foucault et al., *Les machines à guérir,* Pierre Mardaga, 1979. 福井憲彦訳「健康が語る権力」、桑田・福井・山本編、『ミシェル・フーコー 1926–1984』、新評論、1984年)。

第I部

第1章

〔1〕『錆と骨 (*De rouille et d'os*)』:ジャック・オーディアール監督作品 (2012年)、邦題は『君と歩く世界』。

〔2〕「自動機械 (une machine qui se remue de soi-même)」:デカルトは、「思惟」と「延長」の二元論に立って、身体を精神とは別個の実体、空間の内に位置を占める物体と見なし、動物の身体は、熱機関としての心臓によって自ら運動する機械であると位置づけた。これに対して人間は、精神すなわち思考し意志する力の存在によって決定的に動物と区分されるが、その身体においては、動物と同様に、ばねやゼンマイで動く機械と本質的に変わるところがない。「わたしたちが意志の関与なしに行うすべての運動 (呼吸、歩行、食、その他すべてわたしたちが動物と共通の活動をする多くの場合のような) は、

ただ、肢体の構造と精気の流れ、つまり、心臓の熱によって刺激された精気が脳、神経、筋肉のなかを自然にたどる流れ、だけに依存する。それは時計の運動が、ただバネの力と歯車の形だけによって生じるのと同様である」（デカルト『情念論』谷川多佳子訳、岩波文庫、2008年、19–20頁）。

〔3〕ポール・ヴァレリー『外科学会での演説』：詩人ヴァレリーが、1938年10月17日、パリ医学部大講堂で、外科学会の開会式に際して行った講演。数多くの外科医たちを前になされたと思われるこの講演は、アイロニカルな表現を交えながらも、かなり直截に外科的行為を「異様」なものとして描き出しているという点で、それ自体がかなり異様な印象を与える。ヴァレリーは、生命保全の目的をもって人体にメスを入れる「外科医」のふるまいを「超人的で非人間的な」力の行使と呼ぶ。それは、不可分の全体として生きられている「自然」の生命を、「分解可能な」「機械仕掛けの諸部分」として扱う。「個体の生きた部分品の修復に、人類の叡智、巧知、発明力を用いるのは、諸君、あなた方のなすべきことでありました。そして、これはまさに自然に反する行動です」（175頁）。人間は、自らの生活を支えている有機体の活動を目に見えないものとして生きている。これを、人間の自己の身体に対する「機能的無知」とヴァレリーは呼ぶ。「われわれの自分の体制に対する無知は、われわれの機能のうち或るものの遂行に、積極的な役割を演じている」（180頁）からである。だが、身体を「観察」し、その「部品を扱い、歯車装置を想像し、それらの運転と変調のことを考えてばかりいる時には」、「生命の機構」に対してそれほど迂闊ではいられない（181頁）。ここに、自然の身体を裂開し、そこに介入する技術と認識の体系としての医療が登場する。ヴァレリーはこの身体的自然に対する外科的な介入の影響力に対して、明らかに懐疑的である。「すべてはそこに、人間によって創り出された手段の、人間に及ぼす作用の、気を顚倒させるばかりの結果を示しています。何という衝撃でしょう。そして諸々の時代を通じてかくも緩慢に形成され発展されて来たこの関係・慣習・概念の有機体が、この数十年来、それが遂に頼みとすることができるようになった超人的にして非人間的な可能力の試練に、服されている、というよりも自から進んで服しているのですが、この有機体全体からそもそもどのようなことが起るのでしょうか」（186頁）。マランの本書での考察は、このヴァレリーの問いかけに応える試みとしても位置づけることができる（Paul Valéry, *Discours aux chirurgiens*, 1938. 佐藤正彰訳「外科学会での演説」、『ヴァレリー全集9　哲学論考』、筑摩書房、1967年）。

第2章

〔1〕あら皮（peau de chagrin）：「あら皮」は、山羊や羊のまだなめしていない、表面のざらざらとした状態の皮のことであるが、ここでマランはおそらく、

H・ド・バルザックの小説『あら皮』(1830–31年)を念頭に置いてこの言葉を用いている。この作品では、主人公ラファエルがある古物商で一枚のあら皮を手に入れる。これを所有する者は、すべての望みをかなえることができるが、そのつど命が縮み、あわせてあら皮も小さくしぼんでいく。ラファエルは次々と夢をかなえていくが、同時に健康を害し、衰弱が進んで死んでしまう。「あら皮」はとどめ難くすり減っていくものの喩えである。

〔2〕化学合成薬(molécules):molécules は、薬品の有効成分を構成する分子(molécules médicamenteuses)の省略形として使われており、複数の異なる化学的要素から構成された薬効成分を指す。ここでは特に、危険な副作用が疑われている化学合成薬が念頭に置かれている。その代表例として原注にあげられているリタリンは、メチルフェニデートを含む向精神薬である。メチルフェニデートは、モノアミントランスポーター(神経伝達物質輸送体タンパク質)を標的分子としている(モノアミンは、ドーパミン、アドレナリン、セロトニン、ヒスタミンなどの神経伝達物質の総称である)。メチルフェニデートは、これらの物質の働きを阻害することによって、ADHD(注意欠陥多動性障害)やナルコプシー(睡眠発作)などに効果があるとされる。他方で、薬物依存を誘発し、不眠、食欲不振、不安増大、神経過敏などの副作用があるとされ、長期使用の場合には死亡リスクが生じるとの報告もある。

〔3〕「現実の逆行率(coefficient d'adversité du réel)」:人間が自由に選択・変更できない所与の事実が、自由な主体の意志的な行為に対して敵対的なものとして現れる、その程度を意味する。サルトルは、『存在と無』の中で、これを「自由と事実性」の関係の問題として提起した。例えば、確かに、私が小男であれば大男であることを選択できない。私に片腕しかなければ両腕を使って行動することはできないだろう。しかし、このような「現実」がもたらす制約は、決して人間の自由を根本から否定するものにはならない。なぜなら、「われわれ」がある目的を立てて、何ごとかをしようとするからこそ、これに応じて、「現実」は、「敵対的なもの」「逆行的なもの」として現れてくるのである。「或る岩は、もし私がそれを移動させようとするなら、はなはだしい抵抗を示すが、反対に、もし私が風景を眺めるためにそれに登ろうとするならば、貴重な助けとなるであろう」(松浪信三郎訳『存在と無(Ⅲ)』、人文書院、1960年、120頁)。すなわち、ある事物を行動に対する「障碍」たらしめているのは、その前提にある人間の意志であり、行動の「限界を構成するのは、われわれの自由」(同、121頁)なのである。

〔4〕「自分自身であることの疲れ」:フランスの社会学者アラン・エランベールは、『能力信仰(*Le culte de la performance*)』(1991年)、『不確かな個人(*L'individu incertain*)』(1995年)、『自分自身であることの疲れ(*La fatigue d'être soi*)』(1998年)等の著作を通じて、現代社会における個人主義化の進行が

個人主体にとって過度の負担となっている現実を批判した。それによれば「自律的であること」が規範化され、個人は、コミュニケーション能力、交渉能力を身に着け、動機づけと時間の管理を自らの責任で行うことを求められている。多くの市民がテレビメディアに向けて自己の私生活をさらけ出すような形で自己像の管理を行ったり、ドラッグに依存したりすることの背景には、この主体化の要求の過剰がある。そして、他方においてそれは、「鬱病」をはじめとする精神疾患の増加となって現象化しているのである。

〔5〕DSM の鬱病診断基準：DSM-IV では、以下の症状のうち5つ（またはそれ以上）が同じ2週間のあいだに存在し、病前の機能からの変化を起こしている場合、かつ、これらの症状の内、少なくとも1つは（1）抑鬱気分、あるいは（2）興味または喜びの喪失である場合、「大鬱病（Major Depressive）」と診断されうるとしている。

（1）その人自身の言明か、他者の観察によって示される、ほとんど一日中、ほとんど毎日の抑鬱気分。

（2）ほとんど一日中、ほとんど毎日の、すべて、またはほとんどすべての活動における興味、喜びの著しい減退。

（3）食事療法をしていないのに、著しい体重減少、あるいは体重増加。またはほとんど毎日の食欲の減退または増加。

（4）ほとんど毎日の不眠または睡眠過多。

（5）ほとんど毎日の精神運動性の焦燥または制止。

（6）ほとんど毎日の易疲労性、または気力の減退。

（7）ほとんど毎日の無価値観、または過剰であるか不適切な罪責感。

（8）思考力や集中力の減退、または、決断困難がほとんど毎日認められる。

（9）死についての反復思考。特別な計画はないが、反復的な自殺念慮、または自殺企図、または自殺するためのはっきりとした計画。

（American Psychiatric Association, *Quick reference to the Diagnostic Criteria from DSM-IV-TR*, 2000. 高橋三郎、大野裕、染矢俊幸訳『DSM-IV-TR　精神疾患の分類と診断の手引き』、医学書院、2002 年、137–138 頁）

〔6〕「メディアトール」：フランスのセルヴィエ社が販売した高脂血症治療薬「メディアトール（Médiator）」の副作用による薬害事件（死者 500 人以上と推定される）。1998 年には副作用の危険が報告されていながら、2009 年まで販売が続けられ、フランス医療用品衛生安全管理機構の責任が厳しく追及されることになった。

〔7〕ポール・リクール『意志の哲学（*Philosophie de la volonté, Le volontaire et l'involontaire*）』：邦訳のタイトルは『意志的なものと非意志的なもの（Ⅰ－Ⅱ）』、滝浦静雄訳、紀伊國屋書店、1993–95 年。

〔8〕「野生の健康」：カンギレムは、医療のまなざしが病む人の経験から遊離し

てしまったことによって、医学的知に対する人々の不信が高まっていることを指摘しながらも、例えば「病院」による「健康の収奪」を告発するI・イリイチのような考え方には共鳴せず、後者が主張した「脱病院化」への流れは、「科学的に条件づけられた健康への配慮を欠いている、私的な野生の健康への回帰」であると批判した。「科学的にコントロールされた行動の結果として生じたこわばりを拒否して、野生の健康に帰ることが、身体の真実に帰る方法なのだろうか」（Canguilhem, *Écrits sur la médecine*, Seuil, 1989, p. 67）とカンギレムは問う。「身体の真実」として健康をとらえる科学、あるいは医学を彼は要求していた。

第3章

〔1〕2010年春の政治的言説：2010年、社会党の第一書記であった政治家マルティーヌ・オブリーが、ニコラ・サルコジ政権の推し進める自由主義的な変革に抗して、フランス左派（社会民主陣営）の目指すべき社会像として、「ケアにもとづく社会（société du care）」という概念を打ち出した。キャロル・ギリガンやジョアン・トロントの理論を引き合いに出しながら、「自己への配慮」を原理とする社会から「他者への配慮」を基軸とする社会への転換を訴える際に、英米圏に出自をもつケアの哲学が呼び込まれていったのである。しかし、このヴィジョンは、右派からの反論を呼び起こすだけでなく、左派の陣営の中でも必ずしも好意的に受け止められなかった。例えば、のちにオランド大統領のもとで首相を務めることになるマニュエル・ヴァルスは、「個人は病人でもなければ、治療や世話を欲しているのでもな」く、「自由に行動することを求めているのだ」として、オブリーの構想を「左派にとっての後退」であると評価していた（*Le Monde*, 2010年5月14日、« La “société du care” de Martine Aubry fait débat » 参照）。

第II部

第1章

〔1〕「骨格線（ligne de force）」と「秘密のつぼ（méridients secrets）」：「ligne de force」は、主導線や主要的要素を指す。例えば、複数の要素からなる視覚像がひとつのまとまりをもったイメージ（例えば、絵画作品）となるためには、いくつかの主要な要素のあいだの連関の中で、全体を導く「構成」が見えていなければならない。この全体的な構図を支える主導線が、ligne de force である。「méridients secrets」の「méridients」は、「子午線」を意味する言葉であるが、中国医学の文脈では、体の中を流れる「気」の経路（経絡）を指す。ここでは、皮膚の下に隠されている人体の基本的な構成を示す言葉として用いられているものと解釈し、「骨格線」と「秘密のつぼ」と訳出しておく。

〔2〕ヴェサリウス：アンドレアス・ヴェサリウス（Andreas Vesalius, 1514–1564）は、ブリュッセルの医師の家に生まれ、パリで医学を学んだのち、パドヴァにおいて外科学と解剖学の教授となる。彼は、学生がテーブルを取り囲む中、自ら執刀して解剖を行い、その研究の成果は、精密な図像つきで、『ファブリカ（＝人体の構造：*De humani corporis fabrica*）』として刊行される。近代解剖学の創始者と言われる。

〔3〕マルシュアス：マルシュアスは、ギリシア神話に登場するサテュロス（半人半獣の精霊）である。アテナが投げ捨てた笛を拾ったマルシュアスはこれに熟達し、アポロンの竪琴にも引けを取らないと評判を得る。これを耳にしたアポロンの怒りを買い、音楽合戦をする羽目に追い込まれる。アポロンに敗北したマルシュアスは、神に挑戦する思い上がった者として生きたまま皮剝ぎの刑に処せられる。『変身物語』は、古代ローマの詩人オウィディウス（プブリウス・オウィディウス・ナーソー、紀元前43年―紀元17年）の手になる物語文学であり、全15巻の内に250もの物語を収めた壮大な叙事詩作品となっている。マルシュアスの物語は第6巻に語られている（中村善也訳『変身物語』、岩波文庫、1981年参照）。

〔4〕finis/t：「私は…張り渡された糸でしかないものになる」の原文は、« Je finis/t par n'être plus qu'un fil ténu… ».「私（je）」に対応する動詞finirの活用が、一人称単数（finis）と三人称単数（finit）に重複化されている。一人称の主語であるはずの「私」が、三人称的なものへと変質していることを示す。

〔5〕patient：patientは、もともと「受動的な者」を意味する。形容詞としては「我慢強い、忍耐強い」という意味をもつ。

〔6〕complier：英語のcomply（したがう）をそのままフランス語に対応させたcomplier（その現在分詞形がcompliant）は、日常のフランス語の中では使われない言葉のようであるが、それは「共に（com）－折れる、たわむ（plier）」という意味を連想させる。

〔7〕普遍的医療給付制度（Couverture maladie universelle：CMU）：フランスにおいて1999年に創設され、2000年から実施されている制度で、既存の制度の谷間に取り残されていた人々をすべて医療保険の枠組みの中に組み入れることを目的としている。フランスでは、「社会的連帯」を原則として、全国民が平等な条件下でサービスを受けられるような社会保障制度を構築することが追求されている。ただし、第二次世界大戦以前から発達してきた職域ごとの制度が戦後においても存続し、これを維持しつつ、保険制度の対象外の人口を減少させることが目指されてきた。しかし、医療保険に関して見ると、現実には1999年時点でなお15万人の人々が、制度から排除されていたと言われる。「医療」を全人口に等しく保障すべき権利と位置づける観点から、一定期間フランスに居住していることだけを条件として、医療給付を保障す

る仕組みが創設されたのである（林雅彦「フランスの社会保障制度の概要Ⅰ」、『海外労働時報』2003年2月号；松本由美「フランスにおける医療保障制度の発展」、『商学研究科紀要』58号、早稲田大学商学研究科、2004年；中村岳「フランスにおける民間医療保険の動向」、『損保ジャパン総研クォータリー』46号、2006年参照）。

〔8〕「未産婦（nullipare）」：子どもを産んだことがない女性を指すが、この言葉はそのまま動物（未産の雌）にも適用される。

第2章

〔1〕スラム街：Cour des miracles（奇跡小路）。中世のパリなどで、昼のあいだ不具者を装っていたスラム街の泥棒や物乞いたちが、夜になると奇跡のように元気になって歩いていることから、こう呼ばれた。

〔2〕外科的襲撃（frappe chirurgicale）：軍事用語で、狙った標的だけに的確に打撃を与え、それ以外の対象に二次的被害をもたらさないような攻撃を指す。綿密に計画された「局部攻撃」、「ピンポイント攻撃」を言う。湾岸戦争において、アメリカ空軍は「テロリスト」の潜伏先とされた建物だけを正確に空爆していることをアピールしていた。こうした、局部に限定された攻撃の形が、患部だけにメスを入れていく外科医の行為の喩えとして用いられている。

第3章

〔1〕「延命」：acharnement には、「激しさ」、「執拗さ」という意味がある。acharner は、猟犬に肉の味を覚えさせること。さらに s'acharner は、猟犬がその獲物にくらいついて離さないことを意味する。

〔2〕「シカール委員会（Mission Sicard）」：フランス共和国大統領によって諮問された「終末期」に関する調査・検討のための委員会。医師ディディエ・シカールを代表とし、9名のメンバーから構成された。彼らは、2012年10月から12月までのあいだに、フランスの8つの都市において「公聴会（débat public）」を実施し、「報告書」を2012年12月18日に、フランソワ・オランド大統領あてに提出した。検討の主要テーマは、「尊厳をもって命を終えるための医療的な援助」に道を開くべきか否かにあった。フランスでは、すでに2005年に「常軌を逸した執着」と思われるような「延命措置」を行わないことを求める権利を定めた法（レオネッティ法）が制定されているが、そこからさらに歩みを進めて、死にゆく過程に医療が積極的な関与をすべきかどうかが問われていたのである。この問いに対して、「シカール報告書」は、多数のフランス人が死んでいく際に医療的な援助を受けることを願っていることを確認し、「終末期に関する市民の期待や希望に、より一層の正当性を認めるべきである」と結論づける。それは、一方において、緩和医療の

一層の推進を要求し、他方においては、ある条件下における自殺幇助を検討の対象とすべきであると論じる。ただし、所謂「積極的安楽死」については、これを認めると歯止めがきかなくなる恐れがあること、「老人や病人や障害者」に関する社会的な見方に大きな影響を及ぼす危険があることを踏まえて、強く批判的な目を向けている。いずれにせよ、報告書は、終末期における過度の苦しみを抑制し、尊厳のある最期を迎えるために医療がこれまで以上の関与を行うことを求めるものとなっている。（Commission de reflexion sur la fin de vie, *Penser solidairement la fin de vie, Rapport à François Hollande président de la République française*, le 18 décembre 2012.）

結論

〔1〕「パスカル的気晴らし」:「気晴らし」は、パスカルの人間学における中心概念のひとつである。人間は「弱く死すべき境涯に定められている」が、この避けがたい不幸の原因を直視することができないので、そこから目を逸らそうとしている。「人々は、死もみじめさも無知も免れることができないので、そんなことを考えずにすませることで幸せになろうとした」（パスカル『パンセ』、塩川徹也訳、岩波文庫（上）、2015 年、160 頁）。それゆえに人々は、目前の世俗的な関心事に没頭することで、気を紛らわせようとする。この意味においては、余暇的な娯楽だけでなく、仕事を含めた一切の人間の活動が「気晴らし」と見なされる。